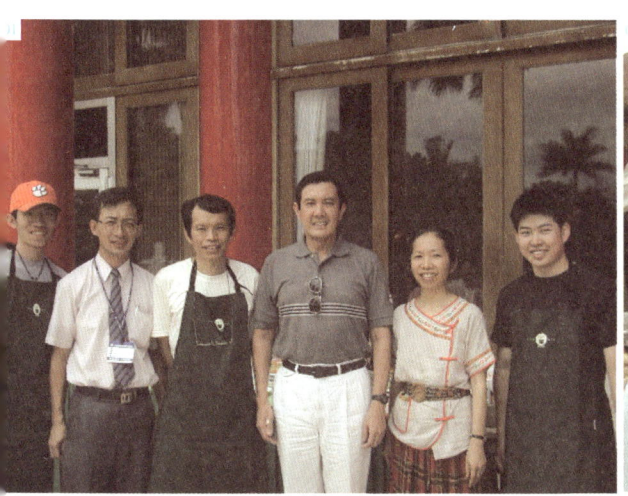
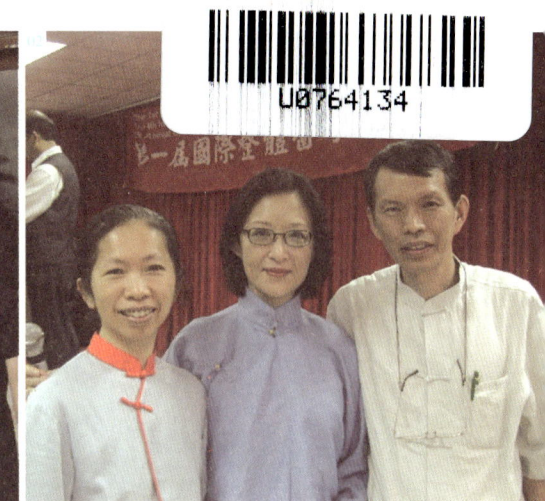
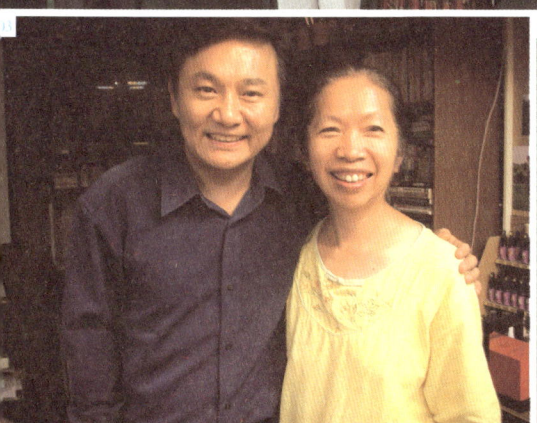
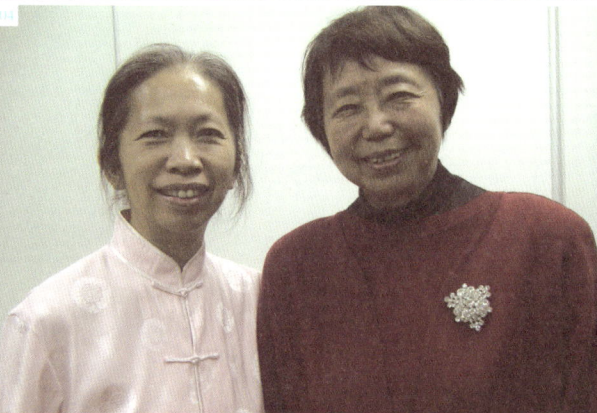

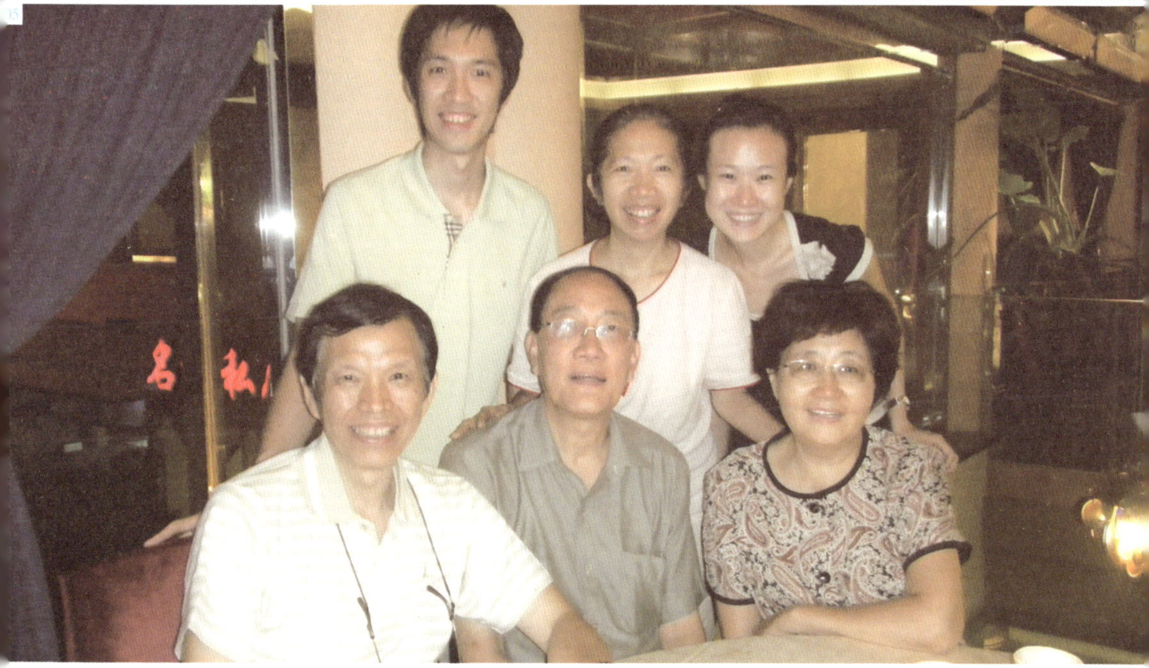

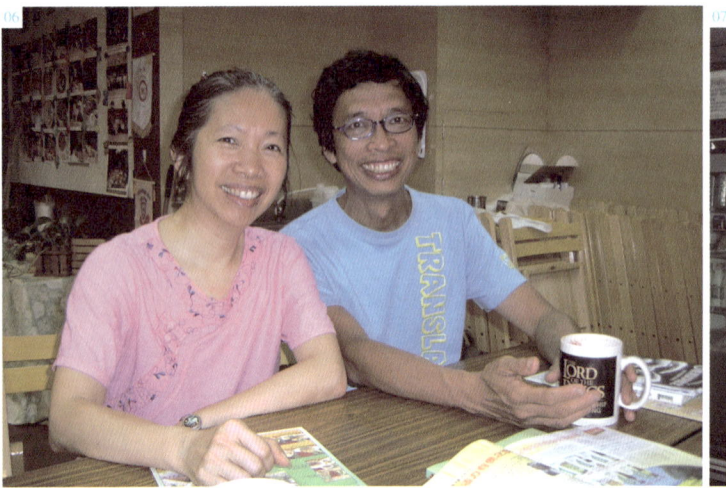
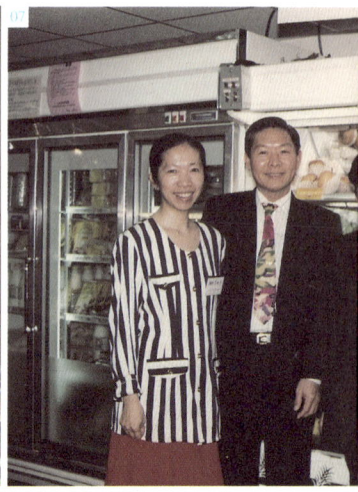

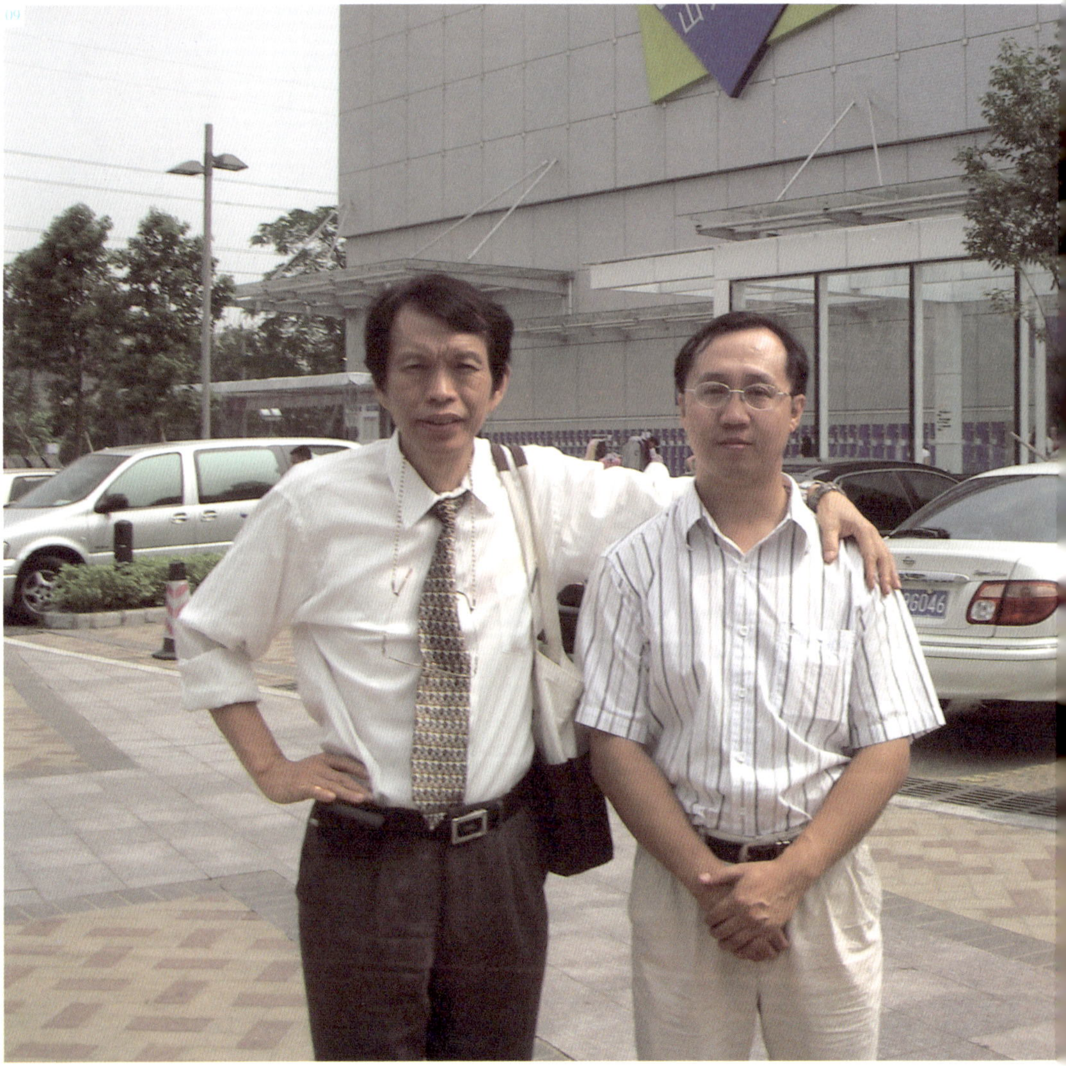

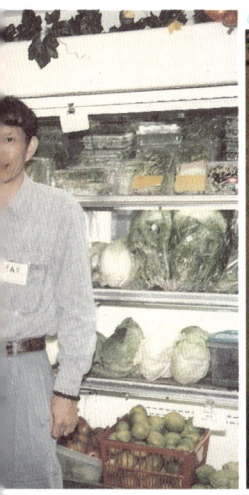
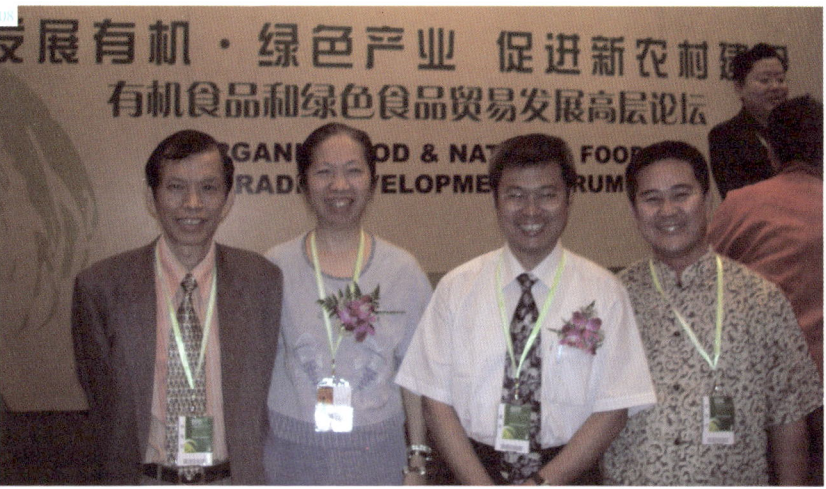
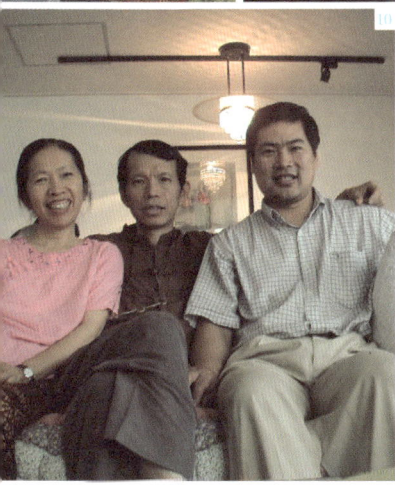
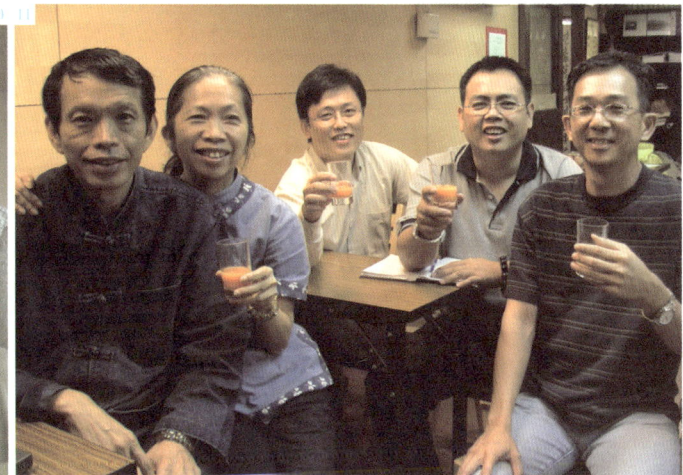

01 与马英九（右三）合影，二儿子傅国扬（左一）、我丈夫傅鑫发（左三）。
02 在第一届国际整体医学研讨会上与胡因梦（中）合影，我丈夫傅鑫发（右）。
03 与眭澔平（左）合影。
04 与国际医学科学研究基金会董事长、阳明大学传统医学研究所创始人崔玖（右）合影。
05 与中国人民解放军总医院营养科副主任赵霖（第一排中）合影，我丈夫傅鑫发（第一排左）、赵霖夫人（第一排右）、大儿子傅国翔（第二排左）。
06 中国香港环保名人周兆翔（右）来藕根香店参观学习。
07 美国自然医学博士吴永志（左二）及其夫人（右二）来藕根香店参观，我丈夫傅鑫发（右一）。
08 在有机食品和绿色食品贸易发展高层论坛上与南京国环有机产品认证中心主任肖兴基（左二）合影，我丈夫傅鑫发（左一）。
09 我丈夫傅鑫发（左）与深圳瑞利来实业有限公司总经理、山西特色农产品深圳展示直销中心主任杨志峰（右）合影。
10 与北京史坦纳生物动力农业有限责任公司总经理、全球华人有机事业协会执行会长傅元辉合影（右），我丈夫傅鑫发（中）。
11 与我公司产品马来西亚总代理李金德（右一）合影，我丈夫傅鑫发（左一）。

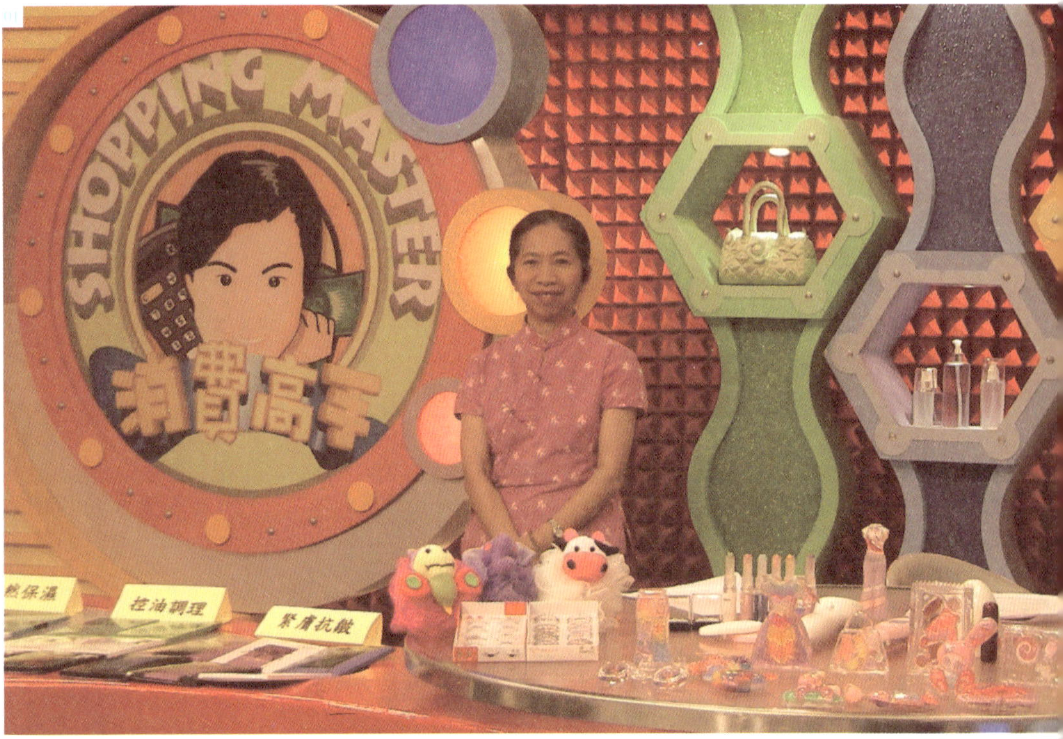

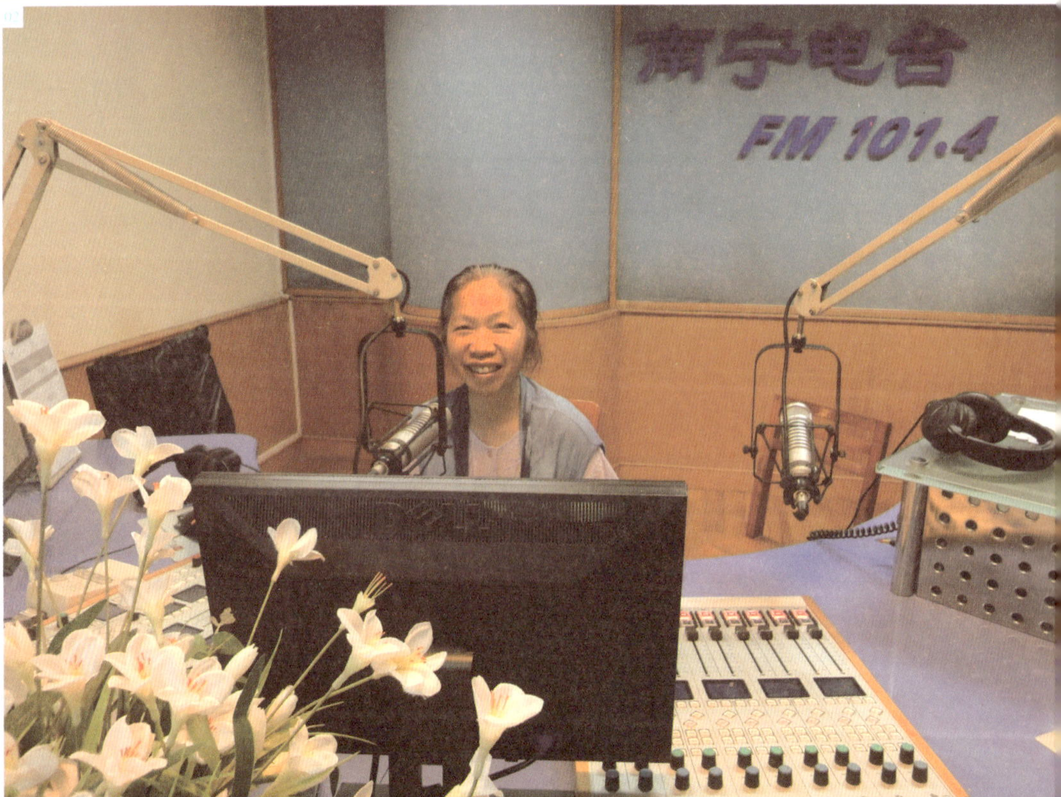

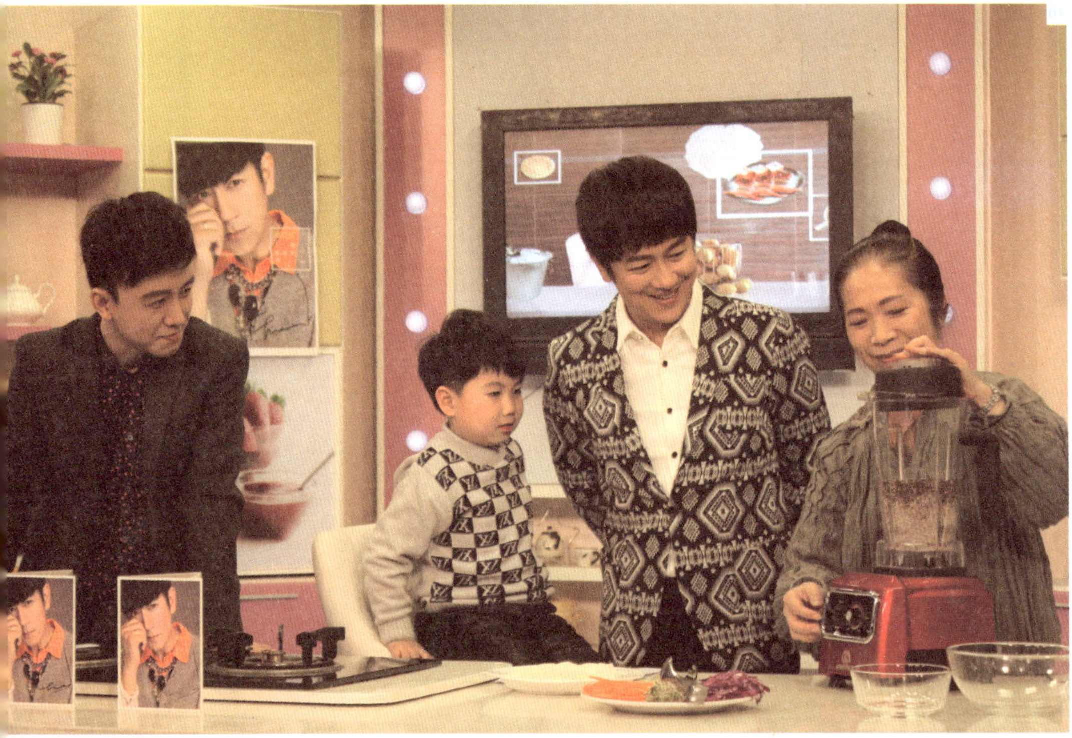

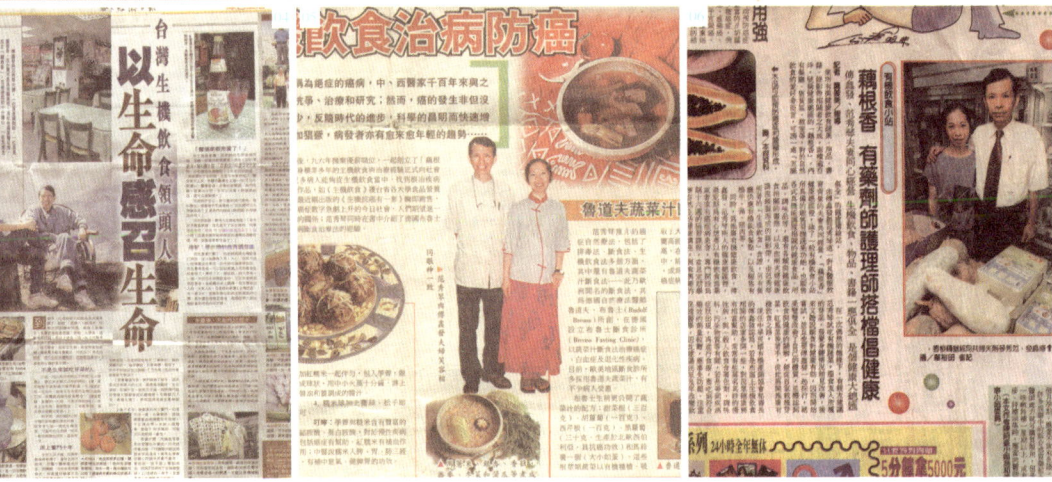

01 录制中国台湾民视《消费高手》节目。 02 录制南宁新闻综合广播节目。 03 录制旅游卫视《美味人生》节目。
04 《经济报》报道。 05 《大公报》报道。 06 《大成报》报道。

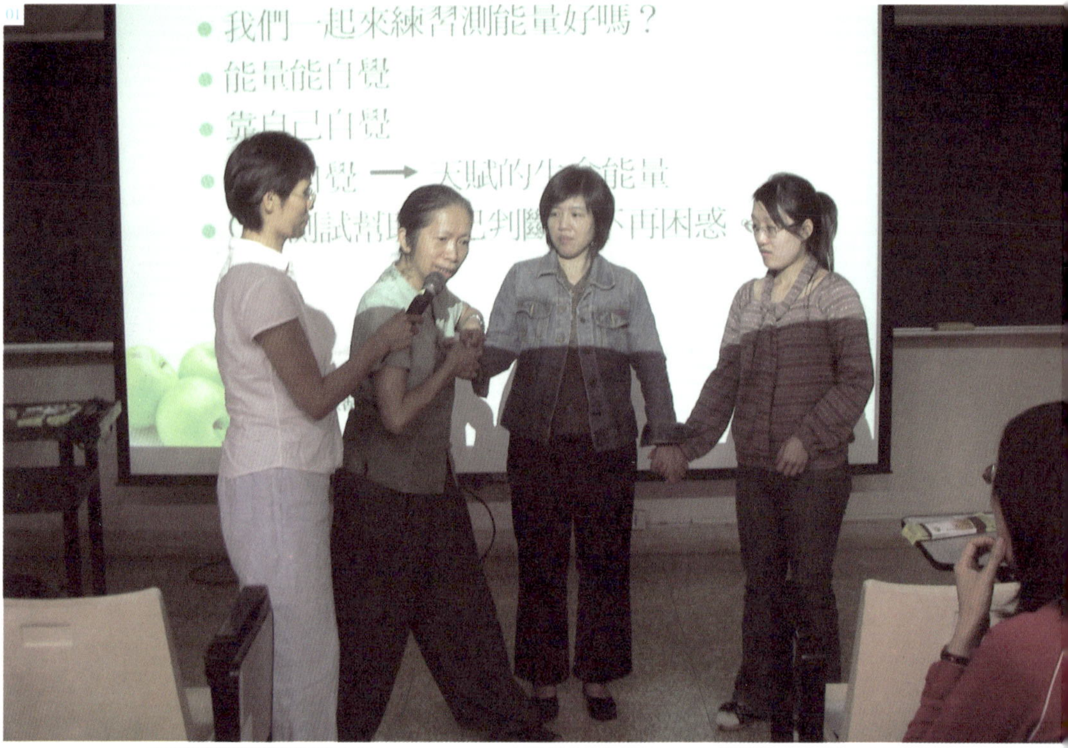

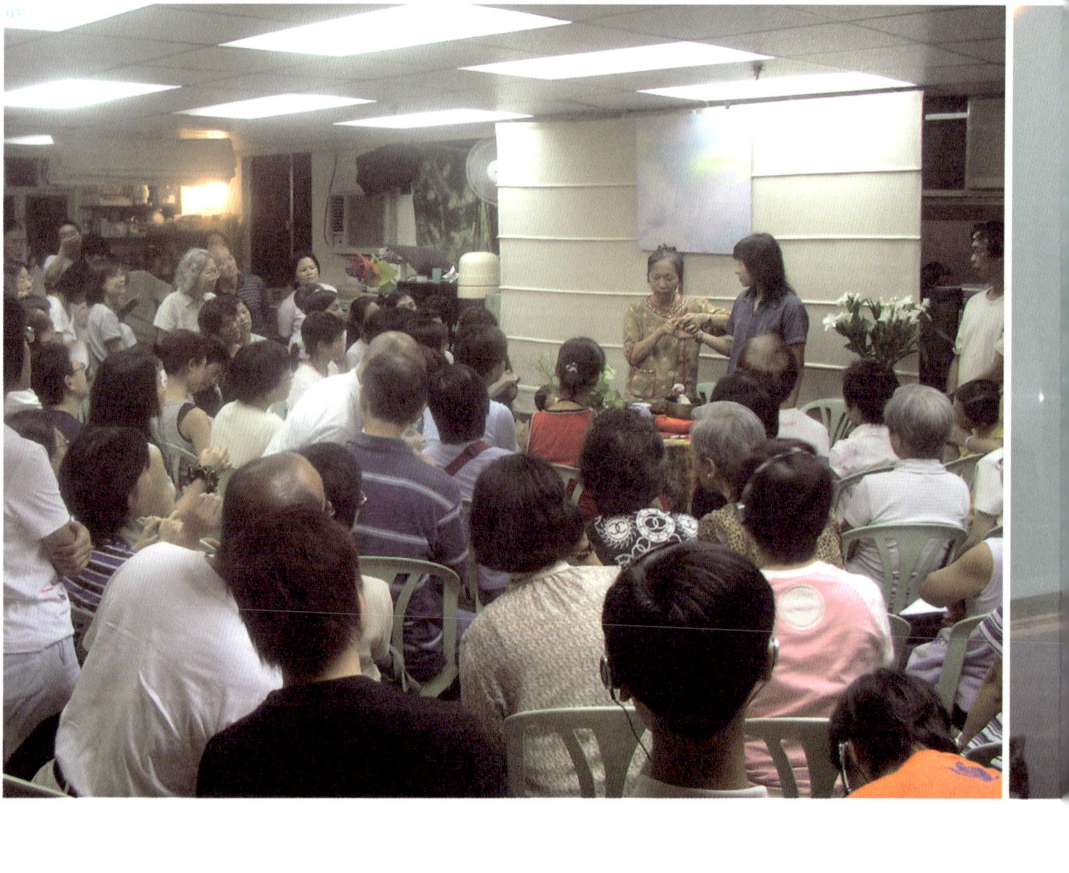

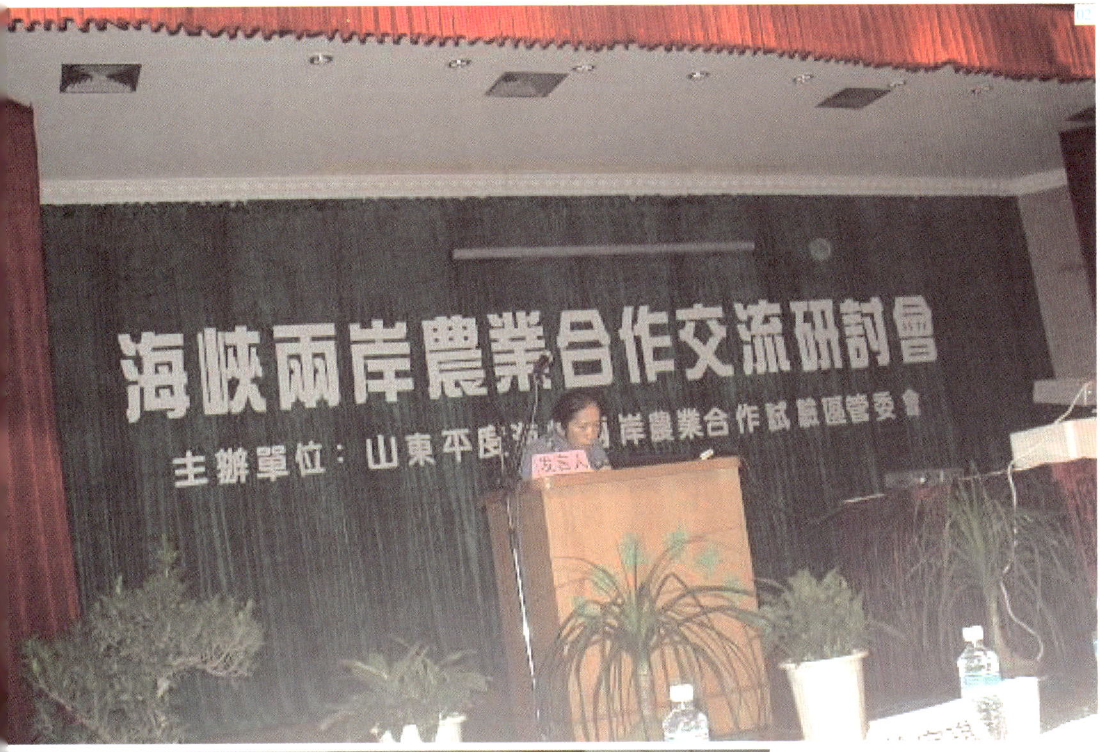

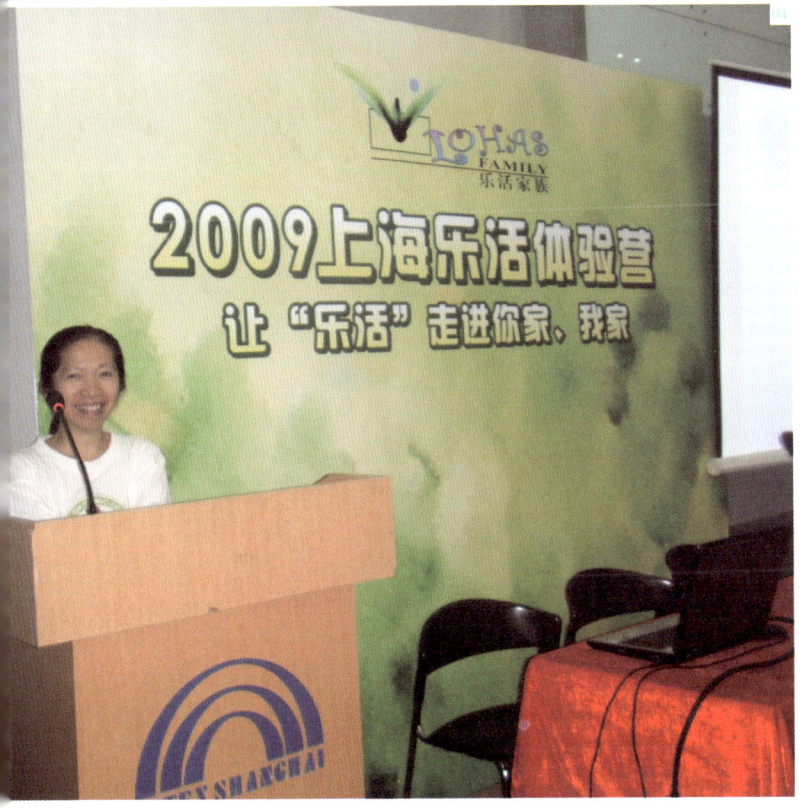

01 阳明医学院演讲。
02 海峡两岸产业合作交流研讨会演讲。
03 素食协会演讲。
04 2009年上海乐活体验营演讲。

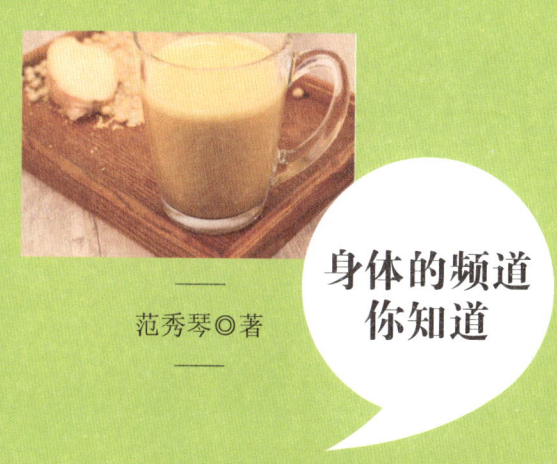

范秀琴◎著

身体的频道
你知道

吉林科学技术出版社

图书在版编目(CIP)数据

身体的频道你知道 / 范秀琴著 . -- 长春 : 吉林科学技术出版社, 2015.10
ISBN 978-7-5384-9745-8
Ⅰ. ①身… Ⅱ. ①范… Ⅲ. ①保健—基本知识 Ⅳ. ① R161
中国版本图书馆 CIP 数据核字（2015）第 219405 号
广告登记号：2200004000048

身体的频道你知道

作　　者	范秀琴
出 版 人	李　梁
选题策划	多向度
责任编辑	孟　波　张　卓　代　卉
封面设计	水玉银文化
开　　本	710mm×1000mm　1/16
字　　数	141 千字
印　　张	15
印　　数	1—10000 册
版　　次	2015 年 10 月第 1 版
印　　次	2015 年 10 月第 1 次印刷

出　　版	吉林科学技术出版社
发　　行	吉林科学技术出版社
地　　址	长春市人民大街 4646 号
邮　　编	130021
发行部电话 / 传真	0431-85677817　85635177　85651759
	85651628　85600611　85670016
储运部电话	0431-84612872
编辑部电话	0431-85635185
网　　址	www.jlstp.net
印　　刷	北京美图印务有限公司

书　　号　978-7-5384-9745-8
定　　价　42.00 元
如有印装质量问题可寄出版社调换
版权所有　翻印必究　举报电话：0431-85635185

推荐序一
PREFACE

放空自己，才能获得更多

与范老师和傅老师相识，是在中国台湾一个非常偶然的机会。经人介绍，了解到二位老师是健康饮食界的专家，恰好我们美味101当时在做一款破壁调理机，所以相互很有兴趣地在一起聊了聊，结果竟一见如故。

回到北京以后，范老师和傅老师特地来到我的公司参观。我们就双方在做的事情聊了很多，还请范老师和傅老师为公司员工做了一个简单的培训，从食品安全到饮食的错误观念和做法，健康饮食的原则等等，由浅入深，让我们对健康产业有了相对更深层次的理解。而这一次的接触，让我和范老师一家结下了深厚的缘分，更为我和美味101带来了深远的影响。

最终让我下决心将美味101定位到健康产业，实实在在地把公司未来要走的路线定下来，是受到范老师、傅老师甚至他们一家人的影响。在范老师的帮助下，美味 101 正式跨入了健康领域，并开始一点点了解，逐步深入研究。目前，美味 101 所有系统的健康生活知识体系，都是范老师带来的，她已经成为了公司的灵魂人物。无论电视节目、线下活动、日常的宣传，还是书刊的发行、健康生活解决方案的制定等等，都离不开范老师给予我们的知识和行动的支持。

而我本人受到范老师的影响也是极大的，她不仅改变了我整个的生活状态，从重口味的饮食习惯变成了五谷杂粮、清淡素食；她还影响了我的世界观，让我学会从多个角度看问题，从而看事物时更加全面，思路更加开阔。更让我惊讶的是，她在潜移默化中唤醒了我的使命感，让我从一个商人，变身成为了一个希望通过范老师和自己的努力，让尽可能多的人获得健康、幸福生活的"布道者"。

范老师是一个拥有大智慧和大爱的人，她不会考虑做健康产业会给她自己带来多大利益，她仅仅只是希望通过她的努力，让更多的人学会健康地生活。她也十分善于启发别人的智慧，并不仅仅是把她所掌握的知识教给你，还常常会带给你启发，留下让你自己去体会的空间；帮你打开一个一个未知的领域，并且无形中让你的思想境界得到提升。范老师就是一个很大的宝库，储藏着挖不完的宝藏，源源不断地带给大家惊喜。但是，要真正获得这些宝藏，还要看我们自己怀着怎样的心态。

人们往往习惯禁锢自己，固守自己一贯的观念和经验，越成功的人，越是如此。要学到更多、得到更多，就要放空自己，用"空杯心态"来对待所有未曾接触的领域，不要用厚厚的"围墙"，把自己困在其中。人在出生时都处于同一个层次，但有些人达到了某一层次后就停滞不前了，所以人到最后的差别是巨大的，而差异的产生就在于人们不同的思想境界。阅读范老师的这本书亦是如此，其中也许有些理论是与你的经验不相符的，请你尝试接受一切，再通过思考，从中筛选出适合自己的健康的生活方式，我想你一定会受益匪浅，甚至获益终生！而我，就是获益者之一，希望你将会是下一个。

美味101CEO

孙磊

2015 年 8 月 18 日

推荐序二
PREFACE

健康的身体：关键在于观念上重视，并落实在行动中

范秀琴老师是中国台湾从事健康有机食品事业的元老，有着丰富的实践和推广经验。我每次与范老师见面交流，都能从与她交流中得到健康的启发和意识的提高。记得我第一次认识范秀琴老师是2002年5月在中国香港举办的"亚洲健康食品博览研讨会"，当年她用显微镜检测了我的指血，检测结果显示我的血液含油脂多，血黏稠度。因为初次见面，所以她很友情地告诫我，我的身体已经出现了亚健康问题，必须采取措施改变自己。虽然我当时知道自己的身体已有问题，但在饮食运动等方面没有任何改变。2006年9月，我们又在北京"中国第二届有机食品博览会"见面了，范老师用量子医学亚健康检测仪帮助我检查了身体，发现我的身体与血液有关的器官（如肝脏、心脏等）都有问题（事实上当时我因有高血压和高血糖问题，正在服药中）。我记得这次范老师极其认真地

要求我赶紧调理好身体。她说,从事有机事业的人必须要有一个好身体(范老师夫妇虽然年龄比我大不少,但他们的身体一直相当好,这真让我高兴和羡慕)。我当时虽然也曾下决心要立即行动起来,好好地管住嘴,再迈开腿。经过一两个月时间后,虽然有点成效,但由于没有真正用心做,最后还是老样子,真是非常遗憾。我总结过去身体差的原因,不是没有人给我提醒,而是自己根本就没有从内心真正地给予重视。直到2009年初,我因为出现胸闷心慌症状被医院诊断患有"早期心脏病"后,我才真正开始重视自己的身体。多年来,有机界的同仁们特别是范秀琴老师,要求我"管住嘴、迈开腿,吃有机健康食品",我的观念从根本上得到了改变,也在行动上得到了坚持,我的身体状况也从最差时的不健康转变到亚健康、直至如今已有3年不用到单位报销医药费了。我的感悟:我们身体健康与否,关键是自己是否真正在观念上重视,并真正落实在行动中。

感恩傅鑫发先生把范秀琴老师的新作发给我,让我有机会先读为快。最近一周我认真读了三遍,从中感受到范老师的新作中又有了健康养生方面的新观念和新实践。范老师在本书中提到的观点都非常好,都值得尝试。建议读者先易后难,从吃好早餐做起,准备好精力汤,找出适合自己的方法,排出体内的毒素,调整好身体的频道。

感恩范秀琴老师给我和众多读者带来健康的理念和方法。祝愿范老师和家人身体健康、家庭幸福！

南京国环有机产品认证中心主任

肖兴基

2015 年 5 月 24 日

推荐序三 PREFACE

「勿忘初心，方得始终」
——我们愿为有机事业奋斗终身

欣闻范秀琴老师新书面世，甚喜！千言万语，说不尽的祝福、道不完的喜悦浮上心头。

1996年，我加入IFOAM国际有机农业运动联盟，得到了一个会员名录，我惊奇地发现，名录里不光有国家环保总局南京有机食品发展中心、农业部绿色食品发展中心、中粮等领航中国大陆有机农业的大牌，还有中国香港和中国台湾的会员们，那时，我特别希望能有机会和中国港台的同仁们学习交流。1997年我随CCPIT中国贸促会常云处长参加国际有机农业运动博览会BIOFACH展卖，早上一出门迎面碰上一个穿中式唐装的大汉，就这样的巧遇，我认识了中国香港代理生物动力Dr. HAUSCHKA和WALA产品的郑一石先生。当郑先生知道我的草药背景后，他迫不及待地要介绍一位中国台湾的自然医学医师、代理生物动力果汁VOELKEL的先生给我，碰巧这位先生也姓傅。相约在一个健康专题的会议上，我第一次见到了傅鑫发老师和范秀琴老师这对夫妇。我们一见如故，海阔天空，谈了多久已不记得了，只记得凌晨三点多刚准备躺下休息，傅鑫发老师又打电话说还要继续讨论一个重要的决定。夫妇二人兴奋不已，告诉我他俩一夜未眠，提议成立一个有机农业协会，用消费者的力量推动中国大陆有机农业的发展！

因着他俩的发心，我们在中国香港成立了全球华人有机产销经营协会。由于海外和民间团体的背景，没有挂靠单位，跑了两年多，2003年6月13日才取得了北京代表处营业执照，方开始展开中国大陆的有机农业推广工作。2003年8月23日通过Demeter International，邀请国际生物动力农业咨询专家Tadeu Caldas老师在北京大观园举办了生物动力农业在中国的第一次培训。2004年2月12日共同组织了17个单位36位同仁参加的生物动力农业游学活动。特别有纪念意义的是，我们在Demeter International总部把Demeter正式翻译为中文"德米特"使用，今天"德米特"已被大家所熟悉，成为有机农业领域中的标杆品牌。2004年6月在内蒙古通辽市内蒙古民族大学举办了"支持企业家走向世界"的国际有机农业论坛。全国人大常委会布赫副委员长亲自到会，并为大会题词"为耕者谋其利，为食者谋其福"。之后，我和傅鑫发老师一起走过了北京、内蒙古、辽宁、黑龙江、吉林、山东、江苏、江西、福建、浙江、上海、广东、广西、湖北、河南、陕西等地，会面农民，接洽企业，宣讲推广，示范应用。

一晃十几年过去了，回望人生，限于我们个人的能力和影响，虽不曾有惊天动地、轰轰烈烈的大事，可贵的是我们兢兢业业、彼此祝福、共同勉励，坚持朝着有机农业的目标迈进。我当年钦佩、今天更加钦佩、由衷地钦佩傅鑫发、范秀琴夫妇一直耕耘并坚守在有机消费者沟通交流培训领域。还是古人说的好："勿忘初心，方得始终"，我们将在有机事业这条道路上坚定地走下去，并为此奋斗终生。

北京史坦纳生物动力农业有限责任公司总经理、

全球华人有机事业协会执行会长

傅元辉

2015 年 8 月 10 日

推荐序四

推广生机饮食，是一件功德无量的事

听到傅老师及范老师贤伉俪又有大作，我欣喜万分。自1994年认识傅老师开始，我们怀有共同理念即推广有机农业及有机健康饮食，所以我们在中国台湾的有机道路也就开始了。

回想二十年前，我们在台湾省共同发起中华有机农业协会（COAA），那时非常辛苦，几乎跑遍了全台湾省，到全省各地去拜访有机店家，当时全省大约只有200多家。二十年来，经过有机界的相关产业的朋友共同努力，如今整个台湾省已有将近2000家有机店家了。我们的热心没有白费。现在我与他们夫妇又同时离开中国台湾来到中国大陆，目标还是一致：持续推广有机产业。

傅老师夫妇的专业是生机健康饮食，大作举不胜举，有口皆碑，从日常饮食到养生保健等作品，皆是多年来累积的智慧精华，为大家提供了健康的饮食理念，也

带给社会大众日常生活上的帮助，贡献良多。此次的大作《身体的频道你知道》是范老师多年来的精品，我看了非常感动，在此祝福此版即将问世，必洛阳纸贵供不应求，更感谢傅老师伉俪如此用心，把二十多年推广有机健康饮食的心得经验无私地奉献出来，给现代错误饮食的社会大众提供了一个正确的参考指南，减少了患者的病痛更减轻了政府的社会建疗负担，真是功德无量。

中华有机农业创始人、理事长

郑逢喜

2015 年 8 月 15 日

推荐序五 PREFACE

与生机饮食的初接触

跟范秀琴老师家结缘，始于十年前与其长子傅国翔医师的北大医学院同窗情谊。然而久伴生机饮食达人的身旁，却一直没有好好请教，直到一场剧变——2015年，送走最爱的母亲后，我又不幸又罹患了糖尿病。

就因为身为医师，比起一般人更加恐惧糖尿病。糖尿病说是百病之源也不为过，血糖控制不好的话，几乎所有器官都可能遭受破坏，并发症之多真是罄竹难书。连保险公司都知道，一个人如果得了癌症或是糖尿病，公司是不会接受其投保医疗保险的。虽然目前已有许多糖尿病药物，但说穿了都是治标不治本，虽然可以降低血糖，但不能治愈。病久了，身体机能逐渐下降，就得吃更重的药或打胰岛素，直到血糖控制不了，出现各种并发症以致折磨而死。事实上，我就亲眼见证家父被糖尿病并发症摧残的十年，过程之痛苦想起来仍是泪流满面。惭愧的是，家父也是位西医大夫，虽然比一般人更加规范吃药，但还是没能照顾好自己的身体。而我比家父更早罹病，因此我下定决心，绝不再重蹈覆辙，我要一个健康的人生，我不要那么早就吃药；药是给病人吃的，我不要当病人！

因此我开始了糖尿病饮食计划，如同常规指导原则，不外乎减少淀粉和糖类的摄取、选择低 GI（升糖指数）值的食物，并配合规律运动，但暂不吃药。一周后空腹血糖和饭后两小时血糖从 10.5/16 降到约 8/12；既往临床经验也告诉我，成绩差不多就这样了，距离理想值 6/8 还有段差距，看来不吃药还是无法有效控制。但我就是不死心，于是就向傅国翔医师请教饮食上还能改善的地方。傅医师建议，不妨学他早上打一杯精力汤——混合各种生鲜蔬果的果汁来喝，或许可以稳定血糖。当时我立刻发挥老学究的精神，向他提出质疑：我也知道多摄取膳食纤维可以稳定血糖，我也每天吃很多蔬菜了，但为什么非得吃生的？而且为什么不能直接吃色拉而必需打成汁呢，吃到肚子里不都一样？傅医师回答说，煮熟会破坏掉蔬菜中的全部酵素，因此要吃生的。而把蔬果打碎才能彻底打破其细胞壁，充分释放出养分，且能更有效地发挥膳食纤维的功效。当时我心想，反正多吃蔬菜也好，而且上次拜访傅医师的家喝了三天精力汤后，泌尿道感染的症状也好了不少，就决定相信傅医师的指导。

于是我开始早晚各打一杯精力汤喝，说也神奇，血糖刷刷刷地一直降，一周后就降到约 6.5/8.5，还不错！也许是玩出兴趣了，加上飞跃进步的成绩坚定了信念，我开始尝试各种不同蔬果的精力汤，甚至自己种芽菜来吃。就这样玩着玩着三周后，突然发现血糖又下降了一个级别，约 5.5/7！心里想，难道精力汤不只是靠膳食纤维来稳定我的血糖，甚至还可以改善我的胰岛功能和糖耐量？于是去医院做了个 OGTT 检查，结果我的空腹血糖仅有 5.1，吞服葡萄糖试验两小时后血糖 8.8，加上糖化血清蛋白数值也处于正常范围内，代表近一个月血糖控制良好，且身体机能也有进步！我也曾把糖尿病改善的情况同前辈医师讨论，她首先问我这个月吃了什么药！听到我说自己从没吃过药，她便认为我一个月前可能测错了；但糖化血红蛋白 7.8% 的结果却又是个铁证，代表近三个月的平均血糖高达约 10，赖也赖不掉。

说来惭愧，以前病人来，我就是开药，嘱咐他们如何过健康生活，但自己的身体却总是没有认真去照顾，这大概也是许多医师的通病吧！或许罹患糖尿病是上天给我的一个机缘，要我认真反思健康的意义，做到"知行合一"的境界。说实话，我首先就想去拯救三位舅舅，他们就跟很多老百姓一样，有病只想到吃药，甚至医师给他开半颗他还自己加成一颗，宁愿搞到低血糖后又多吃几颗糖来弥补，简直就是残害身体！我自己是医师都不想吃药，非医疗专业的舅舅反而视药物为圭臬，说来真是有点讽刺。愿我的成绩有天终能感化舅舅们，也希望把这段经验分享给病友，造服广大群众。

听闻范老师将多年来的生机饮食心得体会结集成书，心中激动万分。拜读大作之后，更是为范老师的仁爱之心所打动，本书中范老师毫无保留地分享自己多年的宝贵经验，有贴近生活的故事，更有简单、实用的方法。作为医生，每天目睹各地的患者花费大量的时间、精力和金钱以求重获健康，甚至有的只是祈求延续生命。我不免感慨万千，众生孜孜以求的健康其实真的不难，管住了口，健康将与你长相伴。最后，希望更多的人能从本书中得到帮助，收获健康。

美国南加州大学生化学士、

北京大学医学院医学系学士

马维龙

2015 年 6 月 10 日

推荐序六

生态有机事业的传道者
——我所认识的傅鑫发、范秀琴老师

接到傅老师希望我写序的电话，我倍感错愕。无论从年龄及在生态有机圈的资历上讲，我远远不够为傅、范两位前辈的鸿篇大作写序的资格。

我于二十世纪九十年代中期从事五谷杂粮的种植、推广，2005年经沃尔玛朋友的指点才进入了有机产品这个圈子。彼时，傅、范两位老师已于中国台湾市场功成名就后进入中国大陆传经布道了。我们只有跟着学习的份儿。

傅老师一再要求，我转思一想，是否可以回顾一下与傅、范两位老师在有机行业上的交集与裨益，回想下与傅、范两位老师的三次会面也颇有意义。

记得与傅、范老师第一次见面是在上海。那是2006年的上海光大会展的有机食品展会上，当时我刚刚在沃尔玛、山姆推广几款有机杂粮，也算国内有机行业较早进入现代渠道者，颇有点小小自得。在狭小的会展中心里看了看国内展区，目光忽然被远处紧凑的人群吸引，那里是中国台湾展团，琳琅满目的商品引人注目。更吸引人的是两位老者在用各种生机食材为大家做体验，并生动地讲述中国台湾有机业的发展历程。那是我第一次见到傅、范两位老师，可惜那时我只关注了他们在中国台湾的"藕根香"品牌和"冷泡面""酵素""精力汤"等产品，认识到中国台湾有机产业发展迅猛，但对生机饮食却所知了了。

其后数年，与傅、范老师相望于江湖，沟通不多，只知傅、范老师在为大陆有机事业深耕细耘。大约2009年时，那时我们圈内言必称美国"Whole Foods"，我也在深圳开了几家有机店铺，需要更多的有机产品种类。此时一款"均衡小站"的健康油品吸引了我，在北京又见到了傅、范两位老师，方得知那是傅、范两位老师在中国大陆出品的。他们的大儿子傅国翔也被带到中国大陆有机圈拓荒。彼时他们在梅兰芳大剧场开讲生机饮食课程推广健康油品，在华北极具影响。可惜我在那里只学到了打精力汤等少数几种体验项目，权当门店的促销手段。没有真正领会到有机生态更是一种人生态度，是需要用心去经营的。

也许我们大陆有机人还是停留在更关心会员、产品、销售上，未能领略生态有机事业的精髓，也一再辜负傅、范两位老师的精心垂范。

其后，几家门店经营不善，我陆续关掉了。媒体上也不断传播大陆有机行业的负面消息，国家对有机行业的监管力度在加大，有机企业的经营环境喜忧参半。部分消费者接受了有机的概念，但总体市场增长缓慢，经营成本却大涨，众多有机人在感慨：费力劳神，换骂亏钱。很多老的有机人退出江湖，但很多新的资本又涌了进来。"多利""正谷"等企业一时风光无限。

我仍在经营自己的有机五谷，只是愈发觉得困难重重，不得已也开始做休闲食品、冷冻食品等转型产业。去年接到傅老师的电话，又惊又喜：他竟然就在我公司几公里之外的华昱机构推广有机及生机饮食项目！多年未见，傅、范老师仍布衣布履，恬淡平实的笑容依旧。两位老人俨然空中飞人般频频在广西巴马、深圳、北京三地穿梭。他们在广西巴马长寿乡开设生机饮食课程，在深圳打理"巴马小屋"健康餐厅，还要到北京"玖悦"机构录制生机饮食电视节目。

范老师本是范仲淹后人，在中国台湾有大把祖业，完全不为米粮谋。但仍在为大陆生态事业奔波，真是有一颗年轻的心！漫步在他们办公室外的天台花园里，我看到范老师将一颗刚摘下的人参果洗净放入傅老师口中，脸上绽放出调皮小女孩般的微笑。随后我们讲述了几年的别情，我还有幸品尝了他们亲手制作的梅子酱、精力汤。余兴未了，范老师又与我玩起了O环测试，让我切身领略如何测试产品的能量，神奇的结果令我惊讶不已。

傅老师与范老师仍然很忙，他们马上要去巴马推广全球要求最严格的"德米特"耕作法，也要去北京录制多个生机饮食美食节目，还计划要在深圳开办有机志愿者讲座，为了大陆的生态事业，两位老师真是蛮拼的，不过他们真是享受这种生活呀！

过去，有机产业对我来讲只是一种生意，一种对得起良心、家人和社会的谋生手段，而对于傅、范两位老师而言，这是他们的使命和全部的乐趣所在。他们是上天派来为保护大地环境，呵护人类健康的使者。

也许，在这次会面后，特别是拜读了两位老师的大作后，我真应该静下心来思考下一步发展了。

深圳瑞利来实业有限公司总经理、

山西特色农产品深圳展示直销中心主任

杨志峰

2015 年 5 月 18 日

作者序
PREFACE

要拥有健康，首先要学会用健康的方式生活

人是由身、心、灵三部分组合的。量子物理学里面形容我们人类，事实上是一个虚无的空间，它的基质——原子之间拥有非常广阔的空间，这个虚无的空间和其间的能量形成的整个轮廓，最后被我们称为身体。

而我们会摄取非常多的物质进入我们的能量场，日复一日，最后会形成我们身体的内在环境，特别是我们吸进去的空气，吃进去的食物，还有我们饮用的水。假如我们吃进去的是不营养的食物，就好像我们建造一所房子，用的是非常劣等的材料一样，我们非常怕我们的建筑是一个海砂屋，或是一个劣等建筑，最后不用百年，可能一二十年它就报废了。假如我们习惯吃"垃圾食物"，我们最后就会形成一个"垃圾"般的身体；假如我们习惯吃速食，我们的身体就会快速地崩塌，这样我们就不会活得很久；假如我们习惯吃高热量的食

物（例如白米饭），最后，我们的健康会整个破产。因此，我们应该学会如何正确认识食物，这是非常重要的。

在我的书里面，尽量采取一些简便的方法，让大家很容易地了解对我们身体有益的、健康的食物。渐渐地，我们还要练习控制自我饮食的能力。现代很多人都会不知不觉地吃掉一整包薯片，当你懂得自我控制的时候，这样的事情就不再发生。

我们每一个人的身体，都可以把它当做一个艺术作品，而作者就是我们自己。我们可以让我们的身体越来越美丽，也可以让我们的身体走向腐败、走向疾病，这完全取决于我们自己设定的方向。饮食往往决定了我们的健康频道，每一口吃进嘴巴的食物，都应该是增强我们的力量，提升我们的灵性，增加我们的美丽的。而且，我们每一餐的食物，最后都会成为我们身体的一部分，所以饮食的选择非常重要。我们一定要练习怎样摄取健康的食物，怎样拥有健康的身、心、灵，这些都是很容易的。

数千年来，人类完全是百分百吃野生的食物。以前的农业并不存在，所以野生的食物比有机的食物含有更多的营养，对我们来讲是最适合的。当然，假如你懂得如何采集野生的蔬果，那是你最大的福气。否则的话，练习从各地的有机商店去买一些有机食品，网络上也可以订购得到。当然，你懂得自己栽种有机食物那更好，当你不会栽种的时候，最起码在家里自己要懂得种芽菜，芽菜是一种非常容易栽种的蔬菜。而且芽菜除了营养成分在所有食物里面属顶级之外，它还非常适合生食，不用烹调的步骤也很容易吃得下去，并能有效地改善我们的身体，所以在这里，我建议所有的读者尽量从种植芽菜着手。饮食绝对要是健康的饮食、高能量的饮食，多吃蔬、果、谷、芽，而且用简单的方法、破壁的技术把自己生机饮食的比例提到最高，这会对你有非常大的帮助。

当然你也可以考虑搬到一个高品质的地区，所谓高品质的地区，就是一个长寿的、空气优良的、水源干净的地区，那就是最大的福气了。可是一般的人，大概这样做的概率不高，所以一定要想办法，研究怎么能让自己生活的环境变成一个无污染的环境，努力去做、用心去做，这绝对是可以改善的。当你不管不顾，你会发现，四周都是有害的东西在侵犯着你，假如你用心去处理，愿意面对所有的污染，你会发现，你可以把它们一个一个改变好。

我们吃的食物，不应该喷洒农药，不应该接受基因的改造。在它们的生长过程中，不应该喷洒除草剂、杀虫剂、杀菌剂。现在，为了让植物快速生长，甚至还加上了生长激素。我们却拿这些东西来喂养孩子。这是一个极大的错误，而且是极为危险的行为，我们必须停止它，扭转它，让它回到自然的耕作方式。这是你必须要面对的，即使你不是农民，不是生产者，不是餐厅的主厨，可是你得面对。

除了饮食方面，在生活方面也有很多是可以帮助我们获得健康的。阳光是整个地球最重要的正能量，可是现代人类认为它会造成紫外线的伤害，一见到阳光就立刻撑伞，而没有懂得吸取阳光的能量，这是最可惜的。要懂得晒太阳，傍晚和早上的阳光是最好的。水要用正确的水，小分子的好水，而不是用一般的纯净水，或烧开的自来水，这是很可怕的行为。情绪对人类的影响非常大，现在从电视或是网络上都能够看到许多负面的情绪表现。我们怎么样把负面的情绪转变成为正面的情绪，如何让内心充满感恩和祝福，这都是很重要的。很多人都很重视运动，可是都采取激烈的运动。我们可以看到，很多选择激烈运动人们，尤其是获得金牌、银牌、铜牌的运动员，他们都有非常严重的运动伤害。我们要选择什么样的运动，既不会让我们运动激烈，造成乳酸的过度堆积，又不会产生运动伤害呢？这就需要我们选择温和的运动，比如慢跑、太极、气功、快步走等，这些都是非常好的运动方式。另外，深呼吸、冥想、晒太阳、打赤脚，这些都是吸收日月精华极为重要的，对身体健康非常有帮助的方式。

任何健康的计划，背后都有一个核心的观念和一个正确的方法。我的书能够让你了解，如何为自己的健康制定出一个非常可行的策略。

人类的饮食，米、油、盐、酱、醋、茶，从五谷杂粮开始，我们几乎都是在吃三白（白米、白面和白糖）的食物，这些必须进行全面改进。那么，应该改成什么样的呢？现在大部分人习惯的烹调方式主要有炸的、煎的、炒的、烤的，我会建议大家尽量不要使用这些方式，那到底怎么样的烹调方式才是正确的呢？超级食物可让重病病患获得很大的转机，而对于一般想要求取健康的人，你会发现它会助你很重要的一臂之力，到底哪些是超级食物呢？同样地在生活中，你的清洁用品，怎样选择天然的用品，而不用化学的东西？包括你穿在身上的衣服、鞋袜等等，应该怎么样选择？对于体内已经存有非常多毒素的人，记得一定要进行排毒，怎样轻而易举地把体内的毒素排出去呢？现在非常多的老人家，活得老却活的不健康，身患糖尿病、高血压、肾脏病、中风等多种疾病，每天都需要吃七八种药。那么，我们应该怎样既延长寿命，又拥有健康的体魄，能够享受悠游自在的退休生活？

　　上述问题都是大家非常重视的，这些内容也都会在本书中有详细说明，所以请各位读者认真地阅读本书的内容，认真地把你的生活方式调整过来。说了这么多，做了这么多，我只希望能够让更多的人，知道什么才是正确的生活方式，切实地实践下去，从而获得幸福、健康的人生。

范秀琴

2015 年 4 月 15 日

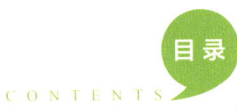
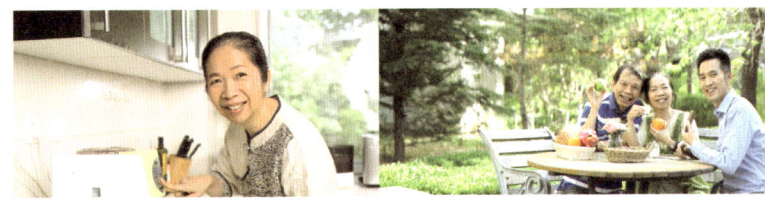

1 寻找自己的健康频道：
自然舒食的生活方式是打开健康频道的密码

- 003 身在西医世家却医不好自己的病
- 007 感受身体所处的频道
- 011 选对食物——健康的开始
- 016 改变我生命的食物——芽苗
- 021 打破我习惯的饮食方式——全食物
- 025 影响我一生的生活方式——自然舒食
- 043 一路走来，内心充满感恩与感激

2 找到孩子的健康频道：
用食物教会孩子做对的事

- 051 教孩子吃真的食物
- 062 8岁之前养成一生的饮食观
- 073 全家的精力汤

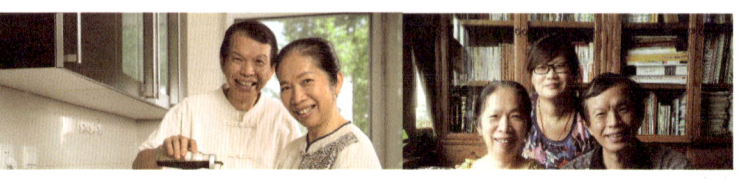
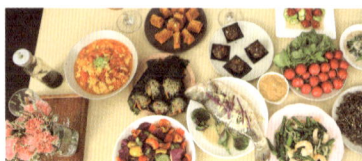

3 | 夫妻共同探寻健康频道：
两个人处在同一健康频道，幸福更持久

- 079　我爱人的转变
- 086　自然有机的力量
- 101　选择适合你的烹饪方式

4 | 帮助朋友发现健康频道：
自然舒食，让更多的人享受开心与健康

- 109　"自然舒食"的生活吸引而来的朋友
- 113　每一道菜，每一杯水都是养生

5 | 如何找到你的健康频道：
保持健康，用健康的生活方式践行

- 125　营养过剩 & 细胞隐性饥饿
- 132　救命的食物
- 146　排出体内的毒素
- 183　早餐要吃黄帝餐
- 195　精力汤的秘密

1

寻找自己的健康频道：
自然舒食的生活方式是打开
健康频道的密码

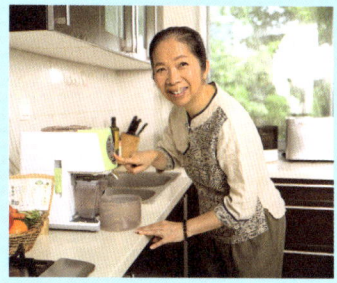

身在西医世家
却医不好自己的病

我从小生长在一个医生世家里。

爷爷范朝灯是中国台湾新竹公益界的名人,热心推行地方教育,不仅靠自学练就一手好字和深厚的国学素养,还凭着变卖家产的苦志和上天的厚爱,十个儿子培养出了三位博士,两位硕士,五位学士,在中国台湾被世人传诵,有着"十子十登科"的美谈。

爸爸是家里的长子,留日学医回中国台湾创办了一家妇产科医院,我就是在这家医院里由爸爸亲手接生的。从小带着"一身消毒水味"的我,经常趴在内诊房间的窗户上看别的医生坐诊,耳濡目染下也立志要做一个播撒健康的天使。

如我所愿,长大后我取得了护理师的资格,还嫁给了做药剂师的先生,一起回到爸爸的医院帮忙,主持着一个"妈妈教室",专门指导女性朋友备孕、怀孕、产后的所有需要注意的卫生工作。

我也不能文我也不能武也不論強弱也不別貧富遇酒飲幾杯遇詩吟幾句客來我不解客去我不阻或有時蔬菜或有時肉脯豐嗇每隨特誠敬出肺腑心暢自神怡逆來我順受我也伶俐我也顛癡也不醜也不出奇言不暴人短事可對天知不落人後不討便宜惟理是適而道為期日暮看牧童驅犢雨後觀蟹老扶犂入窗撿點古史倚檻靜聽黃鸝世人道我無用我只開口嘻嘻

昭和乙亥年孟夏中浣

電周范朝燈書

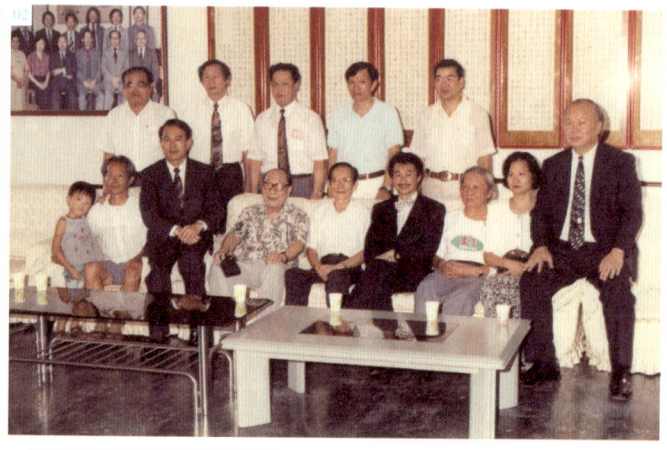

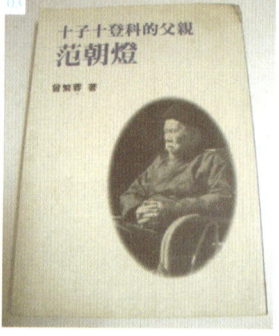

01 爷爷早期写的文章。

02 五叔范光铭（第一排左三）、爸爸（第一排左五）、施明德（第一排右四）、新竹县长林光一（第一排右一）、我的丈夫傅鑫发（第二排右二）。

03 曾繁荣女士将爷爷及范家的故事记录了下来，以激励后人。

当时的我,自认为已经懂得相当多的医学知识,是一个无坚不摧的白衣天使。

然而,噩梦竟然在我最熟悉的孕产后悄然来临。

我的大儿子在所有人的满心期待中降生,可是月子正坐到一半,有一天我突然感受到一阵非常严重、可怕的腰酸背痛。我是一个非常能忍耐的人,但这阵剧痛竟然会让我痛到哭出来!我那做药剂师的先生看到真是吓了一跳,立刻跑去告诉我爸爸。结果我被确诊为僵直性脊柱炎,我要接受打止痛针。

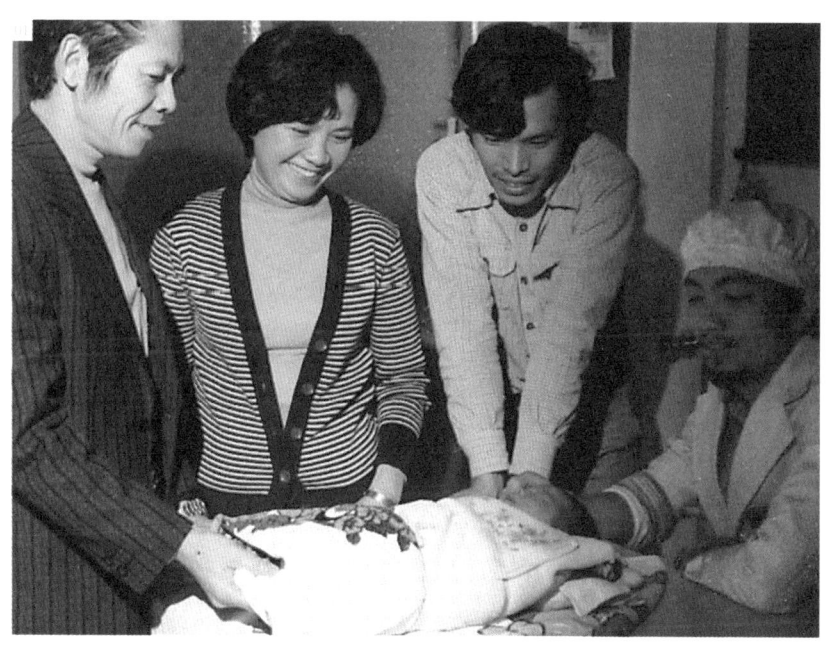

大儿子范国翔在我家医院出生当日,我哥哥范扬森(右一)帮助接生,爸爸(左一),妈妈(左二),我丈夫傅鑫发(右二)。爸爸是中华防癌协会理事长、有名的妇产科医师,哥哥是美国马里兰妇产科医师。

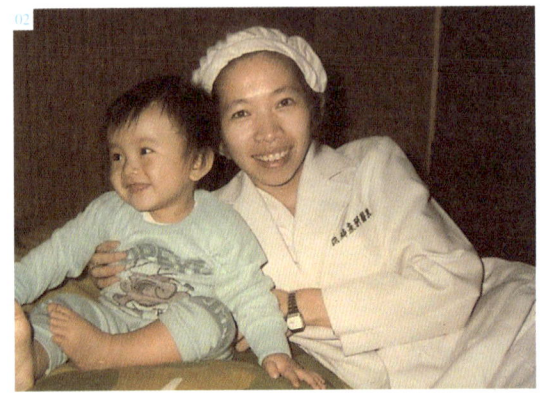

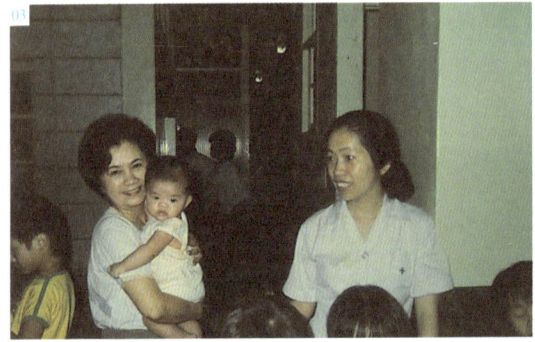

02 大儿子傅国翔（左）和还是护理师的我。
03 大儿子傅国翔带幼儿园的小伙伴来我家医院参观，妈妈（左二）抱着二儿子傅国扬。

扫二维码，观看更多精彩内容

感受身体所处的频道

我记得非常清楚，第一次打针，针头还没抽出来就已经不痛了。我还在高兴这么容易就把问题解决了，第三天却又痛了起来，我赶快叫我先生再帮我打针。很明显地，第二次打完针后酸痛就停止了。接下来持续几天，每天都要打一针，渐渐地我发现打过针后要 10～15 分钟才不痛，然后很快又痛起来。我明显感觉到自己对止痛针已经有了上瘾现象，剂量越用越大，药效越来越迟缓。让我难过的是，这让我部分生活不能自理，翻身、如厕等许多简单的日常生活动作都需要家人的帮助。而更可怕的是，孕期后遗症更是接踵而至，糖尿病、肾脏病、肠胃病、便秘、全身过敏、长满红斑，除了癌症，几乎所有疾病我都得了一遍。

爸爸、二叔、哥哥、先生包括我自己都是学西医的，所以患病后最初半年只是采用西医手段治疗，实际上却是越来越没效果。

半年后，实在忍受不了酸痛的我，不得不转而寻求中医的帮助。起初效果并不明显，但是慢慢地发现中医治疗里的中药、针灸、拔罐、按摩对我病症的缓解真的有效，这大大颠覆了我对西医的肯定。

除了中医，我还尝试了有氧舞蹈、瑜伽、慢跑等运动配合治疗。每种运动我都努力做到最好，后来发现它们只能在一定程度上减缓我的酸痛，只要有一星期懒惰了，就又开始不舒服，酸痛一定又会回来。原来病痛并没有真正被治愈，必须不停地治疗和运动。这对我来说多么可怕！如果有一天我不能再运动，是不是所有的病痛就会再次出现，永无翻身的机会？！

全身僵硬酸痛、极度疲倦的感觉，让我的人生约有十来年的光景几乎是处于灰暗的世界中。身体无时无刻不在告诉我，不能继续这样下去了！特别是在发生了一件事令我印象非常深刻的事以后……

有一天我躺在床上，当时腰正酸痛得厉害，孩子的老师打电话来说，"你儿子在学校气喘病发作了，快来学校接他！"我当时正处于非常痛苦的状态下，我只好告诉老师我无法去接他。老师听到我讲话的声音，感觉到我真的不舒服，也不敢勉强，便说由他来处理，让我放心。半个小时后，门铃响了，我很艰难地起床去开门，发现儿子被他的同学送回来，并帮他背着书包。后来儿子告诉我，他喘的时候连书包都背不动！

当时我站在门口，我觉得我完了！我们一家也都完了！我病成这样，三个儿子也不是过敏就是气喘。天啊！我突然意识到，我们似乎都生活在一个错误的健康频道上，这也导致了我们全家的身体健康也进入了一个错误的频道。我们错在了哪里？我该怎么办？我们全家该怎么办？这一系列的担忧和问题，一下子压得我喘不过气来。但是，我暗暗下定决心，一定要开始改变！

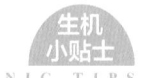 **身体频道错误的常见表现**

在帮助许多朋友调理身体的同时，我也总结出了一些身体频道错误的常见表现，如果你出现了以下表现中的一项或多项，必须开始密切关注自己的身体状况并开始调整了。

- 精神压力大，焦虑不安
- 常有不适感，易疲劳
- 孤独自卑，忧郁苦闷
- 记忆力下降，注意力不集中
- 容易激动，无事自烦
- 易失眠
- 对事物提不起兴趣
- 体力和精力下降
- 情绪低落，懒于社交
- 头昏脑涨，头晕目眩
- 体重减轻，消化不良
- 口腔溃疡反复发作
- 味觉不灵敏，食欲不振
- 易患感冒，腰酸背痛

- 耳鸣耳背，易晕车、晕船
- 经常病痛吃药却无法缓解
- 慢性病
- 肥胖
- 口臭
- 湿疹
- 黄褐斑
- 痤疮
- 皮肤瘙痒
- 十二指肠溃疡
- 腹部不适或腹痛、腹胀、腹泻、便秘
- 癌症
- ……

扫二维码，观看更多精彩内容

选对食物
——健康的开始

之后的一段时间,我请教了很多人,也查阅了大量的资料。通过自己的辛苦努力和家人、朋友的热心帮助,我终于找到了身体错误频道的原因——那就是我们的饮食习惯出了大问题。真的没想到,我们每天吃的食物也有可能害了我们!

找到问题的关键,我的脸上又露出了笑容。因为我知道,我们都有救了。说改变,就改变,立刻行动起来。于是,我一边研究"如何建立健康的饮食习惯",一边全家人都行动了起来。慢慢地,我的身体每天都在发生微妙的变化,病痛的情况也逐渐得到改善。后来我惊喜地发现,我们的健康频道都在向好的方向改变。如今,经过二十多年的坚持,我们的身体频道已经调整到了最佳状态,几十年来几乎没有再吃过药,更不曾用过医保;每天心情十分愉悦;身体轻松,不再常常感到劳累,睡眠质量很高;

我和先生的感情更好，孩子们也都有很好的教养，这都是正确饮食带给我们的惊喜！

回想起来，我最应该感谢的人之一，也是我生命中的贵人——我的小姨魏美惠。我记得当时她家有一台美国生产的汁渣分离榨汁机，她就用胡萝卜和牛蒡榨汁，再把分离出的渣混进汁里，让我每天都喝一大碗。要知道牛蒡很容易被氧化成茶色，看着面前一大碗奇怪的糊糊，我心想"宁可死掉，也不要吃！"当时的我自认为很懂得医学知识，哪里相信如此严重的病痛只是吃些生的蔬菜就能得到改善！

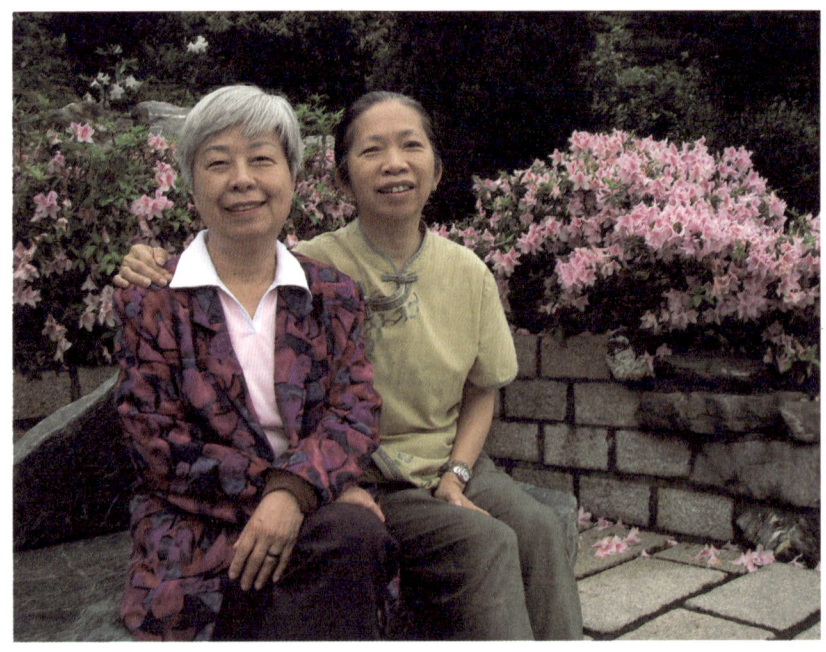

我和小姨魏美惠（左）。

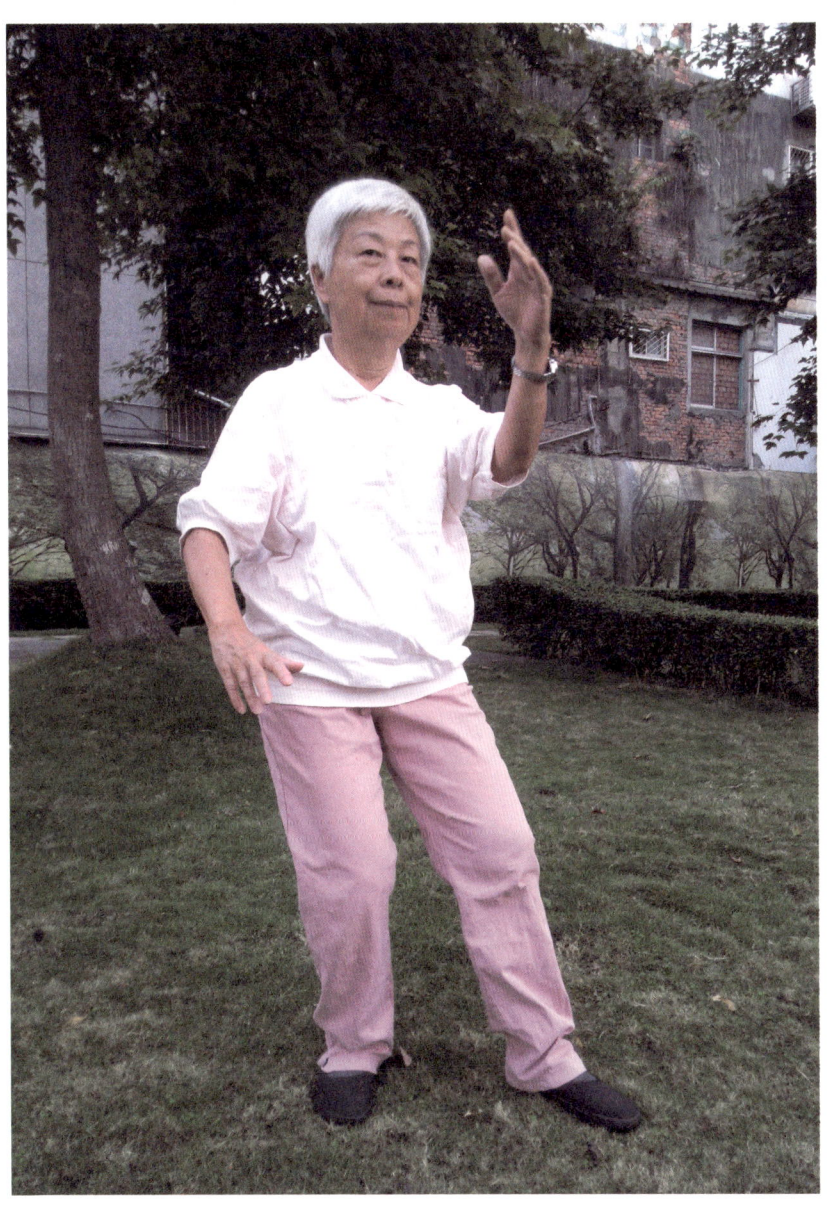

小姨魏美惠是我接触生机饮食的引路人,一直以来她坚持健康的饮食方式,年纪70多岁的她,依旧身体健朗。

虽然我并不配合，但是小姨却并不罢休。她在家里种了多种芽苗，把洗干净的芽苗存在她公司的冰箱里，让我每周去她公司取两次。我和妈妈起初生吃芽苗，根本吃不了几根。一周取两次，基本就是一包还没吃完，新的一包又拿回家。小姨还会到我家打开冰箱突击检查。要是我哪一次心存侥幸不去拿，她就会一直打电话直到我答应过去。

如果她在办公室，我更是头痛，因为还要被她拉着听她讲生机饮食理念，我只好无奈地一个耳朵进一个耳朵出。那个时候，最希望的就是她没在办公室，我像做贼一样拿了芽苗就跑，然后给她打一个电话汇报。为了很快把芽苗吃完，我"发明"了一个方法，就是只生食一两口，其他的全部拿去煮汤。用这个方法应付热心的小姨，现在回想起来，真是暴殄天物！但是一个不习惯生机饮食的人，想要一下子就改变饮食习惯还真是不容易！

慢慢地，我被小姨的执着感染了，开始试着按照她吩咐的方法进行饮食。经过一段时间的适应，我从最开始一根一根地生吃芽苗，慢慢到把芽苗当做零食大把大把地吃，再到后来开始用更大量的芽苗打精力汤喝，身体竟然神奇地不再像以前那么酸痛了，并且连其他所有病痛也一起减轻了！

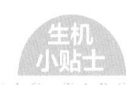

生机饮食与精力汤

生机饮食： 所谓"生机饮食"指的是不吃经人工程序干扰或污染的食品（包括农药、化肥、化学添加剂、抗生素、荷尔蒙、辐射等在内），尽量选择新鲜的食物，按照正确的方式进食。

精力汤： 它是蔬菜、水果、芽菜、坚果、种子、海藻、超级食物与水，经过破壁调理机充分搅拌而成的类似蔬果汁的食物，是生机饮食中最完整的营养汤。这种方法保留了食物的本味，还保留了食物中丰富的酵素、维生素、矿物质，属于低脂、低蛋白的饮食，十分符合我们现代人低热量、高营养的饮食需求。精力汤不仅能让头脑和情绪都保持在最佳状态，帮助病者恢复体力、改善体质、提高免疫力、排毒清体，而且对于胃溃疡、皮肤过敏、癌症、三高等慢性疾病的治愈与恢复极具疗效。如果搭配全谷类和全豆类，营养会更完整。

扫二维码，观看更多精彩内容

改变我生命的食物——芽苗

所以在小姨魏美惠的帮助下,我开始了"生机饮食"的全新人生。而生食芽苗,则是我生机饮食人生中的第一步,也是尤为重要的一步。对于芽苗,大家并不陌生,绿豆芽、黄豆芽、豌豆苗、香椿苗……但是,对于大部分人来说,并不是很了解小小一根芽苗究竟储存了多么大的能量,更不清楚小小"身材"的它,也有大大的治愈力。要开始生机饮食,我首先要强烈推荐的就是芽苗!

蔬菜、谷豆等各类种子发的芽统称为芽苗,它们是蔬菜、谷豆的小宝宝,具有极强的生命力,就像刚出生的宝宝一样特别活泼好动,精力旺盛到连大人的体力都支撑不了,而人要获得活力,这种富含生命力的食物是不可或缺的。并且种子在发芽的过程中,会产生、储存多种、大量的活体酵素、植物生化素及各种营养物质,其中维生素 B_6 激增 500 倍,维生素 B_1 增加 70 倍,叶酸增加

600倍，烟碱酸增加500倍，泛酸增加200倍，生物素增加50倍，肌醇增加100倍，维生素增加A、C、E两倍以上，像硒、锌、铬、钴等珍贵微量元素也都非常丰富。这些能量是蔬菜里最强且最安全的。人类是具有极强生命力的物种，只有摄入大量具有生命力的食物才能更顺应自然，更健康。

芽苗属于强碱性食品，具有极好的活化身体细胞、促进新陈代谢、排毒及抗衰老功效，因此被称为"植物的胎盘素"，相对于动物性胎盘存在潜在的污染或病菌感染，它更加安全。而它的最佳食用方式就是生食，平时可以做零食，大量的吃最好。芽苗是精力汤中最不可缺少的食材，它是精力汤的灵魂。我每次在打精力汤时，都要放一大把，把满满的能量喝进身体里，让每一个细胞都充满活力。

除了芽苗，我还会在我的精力汤里加入大量蔬菜水果，当身体出现不舒服的征兆或症状时，我还会加入你们意想不到的食材，比如老姜、苦瓜、香菜、洋葱等，这些食材的味道虽然欠佳，但是效果却是意想不到的好。

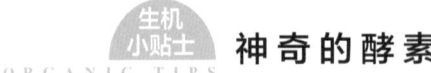
神奇的酵素

全球保健品市场中,销售得最好的产品是酵素。因为现代人体内缺乏酵素的情况已经非常严重,全球有 80% 以上的人体内酵素量不足,这也是造成亚健康和引发各类疾病的主因之一。

酵素就是我们常说的"酶",而"酶"是细胞赖以生存的基础。没有酵素的参与,新陈代谢几乎不能完成,生命根本无法维持。酵素越缺乏,人就越容易老化、容易生病;而体内酵素越多,就会越年轻、越健康。可以说,酵素就是生命,酵素就是青春!

既然酵素这么重要,我们为什么这么缺乏酵素呢?

饮食方式导致的差异: 生的食物中含有必需的消化酵素(消化酶),但酵素(酶)在高温烹调下或加工储运过程中容易丧失活性,由于人们大都以熟食为主,使得食物中原有的酵素遭受破坏,而不得不消耗自己体内天然的酵素储备。

另外,有些水果中酵素含量最高的部位不是在甜美多汁的果肉里,而是大量存在于我们丢弃的果皮、果茎以及未成熟的苦涩的果汁中,这也是造成人体酵素量缺乏的因素所在。

人体的老化: 人的一生当中体内生成的酵素是有限的,随着年龄的增长,体内分泌的酵素从旺盛变得不足。人体摄入的养料不容易消化吸收,依靠摄取养料来合成酵素的能力下降,从而加剧缺乏酵素,形成体内酵素量递减的恶性循环。

生活环境与生活方式的变化: 环境污染、农药残留、添加剂、工作压力、运动减少等,都会增加身体中酵素的大量消耗,以致体内的天然酵素无法保存。

医学之父希波克拉底说:"你的食物就是你的医药。"天然的、完整的、高能量的生机饮食是身、心、灵的健康之钥。现代人太依赖化学科技（如钙片、维生素片等各种化学营养补充剂），却往往忽略了大自然赐予我们最好的天然营养素。新鲜蔬菜和水果中含有大量的天然酵素，但是大家都不生吃蔬果了，很多很好的酵素都在烹饪中消失殆尽。

只要你摄取的酵素够多，你的新陈代谢、消化能力、排毒系统都能慢慢变得强大，这样，很多疾病包括癌症、糖尿病、高血压等慢性疾病都会得到缓解。身体内的很多炎症，包括关节炎、胃炎等，都会有明显的改善。

测测你体内的酵素水平吧！

☐ 容易疲劳、四肢无力、没精神
☐ 常头痛、头重、眩晕
☐ 睡不着、容易醒来，感觉睡眠很浅
☐ 眼睛容易水肿、容易有眼袋
☐ 易打喷嚏、流鼻涕、鼻塞
☐ 咽喉容易红肿、发炎
☐ 牙龈、嘴唇容易上火、肿痛
☐ 皮肤容易起疹子、过敏
☐ 即使夏天也不爱出汗
☐ 痘印、伤疤等皮肤损伤难以修复
☐ 常腹泻、腹胀或便秘
☐ 打嗝、胸灼热感频繁、常胃痛
☐ 吃过饭后就想睡觉、白天容易想睡觉
☐ 关节痛、腰痛、颈痛、坐骨神经痛
☐ 肩膀紧绷僵硬、小腿易抽筋、容易肌肉疼
☐ 脸部和下肢易水肿

☐ 怕冷、常常感觉手脚冰凉
☐ 吃了很多补品却看不到效果
☐ 经常忘东忘西、心急而易怒
☐ 月经不调、常常痛经

测试结果

符合 2~4 条： 体内酵素轻微不足，不会出现太大问题。为了避免酵素不足，可多吃些凉拌菜和新鲜水果，注意休息。

符合 5~9 条： 酵素不足的可能性较高，血液容易变黏稠。应尽量增加凉拌菜（特别是芽苗）、水果的分量，增加粗粮，避免暴饮暴食，减少烟酒，刺激性食物。

符合 10 条以上： 酵素不足的可能性非常高，要特别小心。身体代谢力变差，废物和毒素容易积存在体内，引起各种症状，如水肿、疼痛、虚胖、体力衰退等，如不及时补充，很有可能罹患各类慢性疾病。因此，要将生食（特别是芽苗）作为主要饮食结构，可选择吃凉拌菜或者喝"精力汤"（配合亚麻籽油），这些都是补充酵素最简单、最方便的方式。另外，还需积极调整生活作息。

扫二维码，观看更多精彩内容

打破我习惯的饮食方式——全食物

我的家族在过去算是大户人家,家庭条件比较优越,在二十世纪四十年代的中国台湾,我们就已经吃上又白又香的白米饭。吃了几十年白米饭的我,在摆脱了那十几年的噩梦折磨后,回过头来发现:我的身体越来越弱,最后多种疾病爆发,其实都是错误的饮食积累所导致的,过于精制的食物,不但不能为身体提供足够的营养,还会导致许多健康隐患(如糖尿病、高血脂、风湿、心脏病、癌症等)。所以,我们首先要做到的就是将饮食全部回归自然,特别是我们每天都会吃的食物,比如米饭、水果、蔬菜。

原来,自然的谷类有三层结构,三层都保留的才称为全谷,去掉麸的叫糙米,再去掉胚芽的叫白米。白米和白面是工业社会的产物,已经违背了自然食物的原则。精制米和面粉能存放很久,但其营养成分,如脂肪、维生素 E 及 B 群、矿物质,都存在于被去掉的米糠、麦麸和胚芽中，而剩下的营养，只占全部营养的5%左右。所以，将精粮改为全谷类，是回归自然饮食、预防疾病的重要一步。

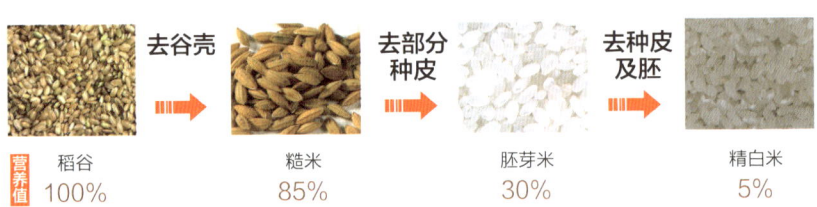

营养值 稻谷 100% → 去谷壳 → 糙米 85% → 去部分种皮 → 胚芽米 30% → 去种皮及胚 → 精白米 5%

另外，水果、蔬菜也是如此。多少年来，我们吃水果，都只是食用美味的果肉部分，而把果皮、果核、菜根扔掉。殊不知，大部分蔬果中酵素和抗癌的植物生化素含量最高的部位并不在果肉中，而是大量存在于我们丢弃的果皮、果核、根茎中。

这种连皮带籽、留糠留麸的谷物，就是全食物。它们不仅保留了全部的营养，还保留了其生命力（可以发芽），是活的食物。只有全营养、活的食物，才有天然的治愈力，才能够供给我们身体足够的营养素，激发我们自身的自愈力。

那么问题来了，水果的核怎么吃？水果的皮怎么吃？蔬菜的根茎怎么吃？糙米杂粮怎么吃？我选择发芽、榨汁、搅拌。每天早上一杯连皮带籽的蔬果和大量芽菜打成的精力汤，就是我们全家的全营养能量早餐。经过O环测试，我发现将水果连皮带籽地打成精力汤，能量比只放果肉不止高了几十倍！而糙米发芽以后煮熟来吃，不仅口感更好，味道更香，营养价值还更高。我坚信，这样的全营养、有生命力的食物，才是人类最应该吃的食物。

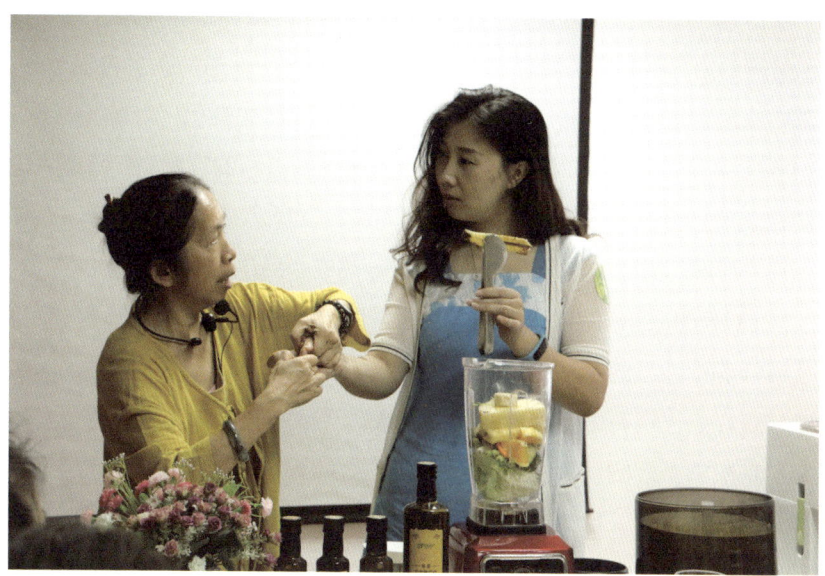

我现场进行 O 环测试。

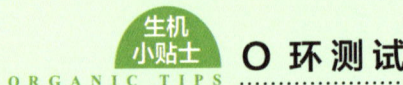

O 环测试

O 环测试是能量测试的方法之一，通过拉动手指或压手臂，观察其中力度的强弱变化，测出一个人体内能量的状态，它是人体动力学理论的一种应用方式。根据人体动力学的原理，我们的身体都有本能，凡是受到外界对自己不利的能量影响（包括化学毒物、辐射线过敏原、负性意念等，即中医所谓的病气、邪气），全身肌肉就会马上产生变化，力量减弱（由右手指尖失去力量可以测出）。相反，当接触到有利的能量时，两指尖也会在无须指令的状况之下，自动增加力量。O 环测试可以用于测试身体器官的健康、情绪压力，甚至食物、营养品或物品是否对自己有益。

O 环测试的创造者是日裔美籍医学博士大村惠昭，其研究原先受到压臂疾病诊断法的启示。大村早年念电子工程学及医学，他在美国医学院检查许多已经有确定诊断结果的病人，将微刺激施加在病人身上，研究手指肌肉减弱的现象。经过长期、连续的现代医学测试后，他建立了 O 环测试的理论。后来，他集中研究人体动力学，将其原理应用来诊断身体状况，寻找病灶。他发现原来手指的肌肉最能反映出全身的能量状态。1978 年他发表论文正式公布 O 环测试应用方法。美国医药总署对这项技巧产生关注并派医生前往调查，不料调查的医生亲身接受大村的 O 环测试后竟被诊断出肝癌。医生震惊之余，立刻再用当时最先进的仪器检查，却未发现任何癌症的踪迹，大村的医师执照也因此被吊销。但不到两年后，那位调查的医生果真因肝癌过世，这项技术震撼了美国的医学界。

扫二维码，观看更多精彩内容

影响我一生的生活方式——自然舒食

我从中国台湾来到中国大陆,因为喜欢广西的山清水秀,在广西的巴马,空气的负氧离子很高,很多地方每立方厘米的负氧离子竟高达 2000~5000 个。巴马自古以来就有年纪超过百岁的老人存在,多数老人无疾而终,它是一个令人神往、神奇而美丽的地方,是著名的长寿之乡。我和先生因为游玩来到这里,却非常想了解为什么这里的人可以有长寿的基因,因为这份好奇,我们就定居在了离巴马不远的南宁。

我在巴马常听到当地人念民谣,"火麻茶油将菜炒,素食为主锌锰高;地下河水元素多,空气清新人不老;晚婚晚育勤劳动,常享桃李野葡萄;知足常乐心清净……"这与多年来让我摆脱病痛的生活习惯不谋而合,我也在巴马找到了我调整到健康频道的最重要的原因——我遵循自然地饮食、生活,并且以蔬果生食为主，在经历过病痛的折磨恢复健康之后，我从内心感恩生活和身边每一个遇到的人，从身、心、灵都享受"自然舒食"的生活，这就是我们全家长久健康的关键，也是巴马长寿村的老人们的秘诀。

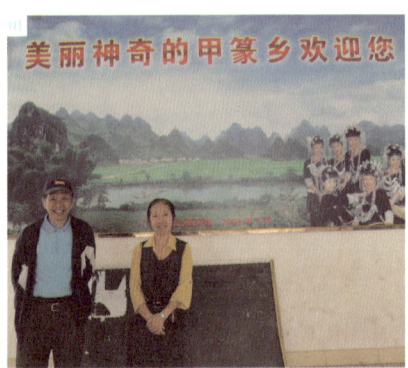
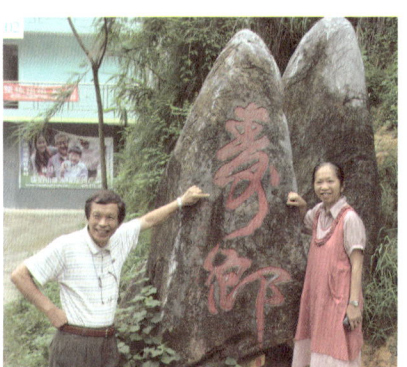
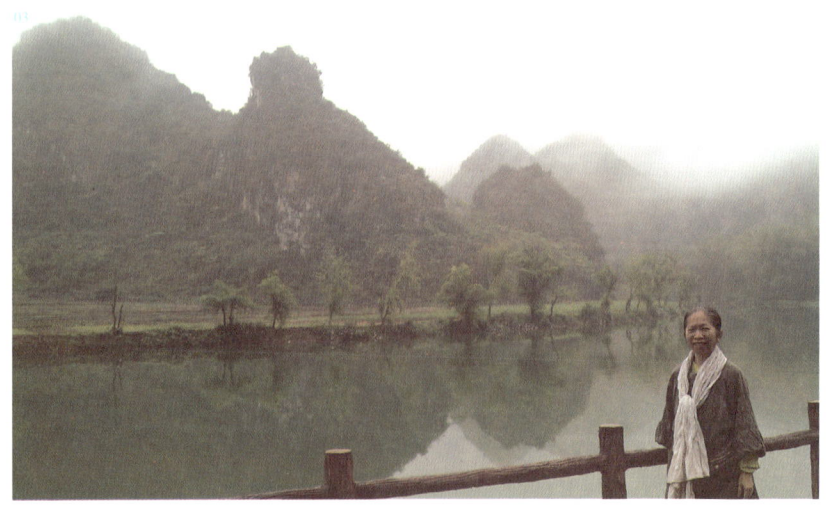

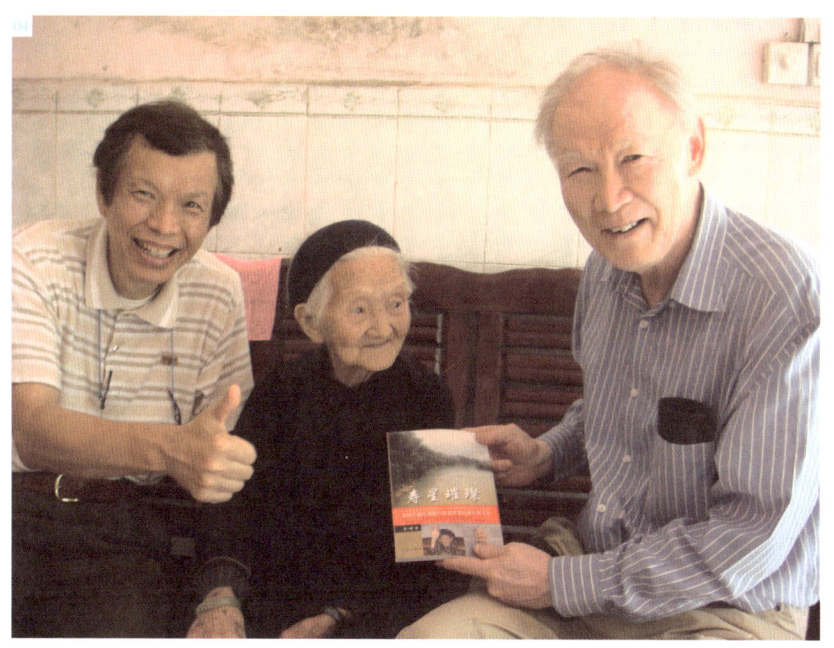

01,02,03 2011年9月我和丈夫巴马行。 04 我丈夫傅鑫发（左）和美国自然医学远东区代表周德凯先生（右）探访巴马长寿村最有名的百岁老人之一黄干妈（中）。

要顺应自然地生活，我们还要"日出而作，日落而息"，尊崇四季的变化，不熬夜，不长期处于空调房中。也许你要问了，到底自然的生活是怎样的？下面我将从衣食住行四个方面具体来跟大家分享一下，如何将它落实在日常生活中。

衣

现在的衣服，很少有纯棉、纯麻的材质，大部分都是用看起来很美丽的化纤做成。据日本一项调查显示，1000个穿化纤衣料的人中有600人在一年之内有皮肤感觉异常的表现。这也不难理解，因为化纤织物的原料是从煤、石油、天然气等高分子化合物或含氮化合物中提取出来的，这里面有些品种很可能成为过敏源，一旦进入人体，极易导致过敏性皮炎，引起瘙痒、疼痛、红肿或水泡。此外，这类面料的透气和吸湿性不好。只要穿上化纤的衣服，我的身体就会有很明显的不适感。只要有机会，我就会尽量买有机的棉、麻衣服，这样的东西用起来真的很舒服。

现代女性得乳癌的概率这么高，与选错了内衣的关系非常密切，内衣上的钢圈非常阻碍胸部能量的流畅。现在我只要穿上内衣就几乎不能呼吸，所以我是不穿内衣的，内衣已经离开我有30年了吧。在选择内衣裤的时候，我一定要选品质最好的，能量最高的，一般我会选择有机棉材质的。而且我会用天然的洗衣粉（现在有很多用海水提炼出来天然的洗衣粉），而不用界面活性剂来洗衣服的。

平常在家里，除非天气太冷受不了，不然我几乎都是打赤脚的。无论拖鞋、皮鞋，绝对不采用塑胶的材质，尽可能选择布鞋，当然我大部分时间会穿凉鞋，冬天很冷的时候才会穿布鞋。我发现北京老布鞋真的很好，另外木屐也很不错。

我一有机会就会尽量打赤脚。人们常说打赤脚会吸收地的湿气，我只想提醒大家，所有的动物都是脚踏实地，只有人类的脚没有踩在地球上。你想想看，自己有多久没有踩在地球上了，这是个很好笑的问题，但是这对你却很重要。假如你的办公室在5

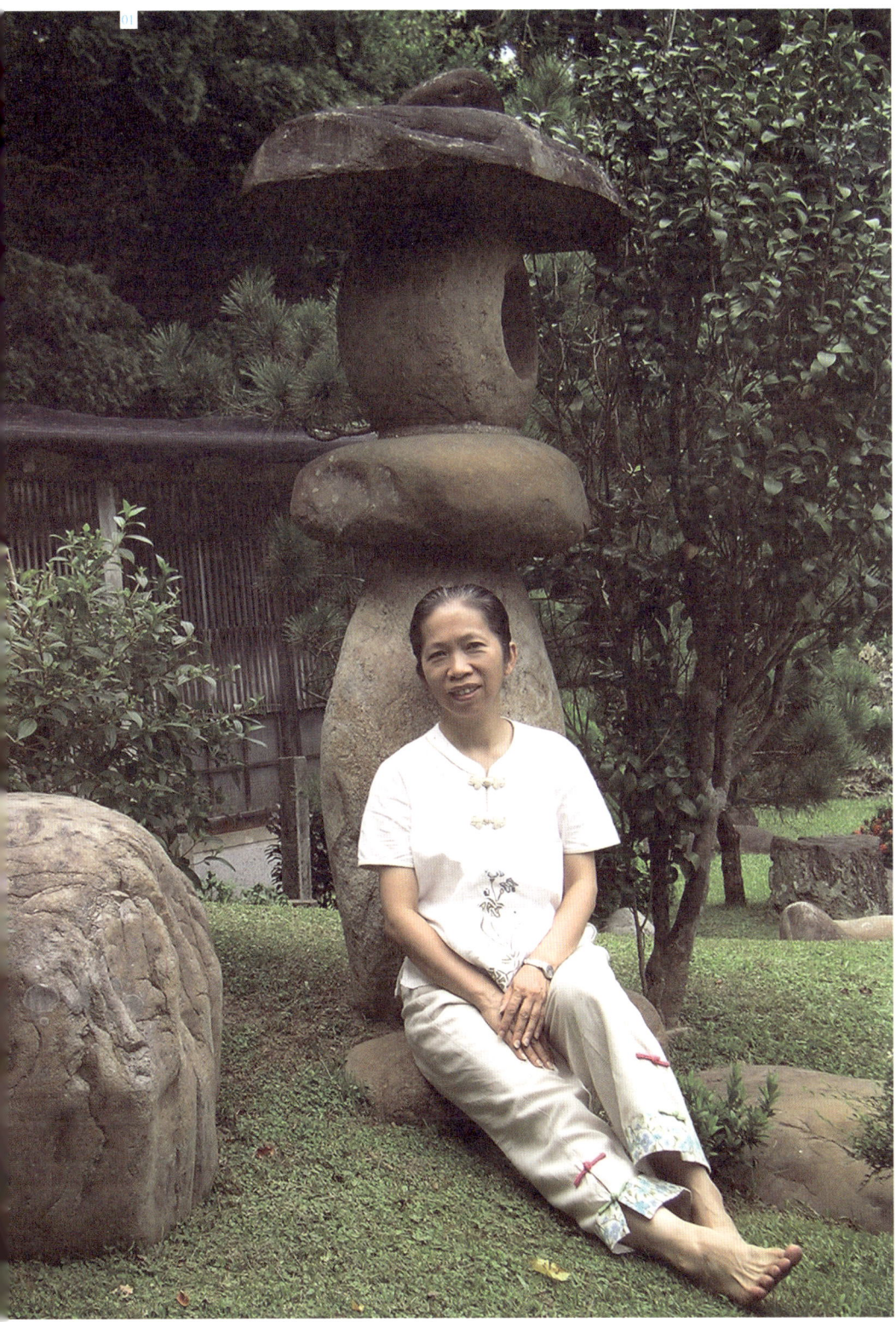

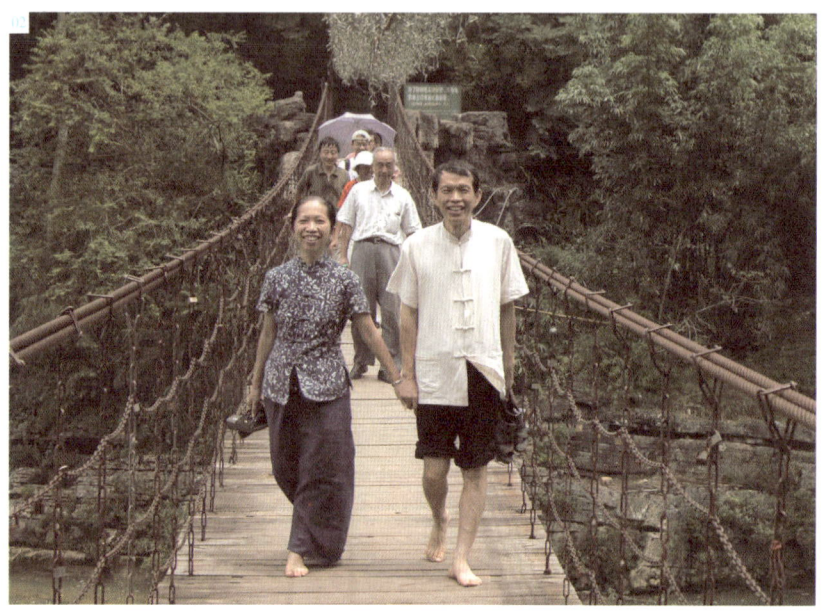

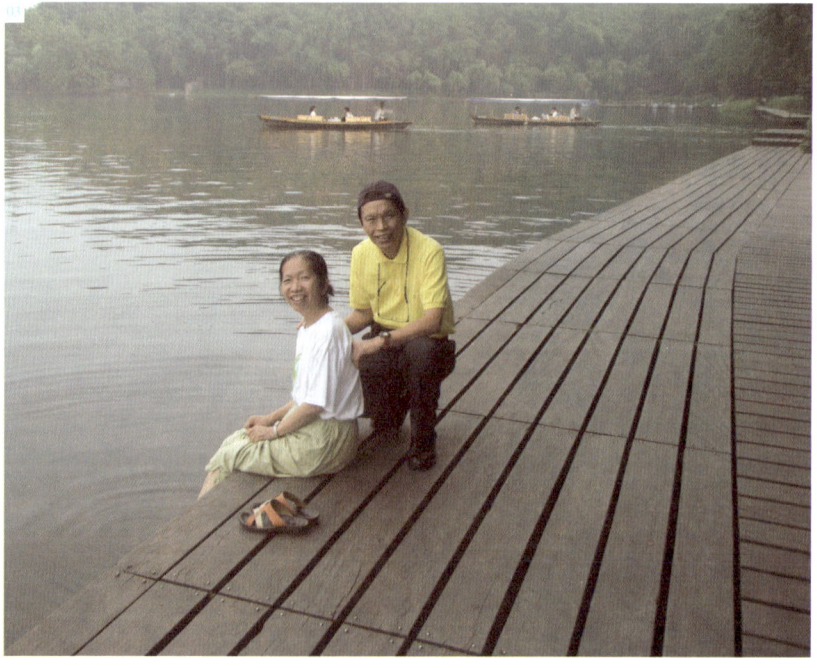

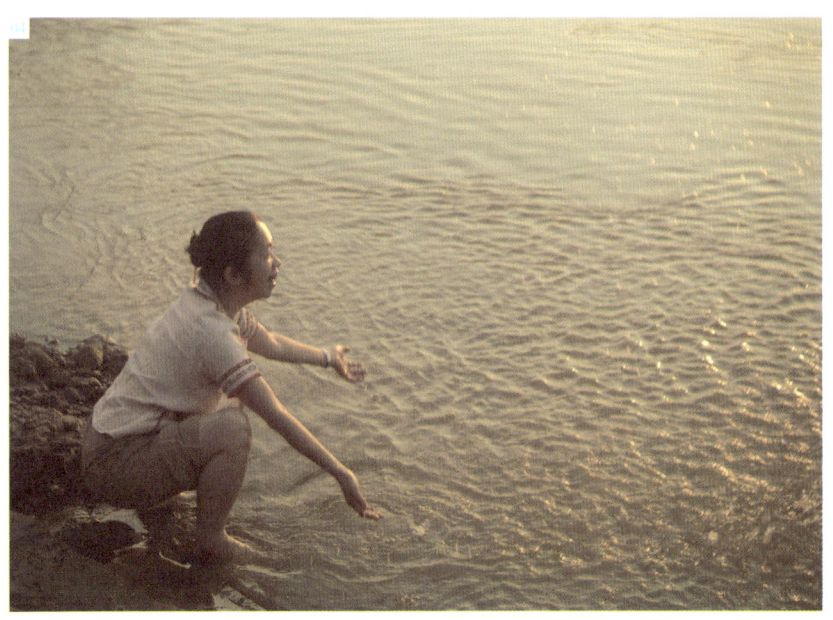

01 2003 年在中国台湾新竹县关西范宅庭院中。
02 2002 年我和丈夫在黄果树瀑布。
03 2009 年我和丈夫在西湖。
04 2010 年在黄河。
△ 在家里我就打赤脚,在旅行的途中也是如此,脚踏实地地踩在干净的泥土上、木板上、将双脚浸没在湖泊河水中,全身心吸收大自然的能量。

楼,一天 8 小时都在那里,下班又马上坐车,一直处在半空中。回到家以后,又立刻上了 10 楼,所以大部分时间都没有脚踏实地。好不容易有机会踩在地上,女人又穿高跟鞋,男人又穿皮鞋,所以人类永远都没有踩在地球上。

鞋子脱下来都是臭臭的,为什么?因为脚底是排毒的地方,所以即使我们跑遍全世界,你都只是禁锢在鞋子的范围内,并没有逃离开,所以毒素一直都存在那里,永远跟着你,排不掉。所以你只要有打赤脚的机会，就尽量打赤脚，这对你是最好的。最好每天都有把毒素排掉的机会，所以我每天都会打赤脚40分钟以上。假如你能有机会每天在干净的泥土地（没有农药化肥，下面不能有建筑物或地下室，要真正地踩在地球上才可以），踩40分钟那就更好了。

食

其实最美味的食物，是当地当季自然产收的蔬果农产。蔬果配合天地时令种植，待瓜熟蒂落时，就是最新鲜又富含营养的食物，巴马人都是吃自己种的无污染蔬菜和粗粮，主食是玉米、大米，并配以野菜、红薯等，只吃少量肉。而我平时也只选择当地当季的食材烹饪，并且多以生食蔬果为主，在我们家除了每天早餐一杯连皮带籽的蔬果精力汤外，我每一餐也必须有芽菜或生菜沙拉，用自己制作的芝麻酱或者酸奶酱调味，每餐过后都觉得精神饱满，一点不觉得困倦，甚至丝瓜、茄子、西葫芦这些蔬菜我也会全生的腌制作为凉菜，家人和朋友都非常喜欢。曾经有韩国人做了一项《吃生食和熟食人群的营养状态，以及吃生食人群的主食研究》，报告说明：吃生食的人群中有85%会"头脑清醒、心情安稳""变得身轻体健了"，而吃熟食的人群中有39%担心以后会患慢性病。吃生食的人群中有94%被测定为健康，而吃熟食的人群中只有36.5%的人被认为健康。事实上，其中51.3%人已经患有胃肠道疾病、便秘、贫血、糖尿病、高血压、肝脏疾病、肾脏疾病、癌症等疾病。

这一点我深有体会，每次吃熟食或者食肉，饭后很容易困倦，人也缺乏活力，精神状态并不佳；而将饮食中生食的比例提高后，身体感觉轻松了，病痛也得到了一定程度的缓解。这也是因为生食可以保留自然食物中最多的养分，并且有更多的活性酶（酵素），所以以蔬果和素食为主，并提高生食的比例，以全谷类为主食的舒食生活，真的是能帮助我们重获健康的好方法。

除了回归生食以外，吃食物的时候，我会选择完整的全蔬果谷芽，连皮带籽尽可能地食用，这是一个大的原则。开始这样做以后，我的健康状况跟以前相比有了很明显的改善。

有一天我很惊讶地发现，原来所有食物几乎都是平衡的、均衡的。我们为什么会产生阴阳属性，为什么会有酸碱体质，为什么吃有的食物会让我们产生很多问题。都是因为我们吃东西的时候挑挑拣拣，去掉了很多的果皮、种子、骨头、蟹壳等，只吃我们爱吃、常吃的部分，打破了食物属性的平衡。假如能够吃全蔬果谷芽，或是荤食也一样完整地吃下去，我发现身体很容易达到平衡，产生毛病的概率比以前挑挑拣拣只吃一部分食物时有非常明显的不同。比如糖尿病病人，如果你将升糖指数很高的食物连皮带籽地吃掉，你会发现，与原来吃同样的食物相比，你的血糖不会像原来升的那么高。

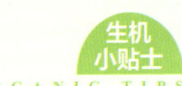 ## 如何利用食物来调整体内酸碱性

判断酸或碱性食物,决定于食物的矿物质种类,例如矿物质中的钙、铁、钾、镁较多,就是碱性食物,如各类蔬菜、水果、芽菜、坚果、种仁、海带,均属于碱性食物,反之,磷、硫、氯较多的就是酸性食物,如鱼、肉、蛋、奶、米、白面包、白砂糖、零食、甜点。以现代人来说,大概是呈现偏酸性的体质比较多,偏酸性体质容易罹患现代文明病,如高血压、糖尿病、心脏血管疾病,所以如何把酸性体质扭转成弱碱性体质,实在是当务之急。

在日常生活中,三餐的食物,当你吃到一份的酸性食物,必需搭配三份的碱性食物,例如用餐时,点了100g的猪或牛排,相对地用300g的绿色蔬菜水果、芽菜来搭配,就可以保持酸碱平衡。

我尽可能不吃所有的加工品，也尽量不吃垃圾食物。假如大家学会能量测试的话，就会发现所有市售的一般的饮料、零食等加工品是负能量的。所以在我生命中非常重要的一件事是清除厨房中所有负能量的食物，我也不再买负能量的食物。烟、酒、咖啡要尽量少碰，可是我自己会酿酒来喝。在葡萄和桑葚收获的季节，我就会自己酿酒。虽然是自己酿的，但也不能大量地喝，只是偶尔品一下，但是自己酿的能量场确实非常高，也非常受全家欢迎。外面一般的酒、咖啡甚至茶我都很少碰，很多人都说茶有很多好处，但是不可否认，茶和咖啡都是一种兴奋剂，所以原则上我不太食用这种东西。

另外，我还非常喜欢自己种芽菜吃，而且我都会训练我孩子帮忙种。我现在也经常在教学，所以我的学生也都在种芽菜。如果我有机会、有土地的时候，也会自己种有机蔬菜，而且我买菜也尽可能买有机的。在外面吃东西时，也尽量自己带餐具，包括碗筷等。还有，我是绝对不吃夜宵的。

做菜的时候，我都不用油，采用无油无烟的烹调方式，所以在做饭时我连油烟机都用不到，这可以减少我在厨房吸油烟的机会。另外，我家里会有很多实现"自然舒食"的工具，比如榨油机、芽菜机、破壁调理机、面包机、蔬果低温烘干机等等，都能提升我的菜的能量。所以我自己的厨房非常的干净，我很喜欢在我自己家里面调理食物。

我非常注重水的质量，一定要喝最高品质的水。因为我们人体70%~80%以上都是水分，所以摄取高品质的水非常重要。因为我自己会做O环测试等能量测试，测出什么水是好水。当我找不到好水的时候，我就会滴入一滴提娜矿盐进去，马上就可以改变水的品质。另外一种方法，就是选择最适合自己的水晶放入杯子里再倒入水，做成水晶水来喝。这些都是我常用能够调整水的品质的方法。

住

我住的房子，特别是中国台湾的房子，我都会放备长炭来改善房子里的空气，改善异味，增加负离子，增加芬多精，改善整个气场。后来发现，很多绿色植物也很好，像吊兰、龟背竹、虎尾兰、芦荟等布置在房子里，也都可以吸取房子里的甲醛等毒气，对身体是非常好的，大家可以试着这样做。

我自己住的地方尽量不用空调，而是尽量开窗通风，所以选择空气对流好的房间很重要。另外，我家里也不用杀虫剂、喷雾剂，尽量用纱窗、蚊帐来解决问题。

我常常会运用金字塔、水晶来提升家里的气场，还有盐灯，尤其是喜马拉雅的盐灯非常的好，这些对我提升生活品质有很大的帮助。尤其在我中国台湾的家里，我很喜欢把它布置成一个很健康的能量环境。此外，我还会经常播放一些正能量的音乐，挂一些很美丽的画等等。

另外我出去买东西，只要有塑料袋我一定会洗干净再重复利用。而且我平常会带一些塑料袋、环保袋，以免出去买东西的时候还要经常跟商家要塑料袋来包装。

原则上我是不用卫生纸的人，所有需要用卫生纸的都是用手帕来替代。而现代人对这一点很难想象，擦了鼻涕又要去洗手帕，但是如果你真的洗洗看，就会发现那真的是很容易的一件事，但是现代人连这一点都想不透。假如你感冒了，整天都在流鼻涕，如果用卫生纸去擦鼻涕，从早上到傍晚你的鼻子已经破皮了。可是如果用手帕，擦个两三天，鼻子也不会破皮的。

卫生纸里面有很多化学的物质，对于我们的人体是有伤害的。而且，卫生纸通常都用在我们的鼻子、眼睛和下身，几乎都是我们非常薄的皮肤和黏膜在接触这些不健康的卫生纸，所以我原则上是不用卫生纸的。只是家中卫生间为客人准备一些而已，因为他们没有卫生纸真的不习惯。

还有，要尽量少看电视、电脑和手机，这也是很重要的一点。现代人眼睛看着屏幕的比例太高，所以最好是有水晶或金字塔放在屏幕旁边，或是吊在屏幕上面，以此来改善周围的气场。一般来讲，床头不要有任何电器设备，这很重要。

家里所有的水，尤其洗澡水，都使用除氯莲蓬头。除氯莲蓬头很容易买得到，比如网络上。尤其在中国大陆的水都用漂白粉，这对皮肤伤害很大。洗澡时我大部分会用天然的酵素洗洁精来洗；洗头发用苦茶渣，可以洗得很干净。我也有白发会染发，但我会选用天然的染发剂；洗碗的时候我用天然的洗洁剂或自己做的酵素；洗衣服我也会用天然的洗衣粉和我自己做的酵素混合来洗。擦玻璃、擦地板等，我都会用天然的洗涤剂。

行

讲到行的方面，我买了计步器，强迫自己多走路。现在我要求自己每天走8000步以上，多走路对健康是非常有帮助的。虽然我中国台湾的家有自己的私家车，但是我还是会尽量选择大众交通工具，骑车也很不错。尽量不要自己开车，那污染太大了。

一般来说，我每天都会抽出时间到公园或者在自己小区的花园里散散步，欣赏花草、日出日落，给自己一些空间。阳光能带给我们强大的能量，所以看太阳是不错的习惯。处处都有花，处处都有草，可是一般人不会去欣赏。你只要蹲下来，认真欣赏一朵花、一棵草，你会发现它们都有非常值得你欣赏的地方，你也会非常惊讶于宇宙的精彩。欣赏之余，你还会收获感动与欢喜，这是很好的正能量，而我自己非常喜欢做这样的事情。

我还会经常练习内观自己。我们一般人都只是外观，眼耳鼻舌身意都向外看，看外面的世界是什么样的。可是我每天至少早晚各进行一次内观，去感觉自己的五脏六腑，感觉自己的十二经

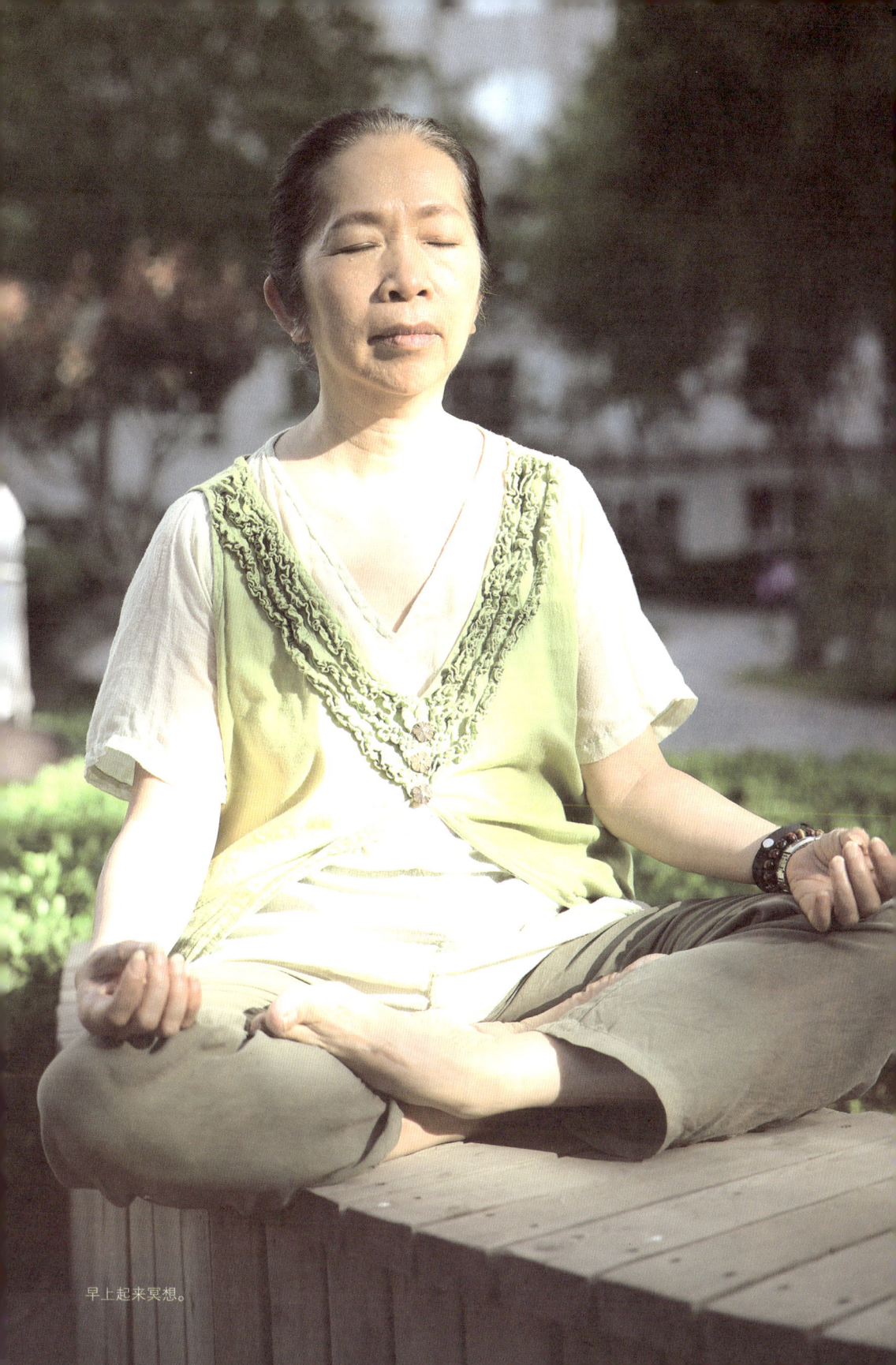

早上起来冥想。

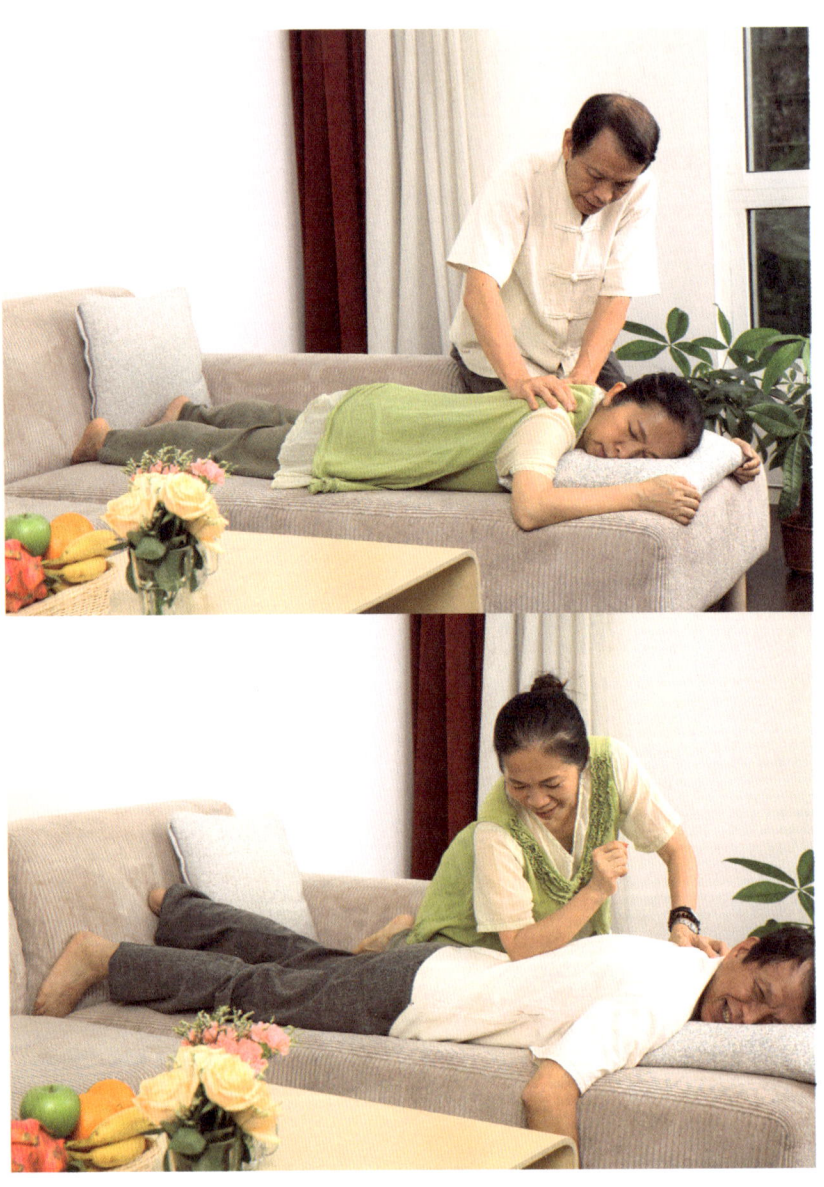

晚上相互疏通经络。

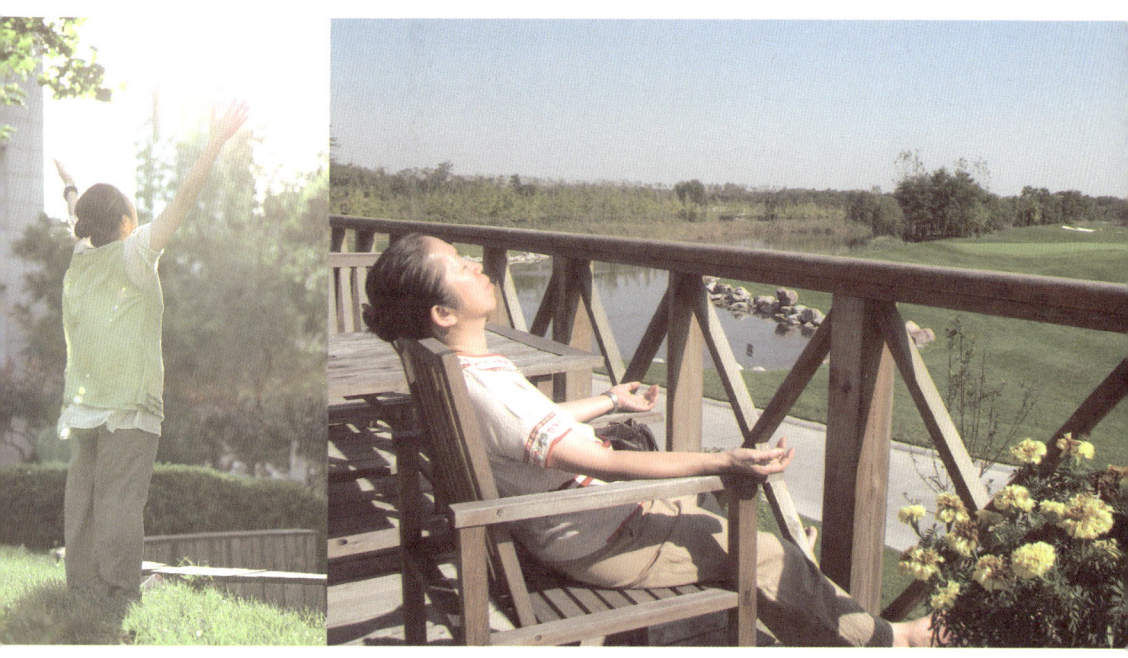

在晒太阳时,我讲究手心、脚心、加上自己的心,五心并用,一起吸收宇宙的能量,这也是灵修课程里面很重要的技巧。

络,感觉自己的呼吸与心跳,并且随时感恩我的大脑,感恩我的眼睛,感恩我的心脏,感恩我脏腑,一路感恩下去。另外,我也会早晚各做一次深呼吸,深呼吸的时候也是非常清晰地观察自己心念的时候,跟自己对话。每次这样感恩、与自己对话的时候,我都非常快乐。经常欣赏、感恩自己的身体,跟它说说话,我认为这是一个非常好的习惯。

只要有空我就会和家人一起出去爬爬山,做做森林浴,从2007年开始我就经常去爬山,这对我来说,是一项非常好的运动。

有时候还会去海边，海边的浪具有很高能量，尤其在中国台湾经常有台风，台风时候的大浪，对一般人来讲是很危险的，但是我很喜欢在那时候去看大浪，能感到非常强大的能量。

　　说了这么多，其实是想使自己和身边的人回归到一个最初始、最舒适的生活状态，就是"自然舒食"。从我上面的讲述大家不难看到"自然舒食"存在于生活的各个细节之中。它已经改变了我和家人的生活，我想，你也会很需要它！

一路走来，内心充满感恩与感激

从小受爷爷范朝灯先生的熏陶，我懂得做事要有毅力，要学会惜福、惜缘。

父母在我创立有机事业的时候，给了我莫大的支持。

五叔范光铭毕业于中国台湾大学农化系，但在亲眼目睹农药的杀伤力后，他坚持有机耕种，让家庭保持有机环境。此外，他还自制很多天然酵素饮品。后来他成为营养学教授、专家。五叔也经常激励我，希望我走向正路。

八叔范光棣博士是自然的维护者，常常在我走错路的时候，帮我指明正确方向。

我的小阿姨魏美惠，永不放弃地指导我，引领我走向健康之路。

我的先生，还有三个可爱的儿子，在我病痛时都给了我最悉心的关怀和照拂。

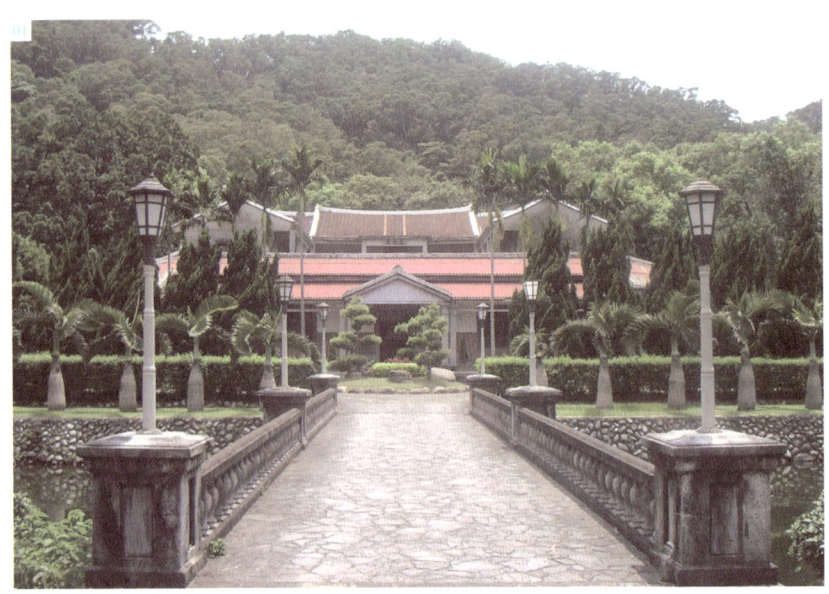

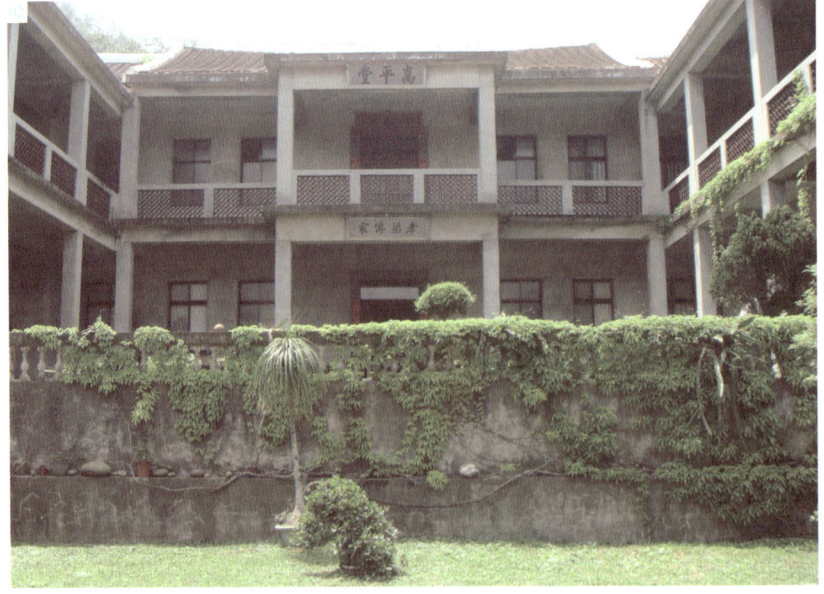

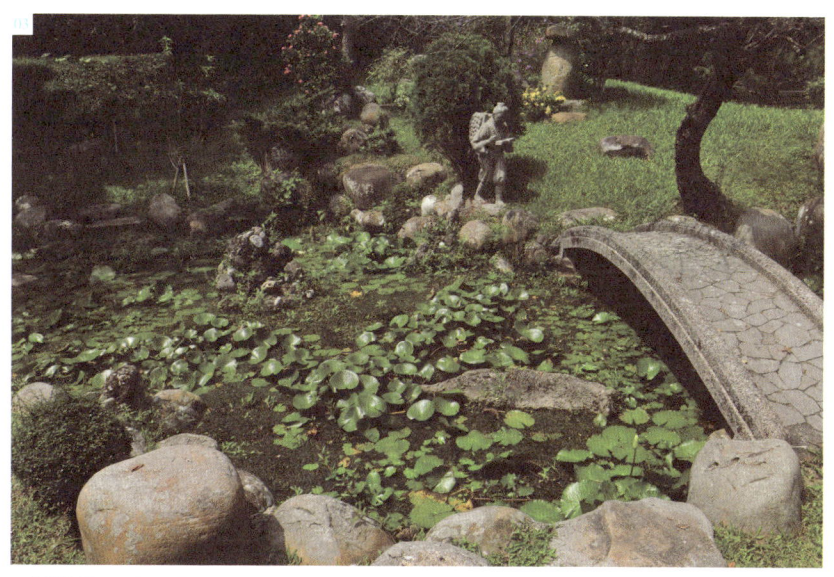

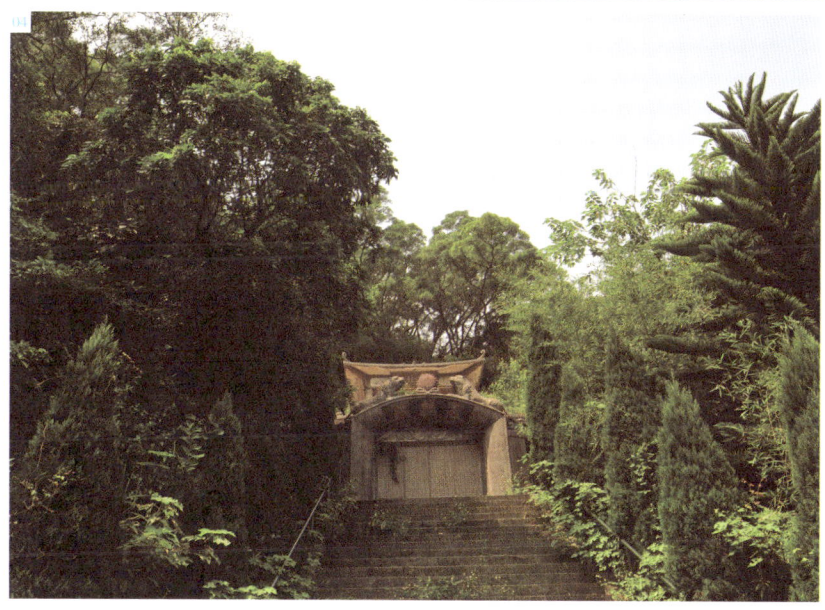

还有我所有的学生，所有的朋友，所有的有机爱好者，你们都是我前进的动力。

我的内心一直充满着感恩和感激，让我前进的心更加坚定。

因为，这中间有太多的善缘和福报。

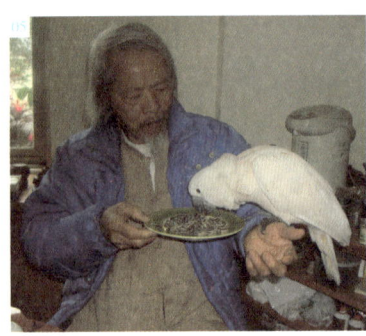
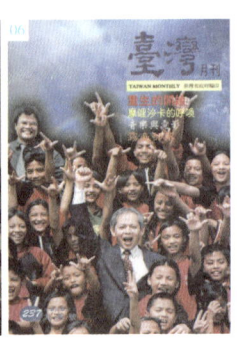

01　中国台湾新竹关西范宅正门，曾经风靡一时的著名电视剧《断掌新娘》《鲁冰花》是在这里拍摄的。

02　中国台湾新竹关西范宅，时年九十的爷爷为了使十个儿子晚年能够聚在一起，亲自设计了"高平堂"，它的二楼正中央是神明厅，两侧各有两间套房，一楼则为六间套房，十个兄弟依照长幼顺序，从二楼分配到一楼。

03　中国台湾新竹关西范宅。

04　范氏宗祠，中国台湾范氏人的骨灰都可以放在这里，就在我家附近。这也是中国台湾一处很有名的风水，也称"猛虎朝阳穴"。在这里还有个小故事。很多年前一个广东的风水师流浪在中国台湾，范家祖先让他担任自家的牧牛人并对他多加照顾，而这位风水师也并未暴露身份，每天逍遥地赶着牛群，看山山水水。后来他回大陆时，范家祖先将他送到码头，还给他一包他平时最喜欢的鸡肝。风水师非常感激，告诉范家祖先，在家中牛栏的横梁上，有多年来的勘探心得，若作为墓地，可庇佑后世。不管故事如何，范氏家族乐善好施的传统流传了下来。

05　八叔范光棣博士，毕业于美国伊利诺伊大学和夏威夷大学，后回国任成大艺术研究所所长。崇尚自然，在中国台湾开了一家民宿，自己动手生产各种瓜果蔬菜，养鸡养鸭，还养了鹦鹉、孔雀等动物，并运用古法酿造饮品。在这里，有远离喧嚣都市，悠然自得的静谧、闲适之感。

06　九叔范光群律师。

扫二维码，观看更多精彩内容

2

找到孩子的健康频道：
用食物教会孩子做对的事

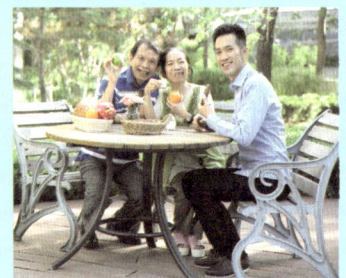

我生了三个孩子，三个都是男孩。大家可以想象得到，三个男孩玩在一起的时候，家里很容易被弄得乱七八糟。但这都是甜蜜的负担，因为看着三个孩子不断地成长，我真的是打从心底的喜悦。

孩子们出生以后，我就开始了长达十多年的病痛折磨期。在我生病期间，全家也都非常坚强、和乐地生活着，并且乐于互相帮助。我记得，当我非常不舒服但先生又必须要出国不能照顾我的时候，他就训练孩子们照顾我，并认真教三个儿子合作帮我做按摩，来缓解我的腰酸背痛——刚上小学的大儿子和二儿子牵着上幼儿园的三儿子，让老三踩在我的背上，哪里不舒服便踩哪里。那时，他们常常玩这样的"游戏"，并且他们也觉得非常有趣。我如此严重的腰酸背痛就是这样挺过来的，那时的我感到无比的温暖。

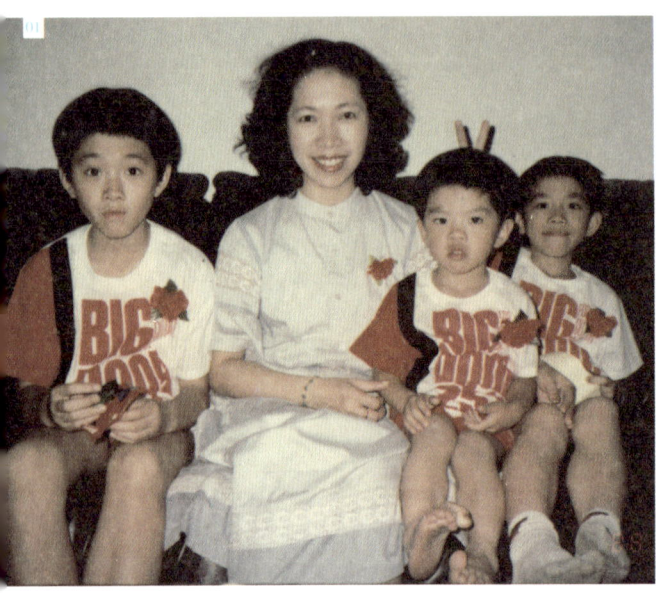

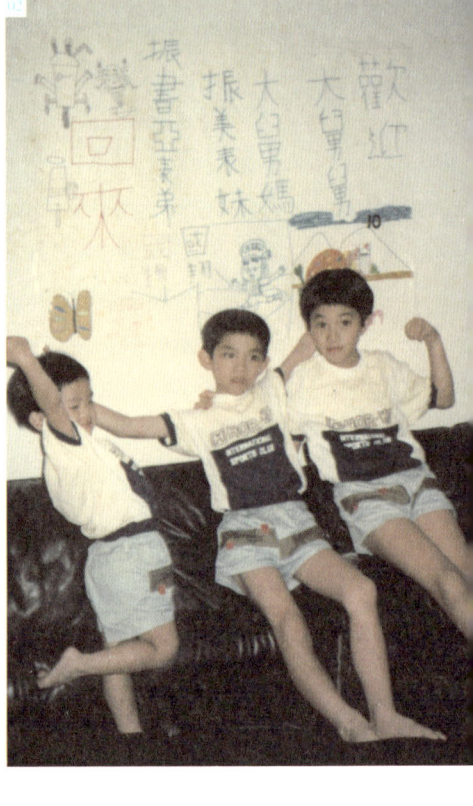

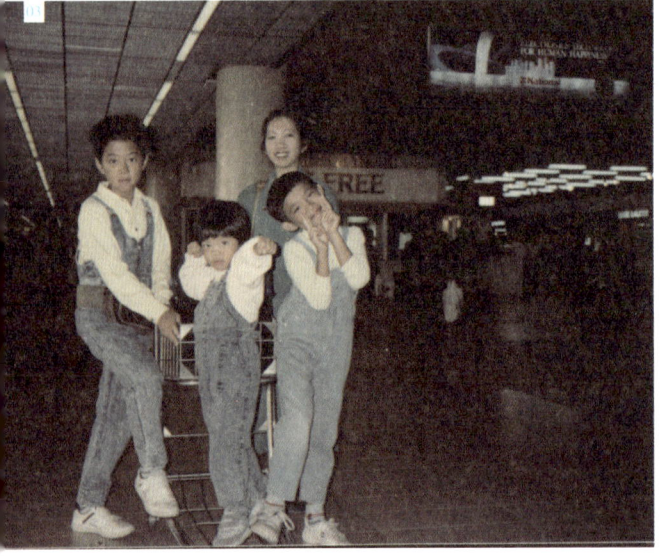

01　我和三个儿子，大儿子傅国翔（左一）、二儿子傅国扬（右一）、三儿子傅国威（右二）。

02　三个儿子欢迎国外的大舅舅、大舅妈和表妹、表弟回家亲手写了欢迎词并贴在墙上，大儿子傅国翔（右）、二儿子傅国扬（中）、三儿子傅国威（左）。

03　我和三个儿子，大儿子傅国翔（第一排左）、三儿子傅国威（第一排中）、二儿子傅国扬（第一排右）。

教孩子吃真的食物

后来,为了我的身体,我开始尝试改变饮食,非常庆幸通过我和先生的努力,让全家都跟我一起改变。很重要的,除了要把健康的食物做得好吃以外,我还会让孩子们参与到制作过程中,让他们自己做全麦面包,自己卷芽菜卷,自己种芽菜。这是一个很有效的小秘诀,小孩子都很喜欢自己动手做,而且他们自己做的食物,即使不好吃,也会愿意给自己面子吃下去。

其实,大多数孩子都处于健康的初始频道,而父母要做的就是保持他们的健康,养成良好的饮食、生活习惯,这至关重要。而我的孩子,已经在潜移默化地受到我和先生的影响。自从跟小姨学起了生机饮食,又经过她的悉心帮助和影响,我的各种令人头疼的疾病也慢慢好转,身体也渐渐强壮起来。对于生机饮食,我越来越有兴趣,越来越入迷。也越来越相信,坚持生机饮食,能改变我和我家庭的命运。

于是，迈出尝试的第一步，就是增加家里饮食中生食的比例。为了满足孩子们的口味要求，让他们更容易接受生食，喜欢生食，养成生食的习惯，我真的是费了一番苦心。不仅要循序渐进地增加生食比例，还费尽心思地变着花样进行料理。除了生菜色拉、凉拌菜等，我还自学、研究了多种可口的精力汤食谱，让家人在刚开始接触生食的时候，没有任何负担，并且更容易接受。

因为每天都需要很多芽苗来做精力汤、色拉，我就开始自己在家种芽苗。那时候没有自动的发芽机，只能采用最传统的发芽方式，每天早晚都要洒水浇灌，如果是夏天，还需要多浇几次。刚开始只有我一个人种，后来孩子们看我摆弄这些种子、芽苗感觉非常有趣，也想帮我一起种。我很开心他们愿意帮忙，虽然种起来很麻烦，但是他们还是乐此不疲地争相做照顾芽苗的小卫士。

每天，我都会听到孩子们用稚嫩的声音，充满爱心地对芽苗说话，"芽苗芽苗快长大""你一定要好好成长起来哟""我们都要开心哟"……种植完成后，他们还会跟我分享心得，他们发现，每天和芽苗交流，芽苗会长得更茂盛。

是的，如果你心存善意，大自然中的万物都会感受到的。

 ## 如何种芽苗

种芽苗是一件很简单、快乐的事情,芽苗并不需要外来的营养补给,只需激发种子本身所蕴含的完整营养,再配合阳光、空气、水即可。下面我跟大家分享一下我经常会种的芽苗和种各种芽苗要注意的要点吧。

首先要推荐苜蓿芽和小麦草:

苜蓿芽: 阿拉伯语称苜蓿芽为 AL-FAL-FA,译成中文"所有食物之父"。苜蓿是豆科植物中最小的一种,但它的营养价值却远高于其他的豆种。因为苜蓿草生长时,根部会向地下延伸约一百尺,所以能吸收更多种、更大量的养分与矿物质。在欧美、日本等国家因为受到医学界与营养学家的大力推荐,生食苜蓿蔚为风气,几乎在各处超级市场、健康食品店与快餐店都可以看到盒装或散装的苜蓿芽。

苜蓿芽所含的蛋白质是玉米或小麦的 1.5 倍,并含有矿物质(钙、镁、钾、铁、磷)、微量元素(硒、锌)、维生素(A、B群、C、D、E、K)、

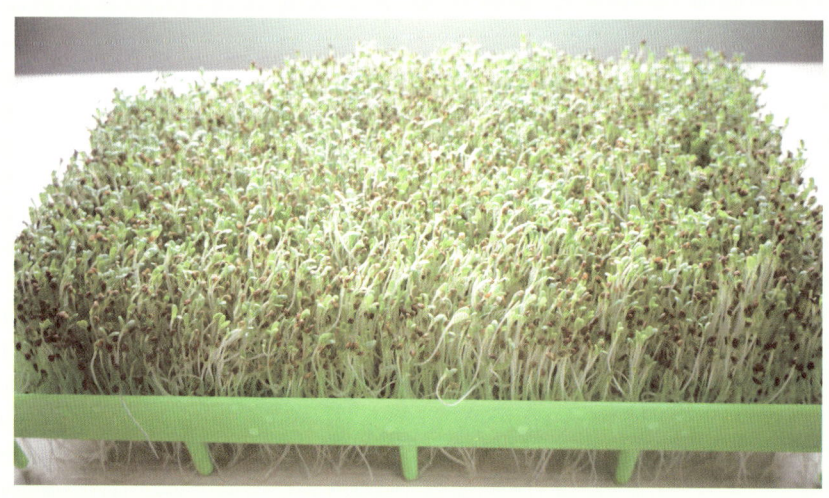

苜蓿芽。

烟碱酸、泛酸、叶绿素及多种酵素。苜蓿芽是强碱性食品，其碱性比菠菜更高，菠菜只有15.6%，可是苜蓿芽却高达61.5%，可帮助荤食者中和体内血液的酸性。由于苜蓿芽几乎包含了所有重要的氨基酸，对关节炎、癌症、高血压、高胆固醇的改善有很大的帮助。

栽种苜蓿芽的注意事项：尽量用冰水、生的过滤水浇灌，浇完水后根部不能浸泡在水中。（当你采用喷雾芽菜机种植时，不必担心以上问题。）

小麦草："麦苗，气味辛、寒、无毒。主治消酒毒、暴热、酒疸、目黄……捣烂绞汁日饮之，解渴，退胸膈热，利小肠……"古人早已发现小麦草汁有消炎退热、健胃消食、疏利肠胃的卓越功效。

新鲜小麦草含有丰富的维生素、酵素与矿物质，几乎供给人体所需的所有养分。喝小麦草汁，有如喝下大自然的绿色血液，带给人们无穷的健康。汉斯·费雪（Hans Fischer）博士因研究红细胞而得到诺贝尔奖，

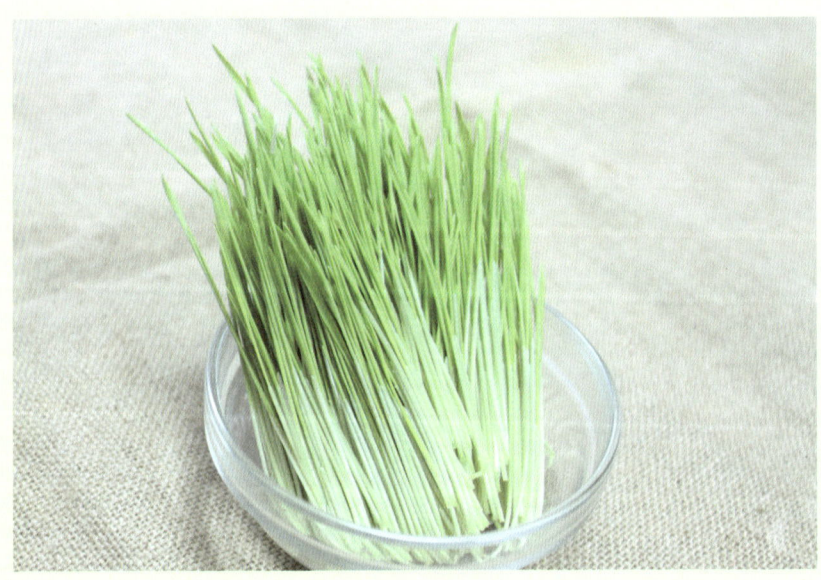

小麦草。

就在他们的研究进行当中，科学家发现人体红细胞中的血红素是负责携带氧气到各个细胞的，而这正与叶绿素在植物中的作用完全一致，不同的是血红素以铁为核心物质，叶绿素的核心物质则是镁。

小麦草是少数含有维生素 B_{12} 的植物。它能增强记忆力、预防脑障碍、防止恶性贫血。但小麦草唯一的副作用则是寒性太高，当食用过多属性偏寒的食材时，对于体质虚寒的朋友则害处多于益处。但有趣的是小麦草根部本身属温热，能中和叶子原本的寒性，让其营养被人体吸收的更完全。

破解妙招：连根带芽吃掉发芽 3 天的小麦芽。

栽种小麦草注意事项：栽种过程容易发霉，必需保持低温。

栽种其他芽苗的注意事项：

萝卜芽： 吃萝卜芽与生吃萝卜一样辣。若不习惯，不要种太多，当调味很适合。

荞麦芽： 荞麦种植需要适当阳光，茎才会长得红，能量高。种子一定要带壳才能长大。

豌豆芽： 豌豆芽可采收两次，采收后泥土可堆肥。

黄豆芽： 不易成功是因为多数黄豆经过放射线照射，尤其 1996 年起，美国黄豆大量使用基因工程改造豆种种植，此豆种无法孕育下一代。因此，栽种黄豆芽必需选用无基因工程改造（Non－GMO）豆种或有机黄豆种植。

绿豆芽： 栽种绿豆芽必须不见光。最好使用陶瓷水壶种植，从壶嘴浇水、倒水，三四天后，绿豆芽就长成了。

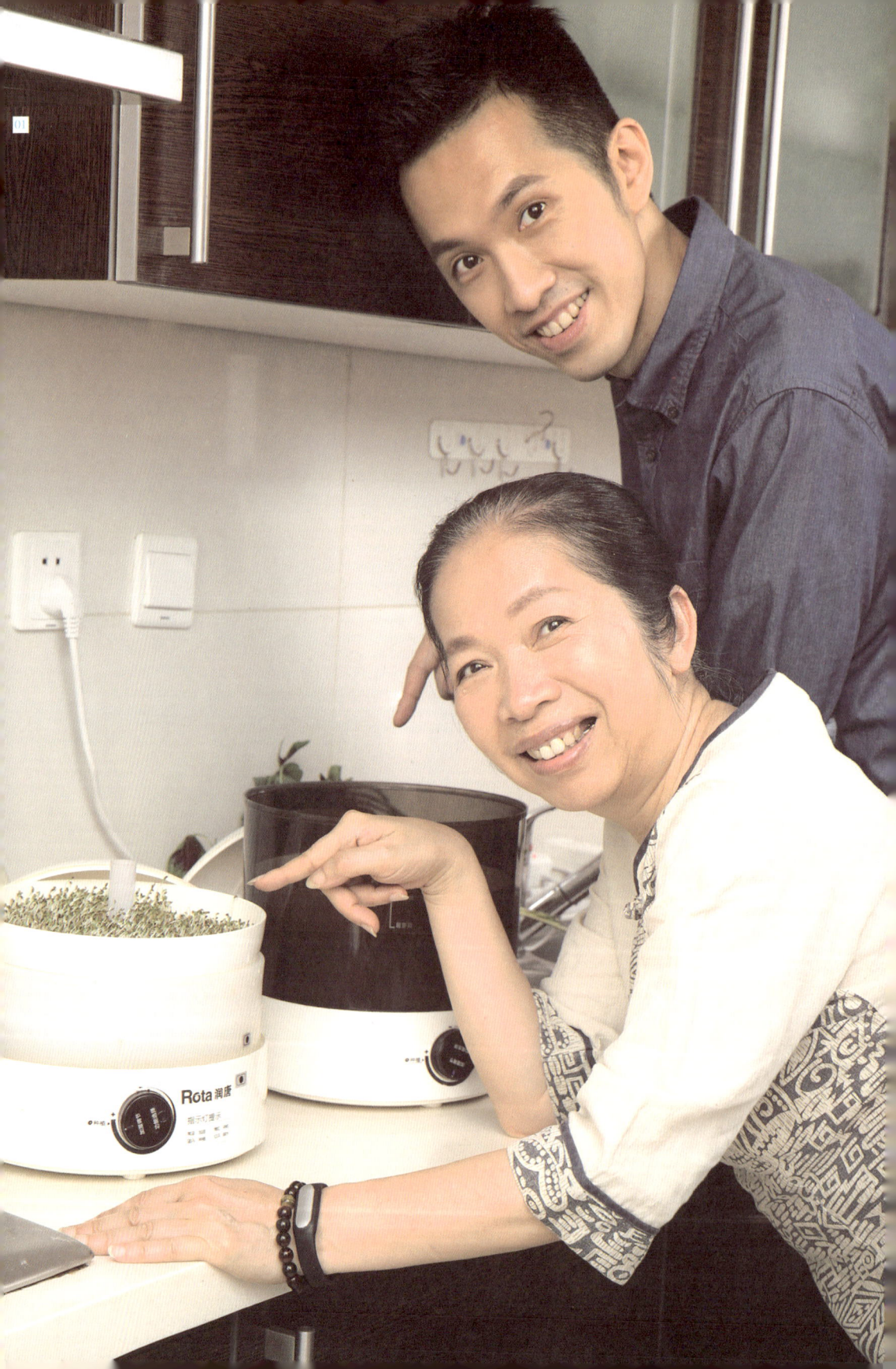

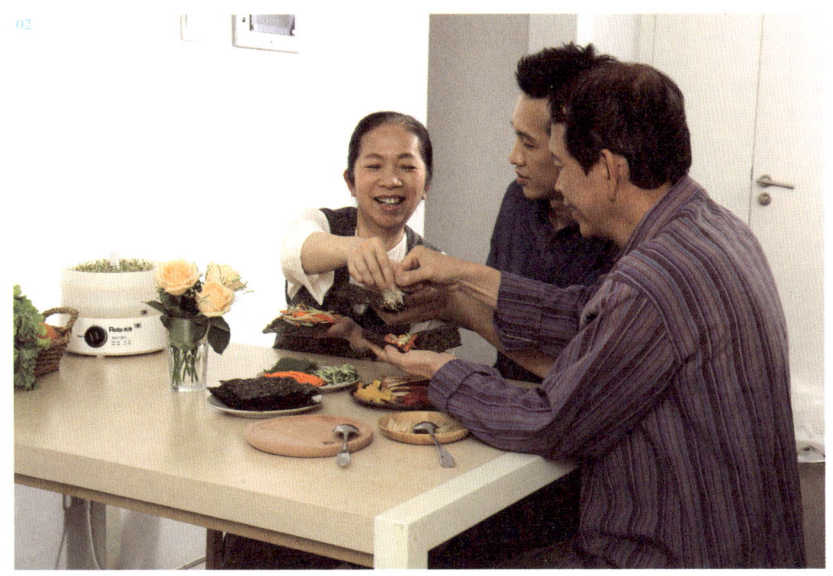

01 我和大儿子傅国翔种芽苗。
02 一家三口吃海苔卷。
△ 种芽苗、吃海苔卷是我们日常点滴生活中的一部分，操作起来很简单，在为身体注入营养的同时也能增进亲人之间的感情，不妨你也试试看！

虽然这些芽苗宝宝都是孩子们亲手种出来的，但是让他们接受芽苗，还真的是费了些心力。刚开始，他们并不喜欢芽苗的味道，还很排斥，威逼利诱的种种方式都用过了，每次都弄得大家很不开心。这又何必呢，这与我的初衷其实是相悖的，我是希望大家能够快乐地享受健康啊！

后来我找到了适合的方法，那就是先从少量开始，并且把它尽量变成美食，投其所好，然后慢慢增加分量。孩子们都很喜欢肉松和芝麻酱，为了安全健康，我就试着在家用破壁调理机、面包机等厨房小工具自己来做。用海苔把芽苗、芝麻酱、肉松卷起来，调成孩子们喜欢的口味，就变成了美味的海苔卷。孩子们吃了一次就爱上它了，到后来，每天放学以后孩子们都会自己动手卷几个作为下午充饥的零食。更令人高兴的是，即使是他们自己动手做，芽苗也是越放越多。半年后，孩子们都自觉地把肉松忽略掉了，也吃的十分开心，他们的身体和味觉已经告诉了他们，什么才是他们最需要的。

后来，我渐渐地把家里一些常吃的不够健康的食物也换成了健康的食物，比如，所有食材都选购有机的；白米饭换成了糙米饭、五谷饭；面包从不外购而是自己动手磨全麦面粉，进而做全麦面包；烹饪方式越来越简单；口味也变得清淡……这些改变让孩子们慢慢习惯天然食物的味道，喜欢真的食物，也逐渐形成了自律，对外面充满添加剂的食物敬谢不敏。老三甚至还会自己动手做面包，并且带给幼儿园老师同学吃。起初老师并不敢相信他可以做出如此美味的面包，还特地打电话回来确认，得到我的肯定的答案后十分惊讶。幼儿园老师在全班面前称赞老三会做面包，使老三高兴好久，更使得他自动在家中认真做全麦面包。

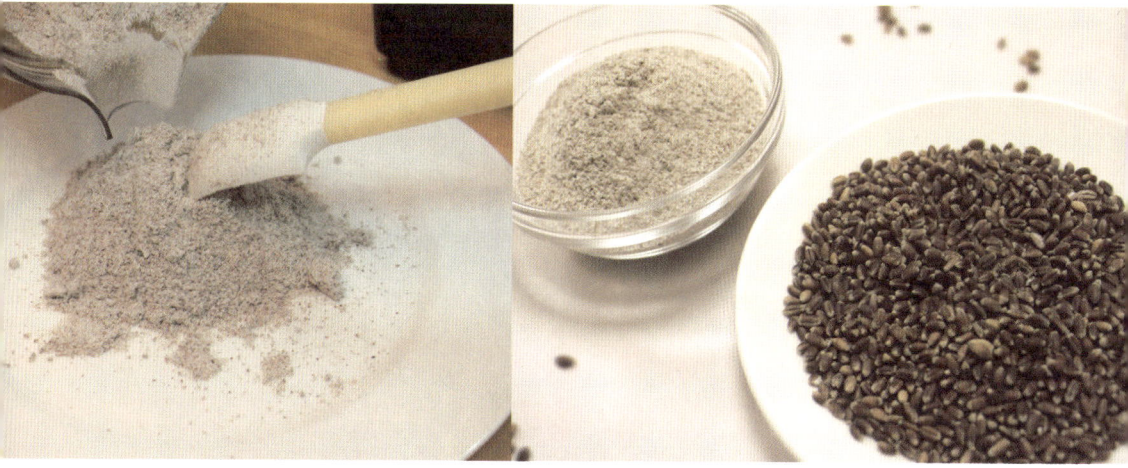

自己磨的全麦面粉。

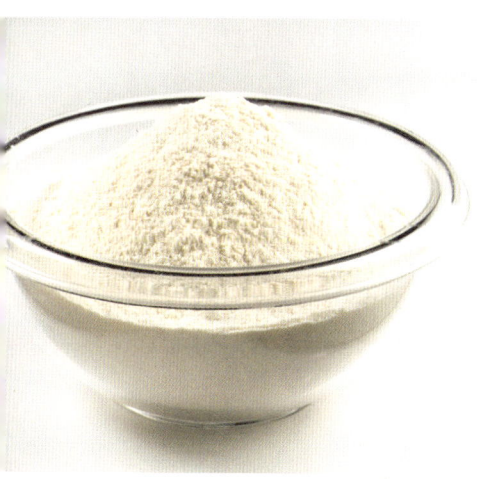

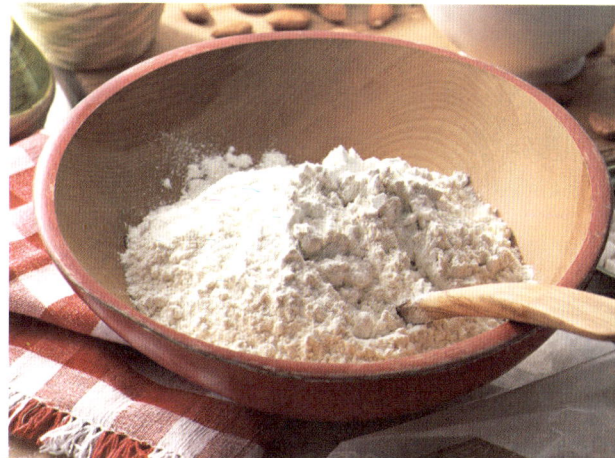

市售的全麦面粉。

△自己磨的全麦面粉保留了小麦麸皮、麦芽等完整的营养，而市售全麦面粉常常存在掺假行为，如用白面粉掺入适量的麸皮，并没有保留胚芽，因此营养并不完整。

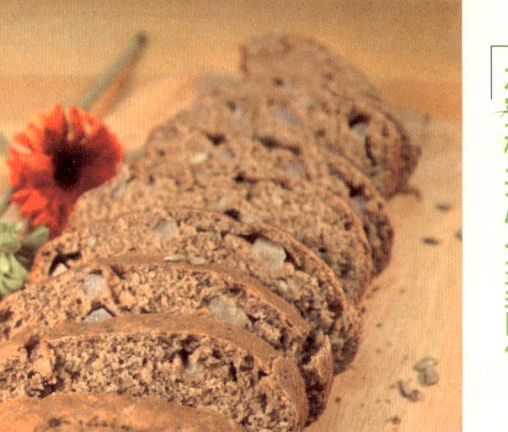

水蜜桃夹心全麦面包

材料 小麦2杯、矿泉水150ml、盐2/3小勺、黑糖2大勺、酵母3/4小勺、桃子一个。

做法
1. 用调理机将小麦磨成面粉。
2. 依次将水、盐、糖、全麦自磨面粉、酵母放在面包机的内胆中,选择500g全麦面包键,按"开始"即可。
3. 当面包机完成搅拌程序后,将面团拿出,擀成长条状,放入切成条状的桃子肉,卷成枕状再放入面包机发酵、烘烤。

孩子们把糙米饭和芽苗做的便当带到学校去，引起了很多同学的好奇，因为他们吃的与其他的小朋友的不一样。同学们都想尝尝看，所以儿子们就把饭菜分给大家吃，结果自己饿着肚子。回家之后还要求我多做两份，因为其他小朋友非常喜欢吃。孩子们因此在班里越来越受欢迎，老师还当着全班同学的面表扬了他们，他们因此开心、骄傲了好久。

这些虽然都是生活中的小事，却培养了孩子们正确的饮食观念和自己动手的能力，学会吃天然的食物，而不是吃有添加剂的食品；并且无形中为孩子们建立了自信，体验到了分享的愉悦，结交了更多的朋友，更是孩子们成长中最珍贵的经历和回忆。

扫二维码，观看更多精彩内容

8 岁之前养成一生的饮食观

一点不夸张,是否吃对了食物甚至有可能影响孩子的一生。建立正确的饮食习惯的过程中,能让孩子学会自律,树立正确的是非观,学会分享,建立自信心等,对孩子性格的养成、人生观、价值观的养成都很重要。而我的大儿子傅国翔继承了我和先生的健康理念,并愿意为了人类的健康继续推广下去。

大儿子傅国翔回忆起自己儿时,他是在上小学才第一次在自己家开的医院里见到白米饭,当时他问我"为什么我们不吃白米饭",我没办法对他像大人一样解释"糙米饭比白米饭更有营养",所以只好撒了个小谎,"白米饭是只有病人才吃的"。但是善意的谎言,让他养成了吃五谷饭、糙米饭等全谷物的习惯。

他从小就比较有自己的想法,也很独立。所以初中毕业的时候,偶然在报纸上看到加拿大留学的广告,经过一番考虑,他决定去加拿大留学。我和先生听到这个消息的时候非常震惊。天呐！加拿大那么远，而且他还只是一个十几岁的孩子！可是看他坚定的眼神，我们只有点头同意了，我们早已习惯了尊重孩子的选择，只要他能够对自己负起责任，我们还是会支持的。

后来，国翔也义无反顾地选择了健康行业。他说，"爸妈，我觉得你们的工作很有意义，将来我也希望能够传播健康。"

我记得有一天，大儿子国翔在高中快要毕业的时候，从加拿大打电话回来，问我他大学应该念什么科系。我说这应该由他自己来决定。结果他告诉我，"妈，你做的帮助人获得健康的事业我非常喜欢，我想要接你的班，你做的事就是我将来想要做的事，请问念什么科系才是正确的？"听到这里我非常非常的感动，可是我和先生在做的"生机＋有机＋自然医学"的事业，突然间问我该念什么科系，还真是难倒我了。

后来我和先生研究半天，最后告诉他营养学与我们在做的事业关系最近，没想到他真的就选择了营养学。看到他信念如此坚定，我真的很感动。可是我告诉他，做这个行业真的不容易，很辛苦的。但是他却说，"妈，没关系，因为我真的喜欢。"

从加拿大阿尔伯塔省立大学营养系毕业以后，他回到了大陆，去念了北京大学医学部临床医学系。我问他为什么念医学院？他说，考虑到将来有可能要帮助很多的重病病患，可能有医学院的背景对他来讲，在学历上更完整，能够让他更好地帮助这些病患。

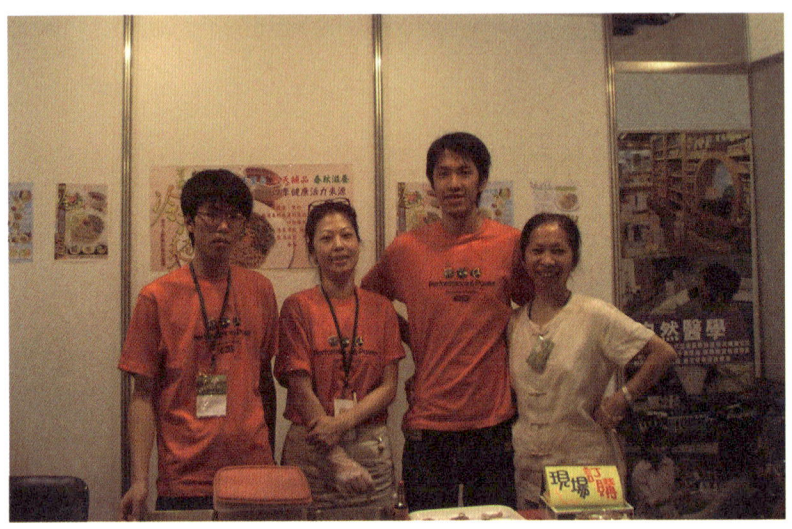

大儿子傅国翔（右二）大学暑假回国帮忙，中国台湾中华农业有机协会讲师李珈贤（左一）。

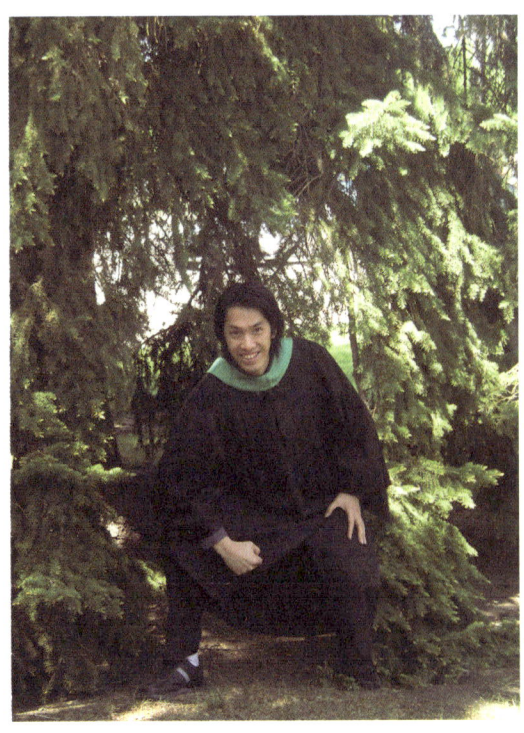

大儿子傅国翔毕业照。

这真的是一个很好的选择，他这是为了接我的工作一路在筹划着怎么充实自己，他又再一次让我很感动。

由于早在 8 岁前就养成了吃全谷饭的习惯，实在吃不惯医学院餐厅白米饭，又外面买不到全谷饭，无奈之下只有向学校申请在宿舍自己煮全谷饭吃，因为他觉得自己如果不吃全谷会很容易生病。结果，学校了解情况后，对此事进行了特批，国翔也成了唯一可以在宿舍煮全谷饭的学生。就这样，他的坚持引起了许多同学的好奇心，并愿意尝试与他一同吃全谷饭，潜移默化地影响了很多同学，帮助他们树立了初步的健康饮食观念。

国翔在北京大学临床医学专业获得了学士学位。毕业以后，顺利进入了上海顶级的禾新医院工作，特别是在医院发现他在营养知识方面的突出成绩后，有意栽培他，并提拔他为营养科主任，让他负责营养科的所有事务，给他机会获得更多的临床经验。

2004 年，我和先生去德国参观 Demeter 国际有机认证总部，还带了大儿子傅国翔一起前往。当时有 30 多个国内的企业家一起到德国学习最先进的有机种植法。

在参观学习的过程中，德国 Demeter 派了很多专家来为我们演讲，我们的团体还特地为此带了一名翻译。但是在翻译的过程中，发现翻译的小姐讲的东西我们大部分人都听不懂。后来我先生实在受不了，就叫国翔去翻译看看。结果第二天，我儿子上台翻译的东西大家几乎都听得懂。在德国学习的这 10 天中，国翔通过翻译工作，对有机种植法的认知和学习的进步真的是一日千里。

从德国回来以后，只要有任何外国专家来讲授有机农业相关的课程，总会有机构特别邀请国翔去做翻译。所以经过多次临场翻译的工作积累，他学到了更多、更完整的有机农业知识。后来他还参加了国际有机检查员的培训，并顺利通过了考核，成为了一个正式的国际有机检查员。

通过自己的努力，国翔获得了营养师资格、医师资格、国际有机检查员资格，在国内这样跨越营养、医学、有机农学三个方面，并在这些方面都很懂的专家真的不太多了，这对他以后的事

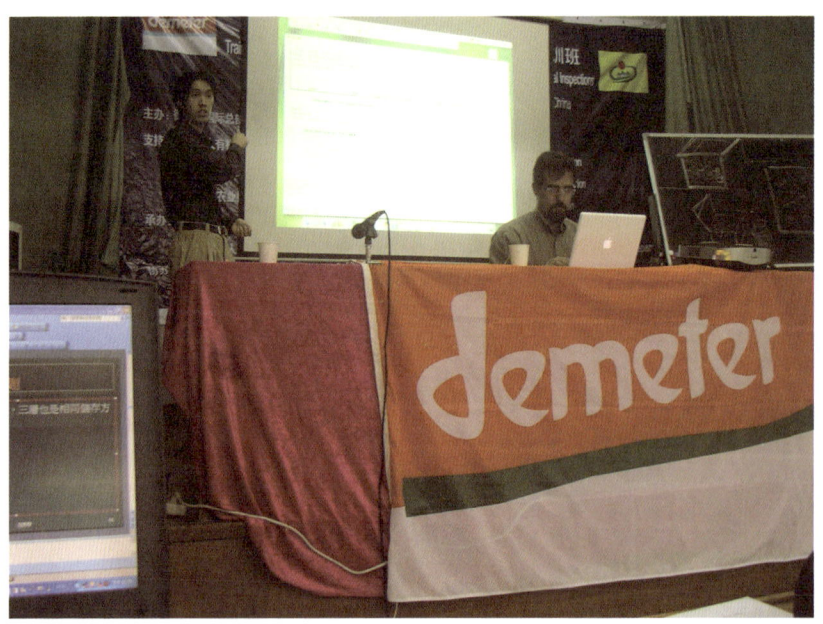

大儿子傅国翔在 Demeter 当翻译。

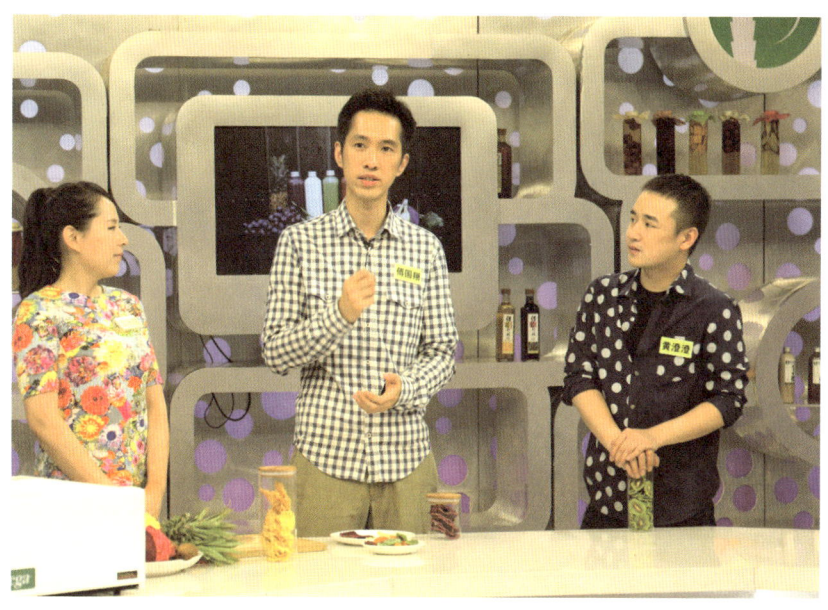

大儿子傅国翔录制旅游卫视《美味人生》节目。

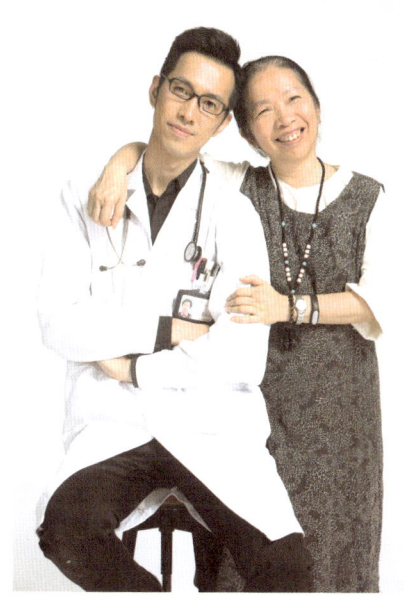

国翔继承了我和先生的健康理念,
并愿意为了人类的健康继续推广下去,我很欣慰。

业有非常大的帮助，想到这里，我感到非常的欣慰。后来国翔有机会认识了美味101，让他有机会上台，在电视节目中把健康饮食、自然舒食的思想传递给更多的人，我很高兴地发现他上台的风范真的是一点不输给我。

我很开心国翔愿意在推广健康的事业上，很努力地一路走下去，虽然我知道这条路很辛苦。因为目前它的理念与整个世界和大家的习惯是相悖的，会有一点孤独。在这个时代，走正确道路的人都会有一些孤独，可是看他这样无怨无悔地走下去，而且能够发展地很好，我真的很欣慰。

如今，国翔已经养成了以素食为主的饮食习惯。由于忙碌的工作生活不可能将每餐都顾得到，所以早餐就必须给自己足够的营养。为此，他保证每天早餐都会给自己打1500CC的精力汤，这也是我和先生教会他的最重要的事，就是一个好的身体比什么都重要。

国翔的个性非常平和，常常被称赞为谦谦君子，我想这与他正确的饮食不无关联。在2014年的时候，有一次他在北京不小心被车撞伤了，被送到了医院，结果最后他竟与撞他的司机成为了极好的朋友。因为在整个过程中他们都没有争吵，而是很平和地沟通和处理。司机说，他从来没有遇见过这么有修养、平和的人。

国翔说，8岁之前是孩子养成饮食习惯、个性的关键时期。

这期间如果他们吃到的是汉堡、薯条、各种零食这些添加剂堆砌出的食物，他们就会养成这样的口味喜好和饮食习惯，以后很难改变。如果他们想吃什么就让他们吃什么，也会养成娇纵的个性。所以，应从小养成少吃或者不吃零食、少吃垃圾食品的好习惯，爸爸妈妈要让孩子认识天然食物的味道，当他们习惯之后就不会再喜欢超市中琳琅满目的添加剂零食，因为干净、健康的身体自然会告诉他们，那些东西不健康。

老二傅国扬，也是初中毕业以后就跟随着哥哥的脚步去了加拿大，念了建筑系。毕业以后，又就开始进修绿色建筑学，他也是受了我和先生的影响，选择了令人健康的行业。后来他信仰了基督教，成了虔诚的教徒，现在认真念神学院，想要传播他的信仰。他已经有一儿一女，认为对的事，仍义无反顾，认真去做。那种执着，我发现不输老妈。

老三傅国威从加拿大毕业以后，又到日本去留学。他非常注意搜集日本时尚界的流行信息，并且在生活方式上也在一定程度上受到日本文化的影响，对于他以后的工作有很大的帮助。

回国后，他开始从事保养品贸易工作，他大学念的是国际贸易，对贸易比较有兴趣。他在销售每一款保养品之前，都会将产品拿给我运用O环测试进行测定，只有我认可、满意的产品他才会卖。因为他希望他卖的东西是对人们有帮助的，他不希望卖任何对人们无益的产品。

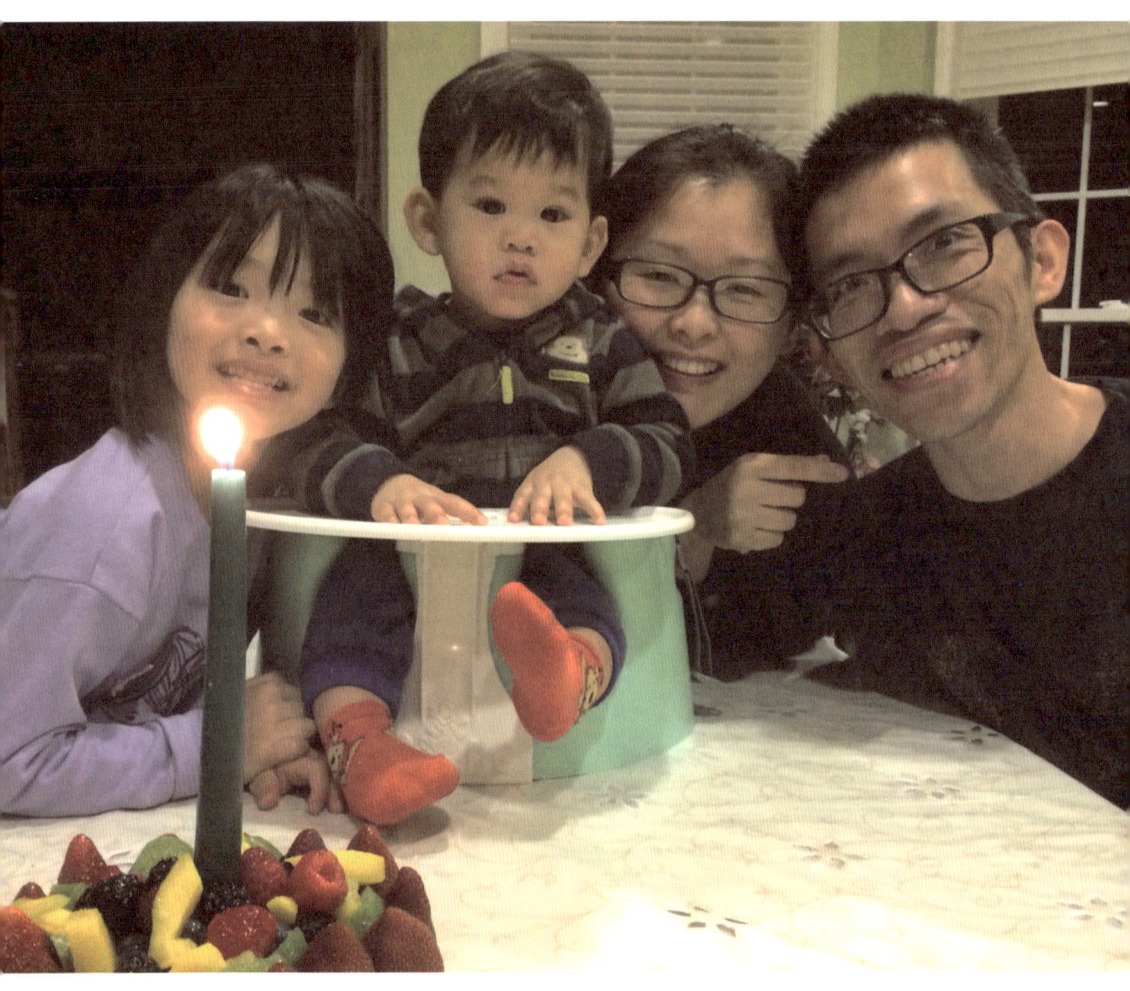

二儿子傅国扬全家福,国扬是绿色建筑师,二儿媳是园艺师、护理师,目前从事医院工作。

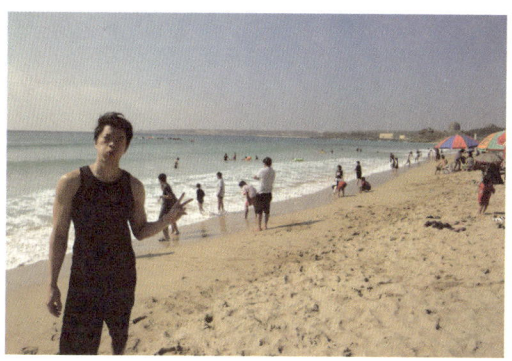

三儿子傅国威，虽然饮食清淡，但他还是有让人羡慕的肌肉。

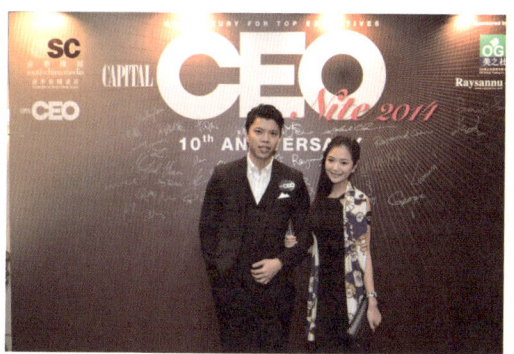

国威作为赞助商应邀参加在半岛酒店举办的2014中国香港年度企业家晚会，并在晚会上向来宾展示高能量保养品的魅力。

他在面对客户的时候，在销售他保养品的时候，都会记得告诉他的客户：人要长得漂亮，一定要选择正确的饮食。很重要的是每天都要喝精力汤，每天要运动，尽量增加生食的比例。

回想到这里，我感到非常欣慰，也非常有成就感。我发现，我和先生一直坚持的生活理念，一直坚持的事业都在影响着我的孩子们。虽然有的孩子承续了我的事业，有的并不是走跟我们相同的路，但是他们对于健康的理念，对于生活态度，都受到了我们的影响。

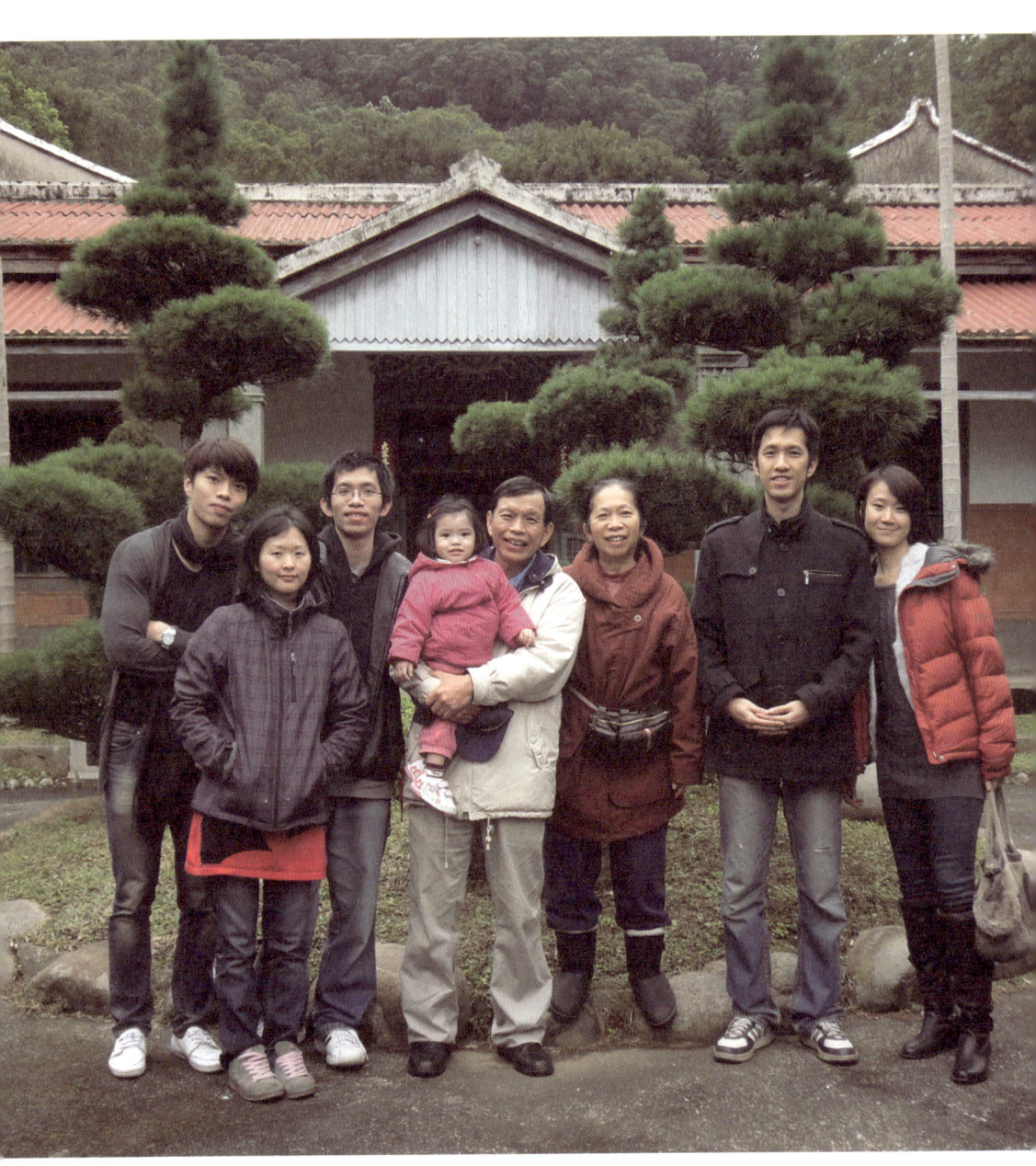

2012年春节全家福。

全家的精力汤

精力汤，真的是实现生机饮食最好的方式之一。说到这，我想起了孩子们的一些关于精力汤的过往，还真的蛮好笑的。第一次让孩子们喝精力汤，小儿子喝完直"呸呸呸"，大声说"这是要毒死人了！"当时是20多年前，由于还没有可以破壁的调理机，所以打出的精力汤非常粗糙，很多渣，刺嗓子不说，味道也不好，勉强让小孩子喝实在有些残忍。但是因为我知道这是好东西，所以就强迫他们捏着鼻子喝下去。

后来，经过我和先生慢慢地摸索，不断调整口感，增加了水果的比例调整味道，用甜菜根等颜色鲜艳的食材调整颜色。我们还找到了最好的破壁调理机，高速的马达把精力汤打的口感绵密细滑，孩子们也越来越爱喝精力汤了。随着饮食结构的调整，还有精力汤的营养补充，孩子们的身体越来越健康，很少生病。即使在换季时偶尔感冒发热，最先想到就是灌两大杯精力汤，晚上泡泡脚，而不是吃药，身体也很快就能好起来。所以全家从调整饮食习惯以来，就很少再吃药了。

现在我们全家每天要做三种精力汤：我和大儿子国翔喝高阶版本的，随意混搭，根茎果皮蔬菜为主，有时候还要放鱼骨或者蛋壳，不过一定会放柠檬；先生和二儿子国扬比较在意口感，所以会多放水果；小儿子国威是个喜欢运动的孩子，酷爱健身，篮球打的也非常好。好多人都很惊讶，他这样清淡的饮食还能练出这么有型肌肉来！当然，这其实都是他自创精力汤的功劳。其实小时候他是最反对喝精力汤的人，因为他是标准的大鱼大肉族，精力汤对他来说非常不习惯。可是渐渐地，他不仅习惯，也喜欢上了精力汤，开始每天打给自己喝。在健身的过程中他发现，把有机的生鸡蛋放到破壁调理机与精力汤一起打，每天喝的效果一点不输给增肌用的进口蛋白粉，甚至这种方式的增肌效果更好。

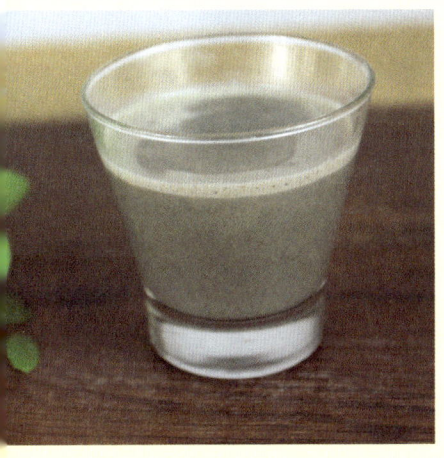

黑五类五谷精力汤

材料 有机黑芝麻、有机黑豆、有机黑米、有机黑花生、有机黑小米共130g，矿泉水1000ml。

做法 杂粮上锅蒸熟后，放入调理机的钢杯中并加水，定时打2分钟即可。

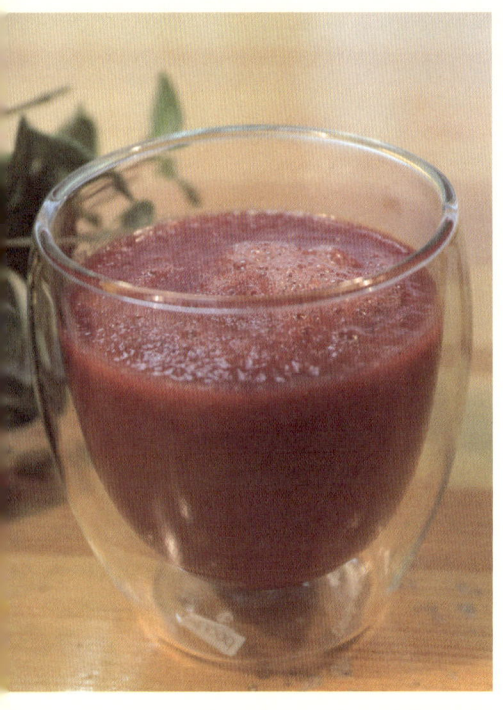

祛寒补血蔬果精力汤

材料 甜菜根25g、胡萝卜70g、柠檬40g、番茄60g、桑莓20g、老姜4g、枸杞12g、亚麻子10g、罗勒6g、矿泉水350ml。

做法 将所有的食材放到调理机的透明杯中,加入350ml好水,盖紧杯盖,定时打1分钟即可。

扫二维码,观看更多精彩内容

3

夫妻共同探寻健康频道：
两个人处在同一健康频道，
幸福更持久

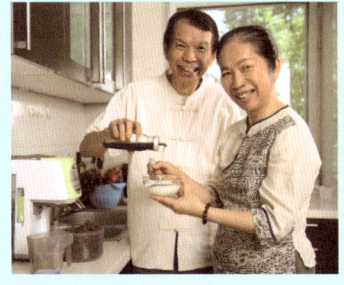

我爱人的转变

我的爱人傅鑫发是西医出身，在医院里担任药剂师，所以他对于任何病症的第一解决方法都是"吃药"。20多年前，当我身患僵直性脊柱炎后，他会立刻帮我买药来吃，可是收效甚微。每次腰酸背痛得厉害，他都会帮我按摩，即使白天工作非常辛苦，回到家中还是会悉心照顾我这个病号。那段日子过得很艰难，却也很感动、很难忘。

他自己的身体其实也不是很健康。先生是过敏体质，平时如果不注意，就会打喷嚏、流鼻涕。特别是遇到气温大幅度变化，他甚至会整天不停地打喷嚏，走到哪里都要随身带着纸巾，每当这时他都非常痛苦，他常常开玩笑对我说"如果这样一辈子，还有什么幸福可言！""自身难保"的我"看在眼里，痛在心里"，但也只能不断安慰他、鼓励他、关心他。

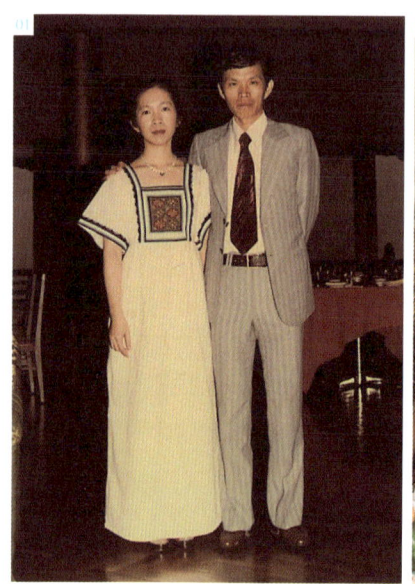
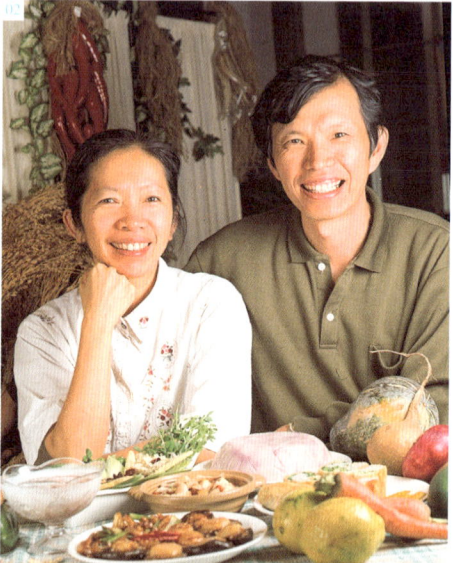
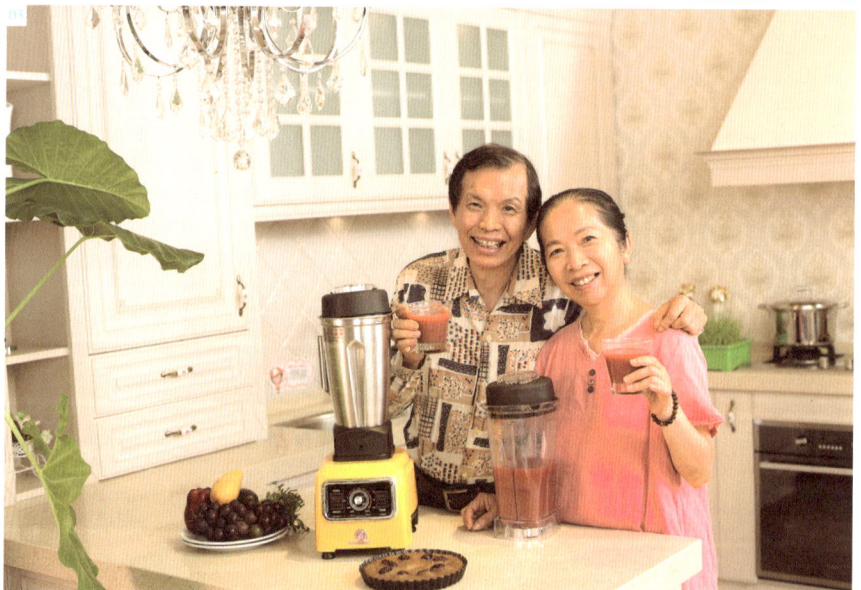

01 30岁。　02 40岁。　04 65岁。

△我和丈夫结婚近40年，从少年夫妻到老来伴，感谢一路以来的相知相守，感恩与生机饮食结缘，让我们收获健康，让幸福更持久。

身为药剂师的先生，常常会接触到最前沿西药的信息，每次只要过敏严重时，他就会为自己配些药来缓解症状。果然，一吃药症状立刻减轻，但是一些副作用却是避免不了的，比如吃药后会昏昏欲睡，整天没有精神等，也给他的工作和生活带来了很多麻烦。有一次，先生去他同学开的药房，同学推荐给他一款新研发的治疗过敏的新药，据说没有让人昏睡的副作用。先生刚好过两天要出差到马来西亚3个月，就拿了很多盒以备不时之需。

马来西亚地处赤道附近，属于热带雨林气候和热带季风气候，常常一连几天都阴雨连绵，非常潮湿；再加上室外的高温和室内空调的低温产生了很大的温差，让先生难以忍受，多年的过敏症也如预期的爆发了。从同学那里拿去的药此刻便成为了先生的"救命稻草"，3个月的时间他把随身的几盒药都吃完了。虽然过敏症状得到了有效的缓解，人也没有整天昏昏欲睡，但是慢慢地，他发现自己的身体出现了一些小问题。自从服用了这个新药，心脏偶尔会停跳两拍，有时候会感觉特别明显。先生把这件事告诉我，我吓坏了！等他回中国台湾后，我立即拉他到医院做相关的检查，但是心电图等检查结果并没有发现任何问题！

对于为什么先生的心脏会出现这种情况，医生也找不到原因，不过可以排除是脏器功能的问题。先生自己回想了半天，这段时间除了换了新的过敏药，其他生活习惯均没有什么改变，最终怀疑可能是新药引起的。果然，后来一次在读报纸的时候发现了一则消息,那个新型的抗过敏药在美国因副作用太大已被列为禁药,因为它会对人的心脏造成非常大的损伤,能引发心律不齐。那时候我们正开车出门,当我把报纸上的消息念给先生听的时候,我们两个都非常震惊!我当时就想,还好后来没再继续吃那个新药,不然我很有可能变成寡妇!

先生身体的转变也是受到我的影响。我患病期间,每次弯腰洗完头发,我都没办法自己抬起头并起身,只能叫先生帮忙。后来我在小姨的帮助和影响下,开始注意健康饮食,慢慢地用饮食调理身体。开始先生也心存怀疑,"食物能治病"?但是自从我改变饮食,开始吃芽菜,吃全谷类,身体确实有所好转。

而更明显的变化是源自一次精力汤断食经验。

当时我看到一本日本人写的断食的书,决定进行一次断食来排毒,每天仅食用精力汤,坚持7天,结果第七天奇迹就出现了!在我洗完头发以后,突然自己就抬起头并站了起来,而且完全不会腰酸背痛!这在以前是不可能做到的!后来我发现自从那次断食之后,我的身体就不再酸痛,先生看到我居然真的好了,除了震惊之外,也觉得十分神奇,更默默肯定了饮食调理的治疗效果。

我自己好起来以后,更加顾念先生的健康。我费尽心思动员他体验生机饮食,并把自己的经验"传授"给他。后来,先生也开始跟我一起吃芽菜,吃全谷类,喝精力汤。但也是刚开始效果并不明显,后来我就建议他也尝试一次断食。但奇怪的是,先生

警惕！长期服用西药对身体的危害大

西药为化学药品，长期服用都有副作用，具体来说，长期服用西药对身体的危害包括：

- 损伤五脏，如肝肾、肠胃、心脏等。
- 累积毒素。
- 骨质疏松、腰腿酸痛。
- 老年痴呆、掉头发、听力下降。
- 性功能下降。
- 免疫力下降（口腔溃疡，易感冒等）。
- 易腹泻或便秘。
- 血液系统损伤（血管硬化、变薄、变脆）。

……

防过敏绿色精力汤

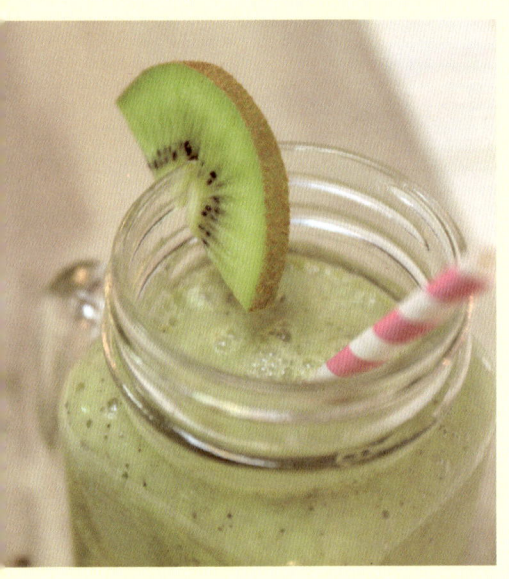

材料　苦瓜17g、柠檬16g、蜂蜜1.5大勺、猕猴桃45g、酸奶35g、菠萝167g、香蕉半根、橙子75g、黄瓜35g、综合坚果2大勺、水400ml。

做法　将所有食材放到调理机的透明杯中,加入400ml好水,定时打1分钟即可。

7天后仍然会有过敏症状，而且那些天的症状反而更加激烈。他有些灰心，对我说"看吧，对我没有效"，但是我认为这其实是一种排毒反映，于是我便鼓励他继续坚持生机饮食，再尝试几次断食，一定会有效果。结果大概三个月以后，我突然发现，我们家的纸巾最近用的很慢，因为之前半个月就要去采购一次，这次我已经快一个月不用去买了。我这样跟先生念叨着，然后我们突然意识到，最近先生的过敏很少发生了，以至于每天一包纸巾都不需要了，这种变化是潜移默化的，让人觉察不到，但惊喜一旦到来就让人"措手不及"。

先生真的很开心！自此以后，更加坚定了要跟我一起将健康的饮食继续下去，并一起把健康的频道调整到最佳。如今，先生的过敏症状已经很少再发生了，所以也不再吃药。亲身验证后，我们发现饮食对健康的重要性远远超过药物。所以我最庆幸的一件事，就是让先生选择断食排毒，并且跟我一起调整饮食，治好了他的过敏，让我们能一起健康、幸福地走下去。

扫二维码，观看更多精彩内容

自然有机的力量

在整个的康复过程中,我们仔细地分析、思考自己在改变饮食和断食中产生身体不适的原因。在翻阅了大量资料之后,最终我们共同认定,是常年积累在体内的毒素在作怪,这才导致了在排毒过程中的各种激烈反应。

而体内的这些毒素又是从哪里来的呢?主要原因,还是出在饮食上——含有重金属、化肥农药残留的食材,各种各样添加剂的食品等都是罪魁祸首。这些被农药侵蚀、包含激素、抗生素的蔬果和肉类,能够导致我们内分泌失调,甚至癌症。所以选择自然农法种植的有机食物才是身体真正需要的营养来源!

现在我们坚持每天喝精力汤,研究饮食,所以我们每天都需要新鲜的蔬果。而精力汤要连皮带籽一起打才能获得更多营养,所以为了保证食材的安全和健康,先生和我开始在中国台湾到处寻找有机食材，奔波很久，终于找到了完全不使用农药、化肥的蔬果。在这个过程中，我们结交了很多志同道合的朋友，让我们对有机事业有了更加深的理解——不仅为人们带来更安全健康的食材，还能保护自然，让我们生活的自然环境也越来越健康。

经过进一步的学习和体会，我和先生越来越深信这种饮食方式的健康价值。也随着对有机农业研究的不断加深，先生对于有机事业的兴趣越来越浓厚，甚至让他从药剂师完全转变成为了有机农业工作者，从此改变了事业的走向。先生决定和我一起，从饮食切入，推广有机的生活方式。我们打算从饮食着手，通过教育消费者，影响和带动包括种植源头在内的整个食物链条，朝向有机、健康的方向发展。这种健康的饮食理念及其背后的有机种植方式，恢复的不仅是人的健康，而且是包括土地在内的整个大自然的健康，这让我们非常有使命感。

与朋友们长期的接触、交流，让我和先生萌发了"让更多人更容易地吃到真正的有机蔬果"的想法。1996年，我们就放弃了自己药师和护士的工作，成立了藕根香企业有限公司，把我们的有机生活之路带到了一个新的阶段。公司所在的楼房有四层，一楼是有机商店，二楼是有机餐厅，三楼是推广教育场所，四楼是自然医学。我们的有机商店里不光有生鲜食材，还有加工产品，用高层次的加工产品拓宽有机的产品面，提高产品的附加值。同时，因为我们具有的多年的医学背景，我们选择把教育作为最擅

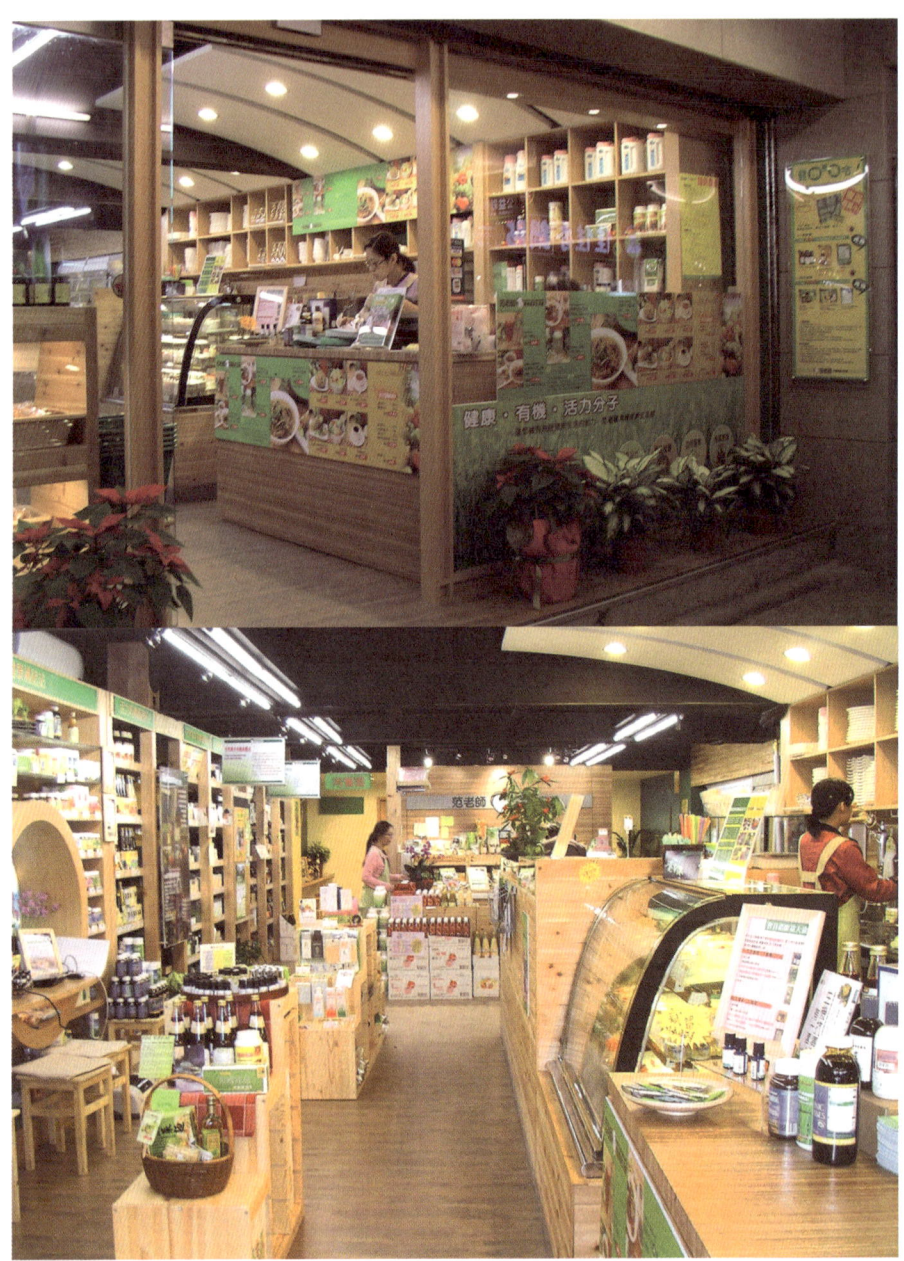

藕根香锦州店。

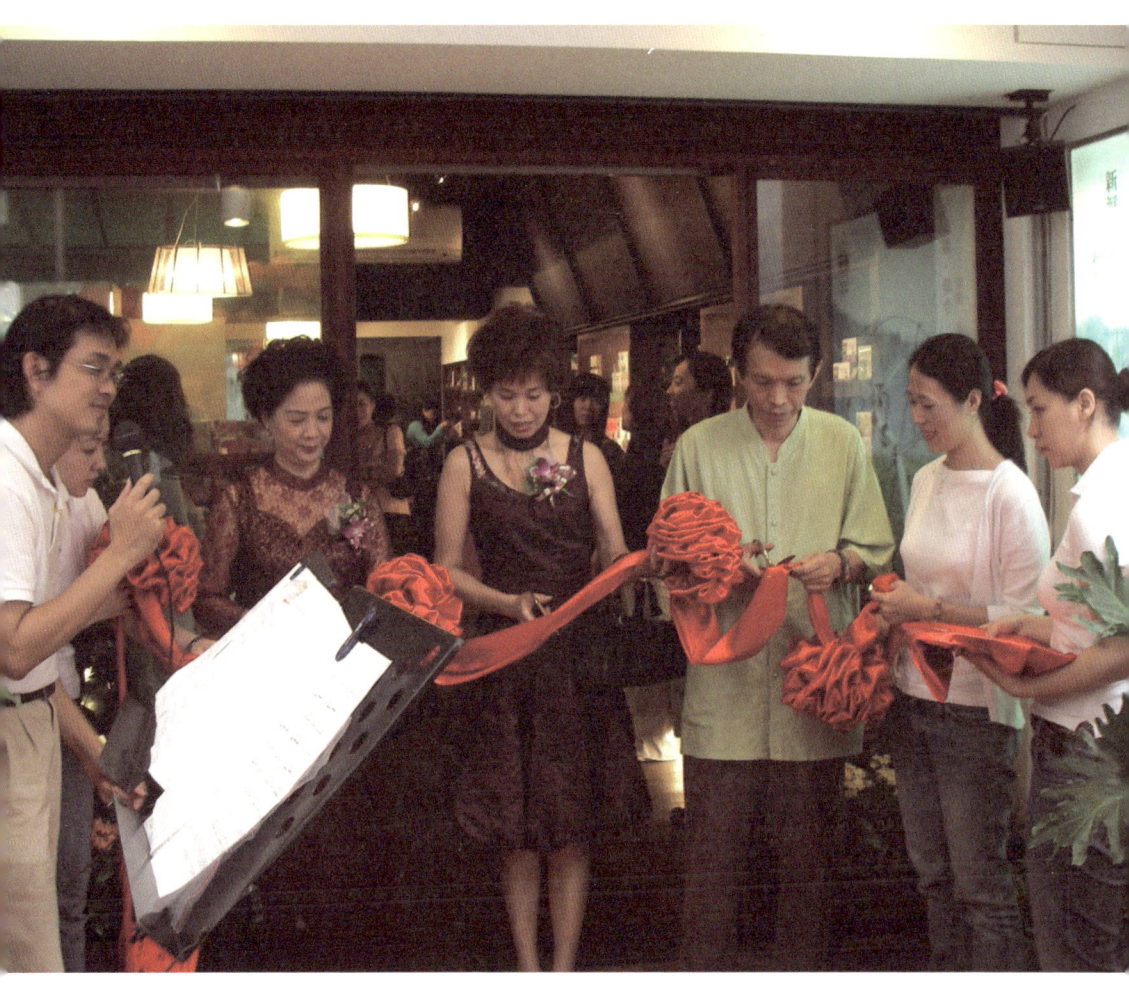

藕根香天母店开幕。

长也是最基本的推广方式。

在当时的中国台湾,要找真的有机食材很不容易。二十年前,中国台湾的惯性农法早已铺天盖地,因为不打农药就会有病虫害,不用化肥就没有产量。要知道,我们曾经为了买到真正的完整小

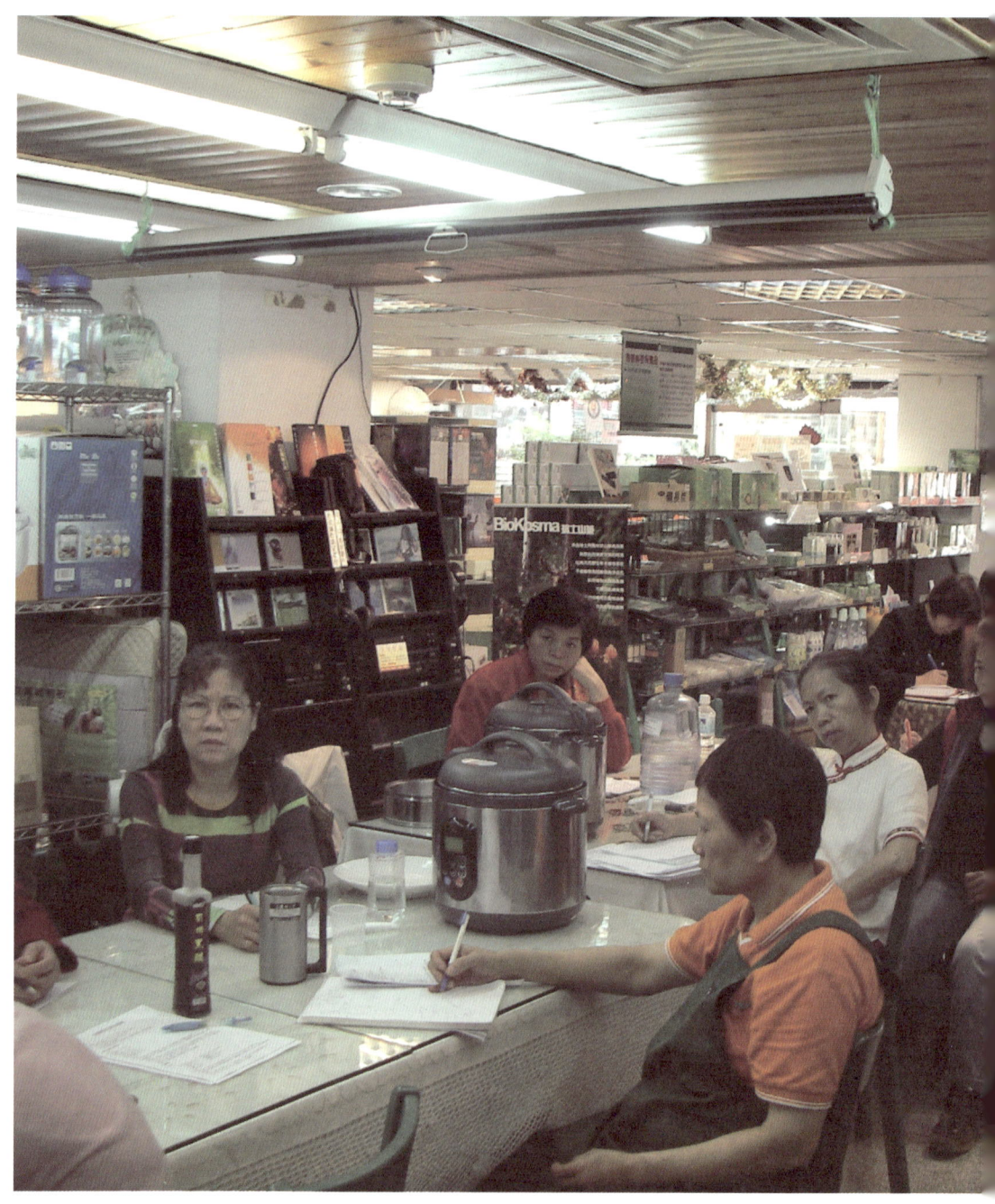

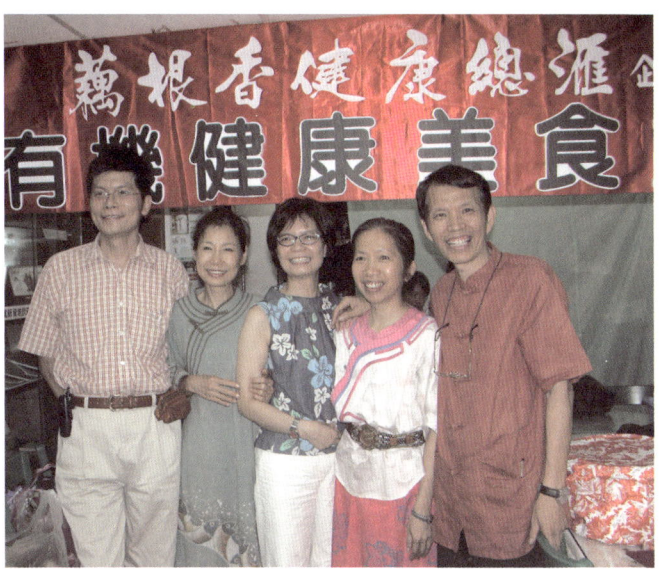

藕根香师资班部分学员毕业合影，
每届学生毕业时都要参加培训班举办的"有机健康美食大赛"。

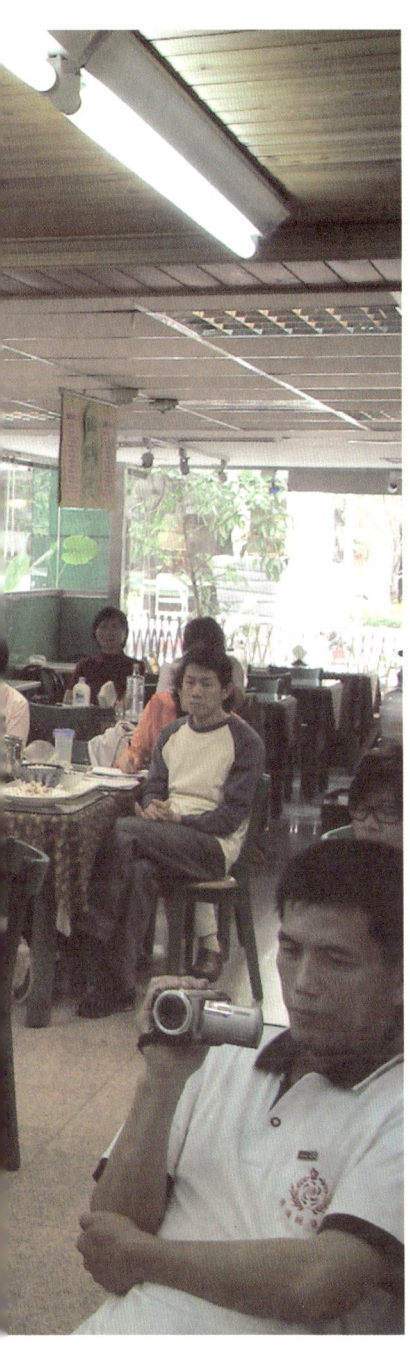

在我的店里，非用餐时间都用来授课了。

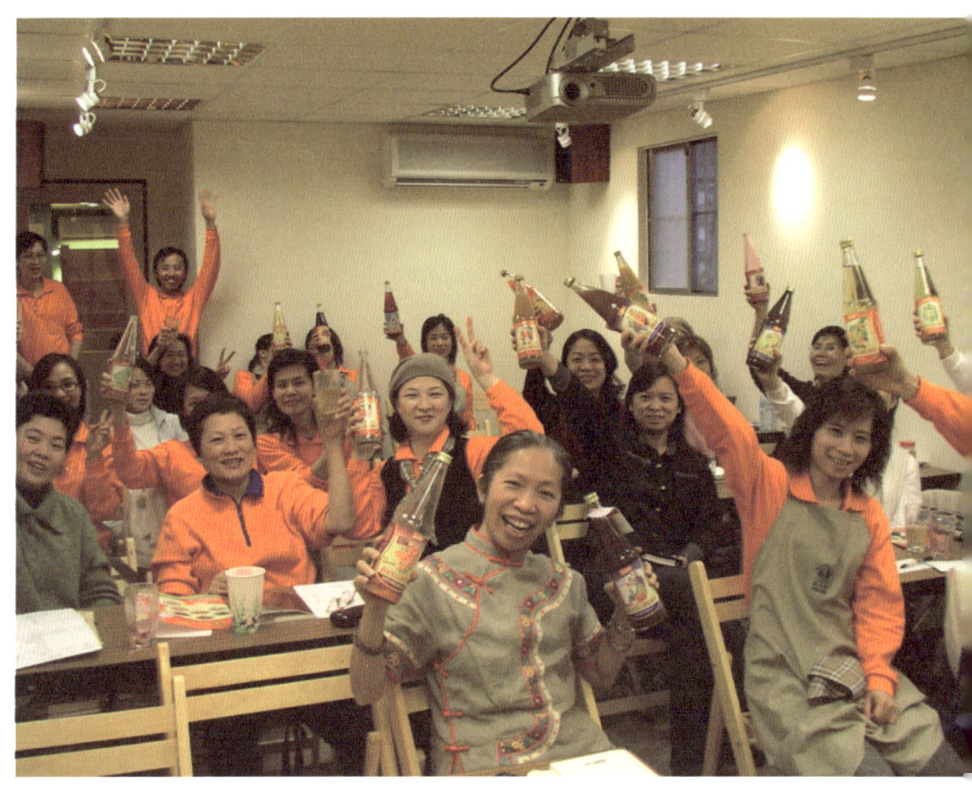

我和藕根香员工。

麦粉跑遍了整个台湾省！所以当时，先生和我开车跑了很多地方，找了很久，才找到几家很有有机理念的农场达成合作。

三十年前的中国台湾，"有机"这个词对大众而言犹如天方夜谭，几乎无人听说，我和先生也不清楚这是个什么东西。虽然面临这样的起点，但是因为认定这个事业的价值和前景，所以毅然而然，一脚就踏进了这个完全未知的领域。那个时候，大家都是在摸索中前进，比如哪里有没有被农药和化肥污染的土地，如何防治病虫害,如何保证产量,如何把作物销售出去等等,都需要我们自己慢慢研究,所以做起来非常辛苦。但是由于国内还没有统一的有机标准,虽然这项事业非常有意义,却并不被更多人理解和认可。

后来我先生通过不懈的努力推动,不断地影响和联合多方面的力量,中国台湾的有机产业得以渐成气候,到今天,中国台湾大众已基本清楚和接受有机的理念,目前有机商店已有2000多家,有机产业在中国台湾呈现良好的发展态势,后来甚至还影响到了中国大陆地区。作为最早在中国台湾推广有机事业的一员,我们感到既荣幸又欣慰。

最开始的时候,为了启动市场,我先生发起成立了种植者合作社及消费者联盟。通过这种方式,建立起产和销之间的链条,让种植者的东西能卖出去,消费者也可以集中形成买方市场。

随着形势的发展,我先生开始联合一些有机农业的"先觉者"成立中华有机协会并担任理事主席。中华有机协会承担了有机产品的资质认证、专业推广师资培训及大众教育传播等职责。在中国台湾,拿到有机的认证资格是很不容易的,在目前的8家认证机构当中,中华有机协会是最早取得认证资格的。师资培训方面,他们培训了1000多名专业推广老师,这些人有的自己开有机食品店,有的给社区、机关、医院等提供服务,为中国台湾有机理念的传播起到了关键的作用。在面向大众的教育传播上,我出了十几本书，也拍摄录制正确饮食及生活方式的摄像节目，在中国台湾各大电视台播出。通过这些宣讲，在中国台湾掀起了一股有机风潮。

在做有机的过程中，我们自然而然接触到了 Demeter。最初对 Demeter 一点都不了解，只知道它与有机及保护生态环境方面有关，但是它比起有机层次要高很多。我先生尝试把 Demeter 的产品，比如果汁、五谷杂粮等引入中国台湾，结果消费者反映这些产品的品质非常好，有的还能帮助病人调整体质，这使我先生对 Demeter 产生了很大的兴趣。

2004 年，先生和我带队 30 多人前往德国 Demeter 国际认证总部参观学习。通过实地的走访和考察，我们了解到了 Demeter 的理想、理念和农耕方法。原来，早在七八十年前的 1924 年，鲁道夫·斯坦纳（Rudolf Steiner）博士提出的 Demeter 农法，就已经把饮食与身体的关联做了非常科学和系统的阐述。这种农法所贯穿的新的健康理念，把人和动植物，人和环境，以及人、动物、植物和日月星辰的变化等等，看作是一个完整的有机体，然后按照其中的规律去进行工作。这和我们中国的道家思想及传统的农法、食疗等之间是极相契合的。这次的考察带给我们的感受是震撼性、转折性的，它让我们对农业对健康的观念又有了一个新的飞跃，对大自然更是充满了敬畏。在那里，我们还看到了科学实验手段的明证，如以晶化法等实验手段证明 Demeter 食物、药品的品质等。所有这些都不断地给我们灵感、动力和信心。

决定做有机产业之后,我们大部分的时间都"绑定"在一起,起初是在中国台湾开始有机食材的销售,随着业务量的增加,我们将事业发展的重点转移到了中国大陆。

最早来到中国大陆是应当时中国农业部长的邀请,和中国台湾另外一个农业专家一起来农业部作演讲。我记得我先生当时的演讲题目是"有机致富论"。就此与中国大陆农业同行们结缘。

来到中国大陆,发现中国大陆的食品安全、有机农业发展的状况有如十年前的中国台湾。这让我们意识到中国台湾和中国大陆在有机事业方面很需要交流互补,就开始做一些推动的工作。我们决心不但要把这一生积累的健康理念和知识传递给更多的

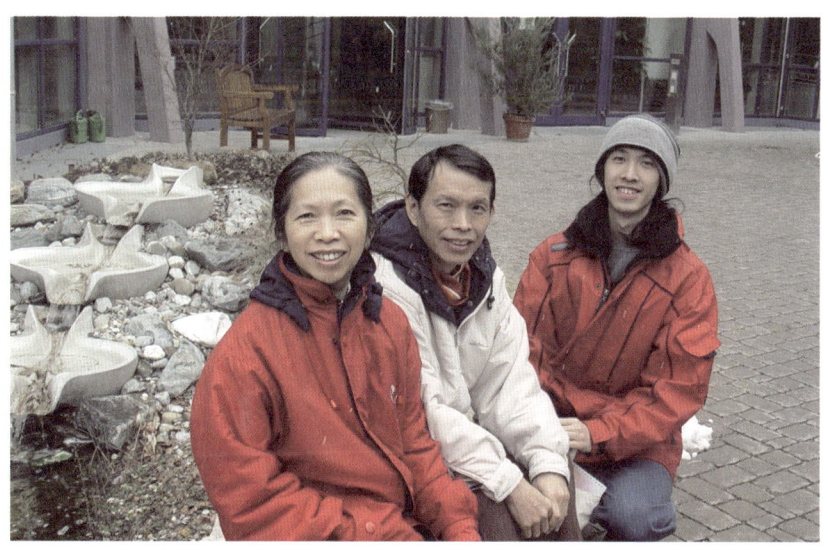

在德国 Demeter 保养品工厂门口,我身后的三个池子是处理水的设备,叫做"蝶水",其能够产生能量漩涡,提升水的能量。

人，让大家开始改变错误的饮食习惯，让人们都拥有健康；还要把我们关于有机农法的知识和经验传递给中国大陆的同胞，让他们避免我们走过的弯路，种出更好、更多的有机食材来让更多人享用。

和中国大陆的缘分还与Demeter有关。2004年我们率队去德国考察Demeter农业时，除了我和先生、儿子及另外一位中国台湾朋友外，其余三十多人全部是中国大陆人士。从德国回来后，中国农业大学邀请我先生到北京举办Demeter国际检查员培训班，这是中国最早开始做Demeter农业的培训。同期我先生还应邀指导了北京的凤凰岭，天津的天真园等最早一批做Demeter的农场。

后来，我们还认识了一群年轻、执着、有韧劲的"返乡青年"。他们有学识、有能力，却甘愿返回家乡，用自然有机的方式深耕土地。我和先生这几十年来坚持自然农业和自然舒食的生活，台湾省这20年来的变化，中国内地的一群"返乡青年"，都证明了健康的食物是人们生活的必需品，因此有机健康的农业才是中国人民健康的未来。

"返乡青年"中有一对夫妻和一对父子给我们留下了深刻的印象。黄利峰和李遇夏夫妻，选择在气候和环境纯净河北坝上草原，引用深层地下水源和雨水自然灌溉，给予充足的日照，并选用自家独特的羊粪作有机肥料，种出了各种颜色的爱心土豆；王秀亮和他的老父亲王秉义，在京北"板栗之乡"——怀柔种起了

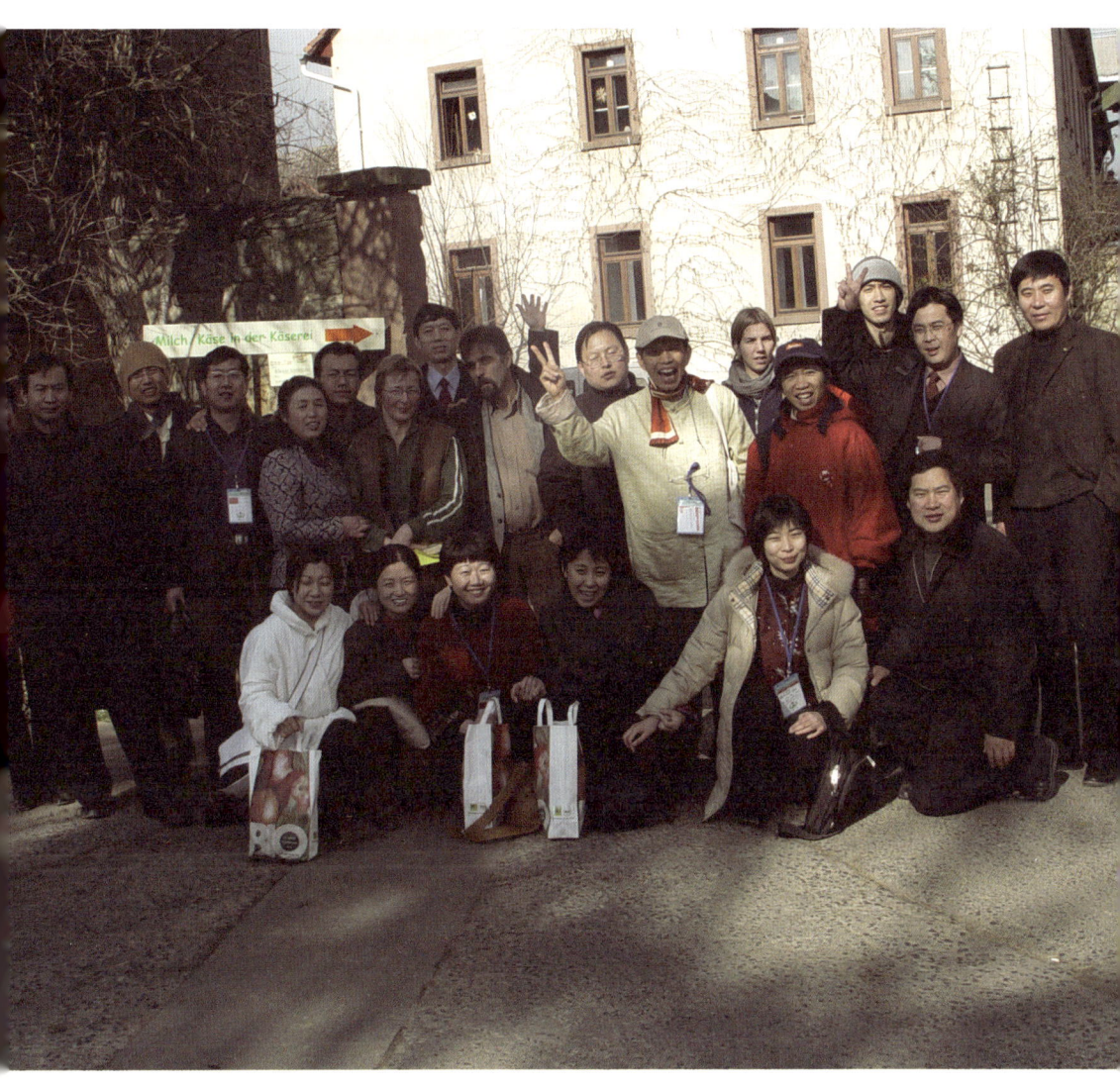

德国 Demeter 之旅合照。北京史坦纳生物动力农业有限责任公司总经理、全球华人有机事业协会执行会长傅元辉（第一排右一），国际有机农业运动联盟高级咨询师，德米特国际协会高级咨询师，热带生态咨询有限公司董事、总经理 Tadeu Caldas（第二排左三），我（第二排右三），我丈夫傅鑫发（第二排右四），欧洲色瑞斯有机认证公司总经理袁财勇（第三排左四），大儿子傅国翔（第三排右一）。

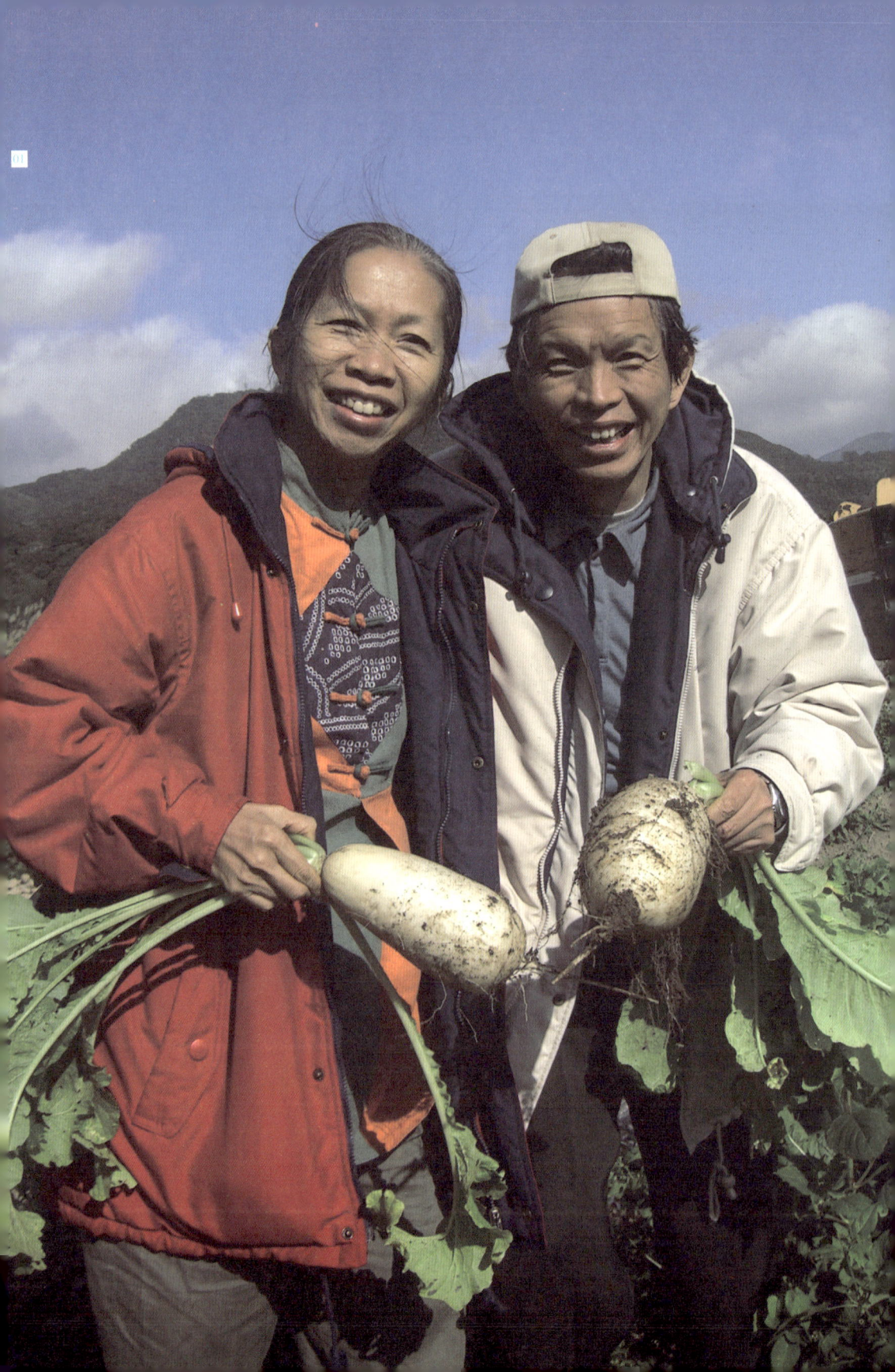

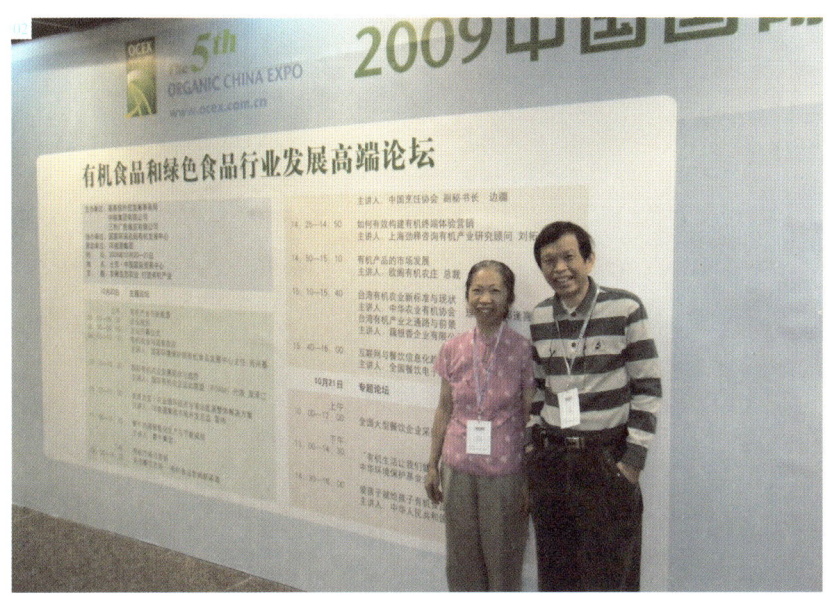

01 2009年我和丈夫在碳道农场。
02 我和丈夫任2009有机食品和绿色食品行业发展高端论坛主讲嘉宾。
△从西医到共同投身生机饮食行业，我们是伴侣，也是事业上的伙伴，光阴荏苒，但让大家吃有机、享美味、拥抱健康的初衷不曾有丝毫改变。

有机板栗，他们选择最原始的树下埋草、埋树叶的方式堆肥，并在树下挖沟，蓄存天然雨水来灌溉，全部耕作方式都遵循自然。只有这样种植的作物，才是真正安全、健康，拥有食物最天然本味的好食材。

这些"返乡青年"让我们看到了中国大陆有机农业未来的希望。因为吃到安全、健康的食物是每一个人的希望和获得健康的基础。未来了解健康饮食的人越多，对有机食材的需求就越多。一定要有人做最辛苦的开创者，做第一个吃螃蟹的人，而我们很为这群年轻人感动，他们让我们看到了十几年前勇往直前的自己。

 **返乡青年**

　　返乡青年，指的是一群曾从农村走出来，但最终放弃待遇优厚的工作，怀揣感恩和梦想，毅然返回家乡投入到有机农业事业的有志青年们。他们在打造自己幸福生活的同时，为建设家乡出一份力。

选择适合你的烹饪方式

随着我和先生各自钻研的专业知识的精进，我们自身也都不同程度地得到了成长和发展。本来就喜欢下厨房的先生在研究饮食的过程中会不断创新出许多新的营养菜品，我便是他的"御用品菜师"。我也积累了很多关于健康饮食、生机饮食、养生保健的知识，为了让更多的人分享我的经验，我开始把这些写成书，而他就是我的第一个读者。我想，这就是我们所追求的幸福。

做了这么多，我们想实现的，就是通过自己的努力，给更多的朋友普及调整身体健康频道的知识和重要性，因为一旦你处在错误的频道，就会无法控制自己的身体，就会变成自己和家人的负担。而让家人一起健康，需要我们潜移默化，渐渐地影响他们，让他们慢慢地感受到饮食与身体的变化。只有我们和家人一同健康，才能让幸福更长久啊。

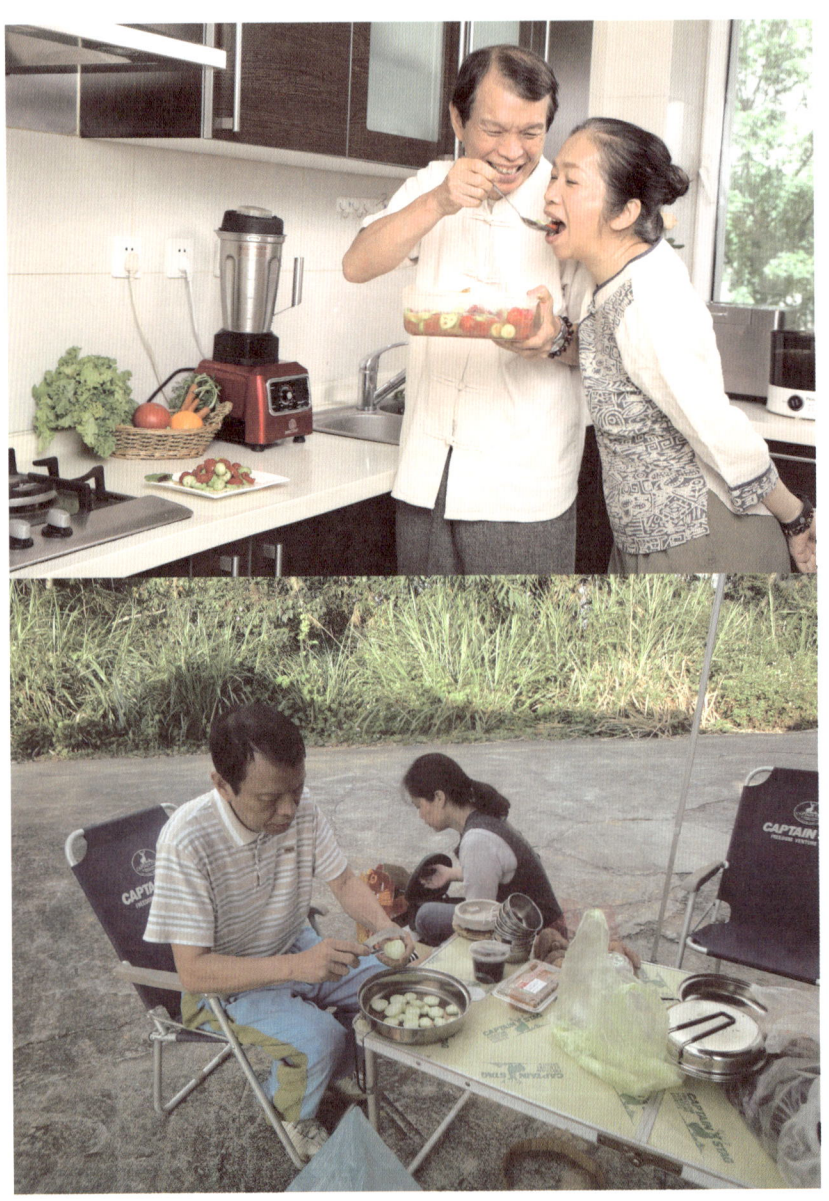

在家丈夫是大厨，外出郊游丈夫也是大厨。

要做到这些，不仅要选对我们所吃的食物（安全健康的有机蔬果，无抗生素和激素的肉类），还要选择适合你且正确的烹饪方式。选对烹饪方式，才能保留食物的本味，保证食物的营养不被破坏，并完全释放出来为人体所吸收利用。只有这样，才能充分发挥食物的治愈力，启动我们身体的自愈力。

正确的烹饪方式，不用精炼油，多用冷压omega-3的油（亚麻籽油）少盐是基本原则，提高生食比例；尽量减少烹饪程序和调味料（调味料多选用天然资材），能生吃的尽量生吃，能蒸煮的尽量蒸煮，能自己做的尽量自己做，即使炒菜也要选择水油炒，不可选择油炸，少用口味厚重的烹饪方式。在我的家里，先生常常采用水炒、榨汁、高速搅拌、凉拌、蒸煮等方式料理美食。我总觉得，他亲手做的料理都拥有不可抗拒的魔力，让全家人能都身心愉悦地享用。后来我想，除了他不断探索研究"如何保证食物健康的同时让它们更美味"以外，还特别添加了他对于全家人的爱，充满爱意的料理最美味。

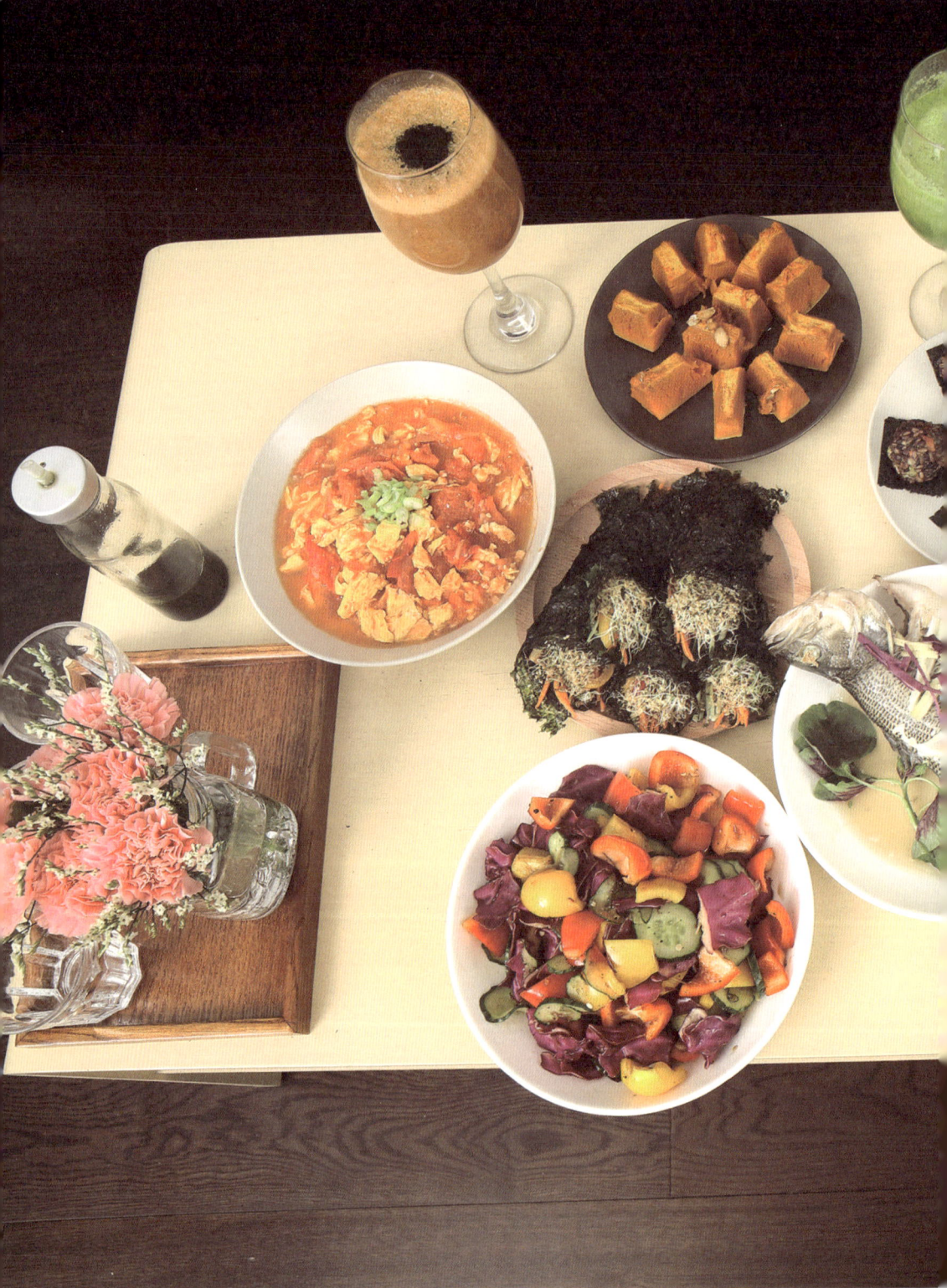

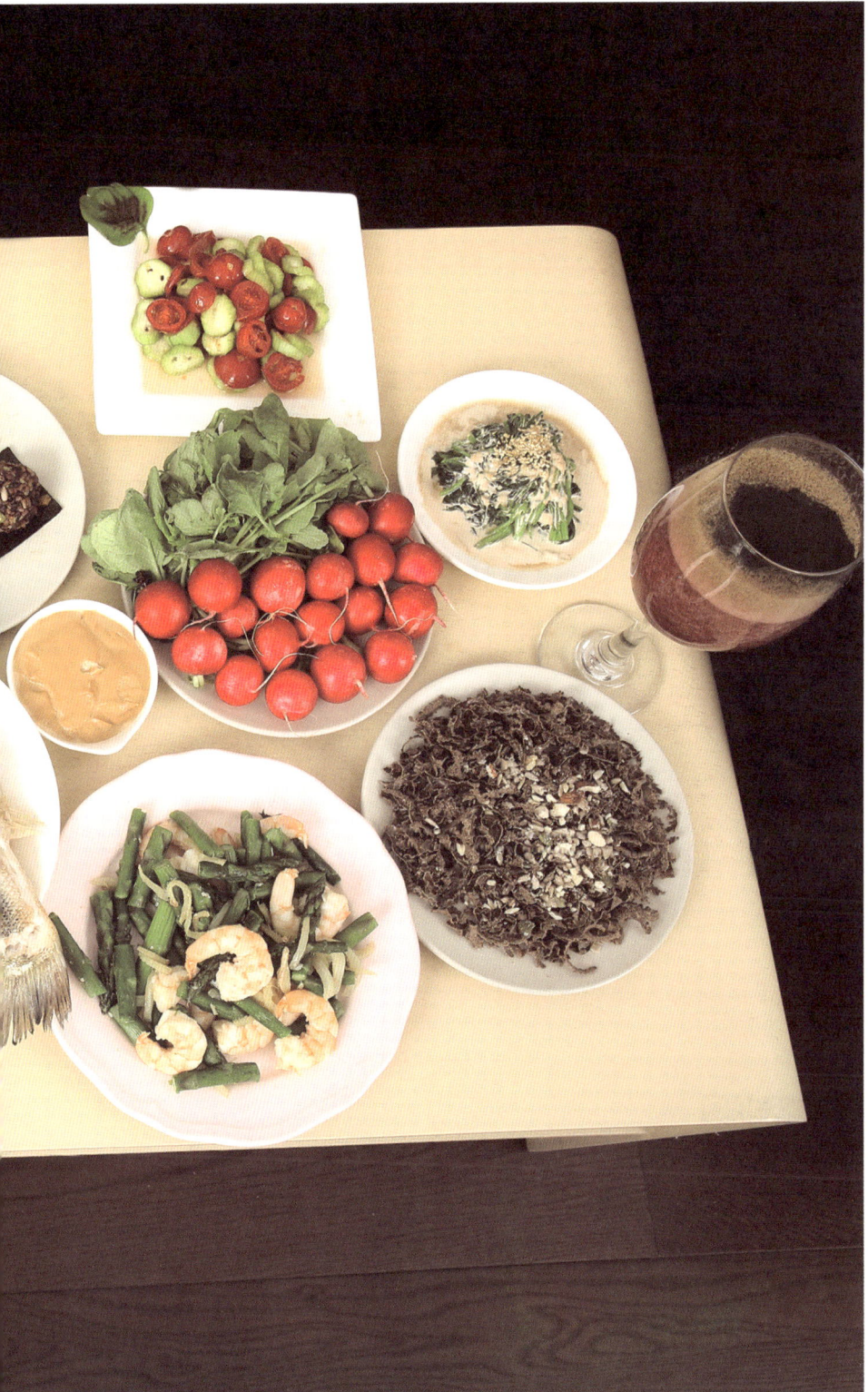

生机饮食也是色香味俱全哦！

 **烹调过程不用油，健康养生**

水炒菜的好处：

1. 防止油温度过高，而破坏其中的营养成分，产生有害物质。

2. 减少油烟的产生，减少空气污染。

3. 减少油脂摄入。

如何进行水炒菜？

1. 在锅中放入少量清水，开火，水烧至沸腾。

2. 水中放入葱姜蒜等翻炒。

3. 放入蔬菜，加入天然调味料，炒至成熟即可。

4. 装到盘上，淋上亚麻油。

扫二维码，观看更多精彩内容

4

帮助朋友发现健康频道：
自然舒食，
让更多的人享受开心与健康

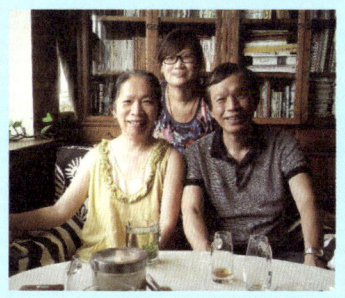

"自然舒食"的生活吸引而来的朋友

许多人都很好奇,我是如何获得如此多生机饮食、自我保健、健康生活等"自然舒食"的知识的?其实我并没有老师传授,都是自己通过有机书店、生机机构等到处获得资料和信息,经过自己的整理和研究,再与此过程中结识的很多志同道合的朋友们沟通交流、实践总结,让我获得了越来越多的关于"自然舒食"的理念、知识和实践方式,并对这四个字有了更深刻的理解。

那个时候,我还没有自己开店铺。为了家里能够实行生机饮食,我常常要去一家有机食品店买食材。偶尔就会碰到其他的客人也来买食材,他们常常会询问一些关于食材、生机饮食等方面的知识,但是我发现那里的店员却并不了解。后来,遇见提问题的客人越来越多,我就与店家沟通能否由我来帮忙解答这些疑问。因为,我既不忍心让这些客人带着疑问离开,可能他们就这样稀

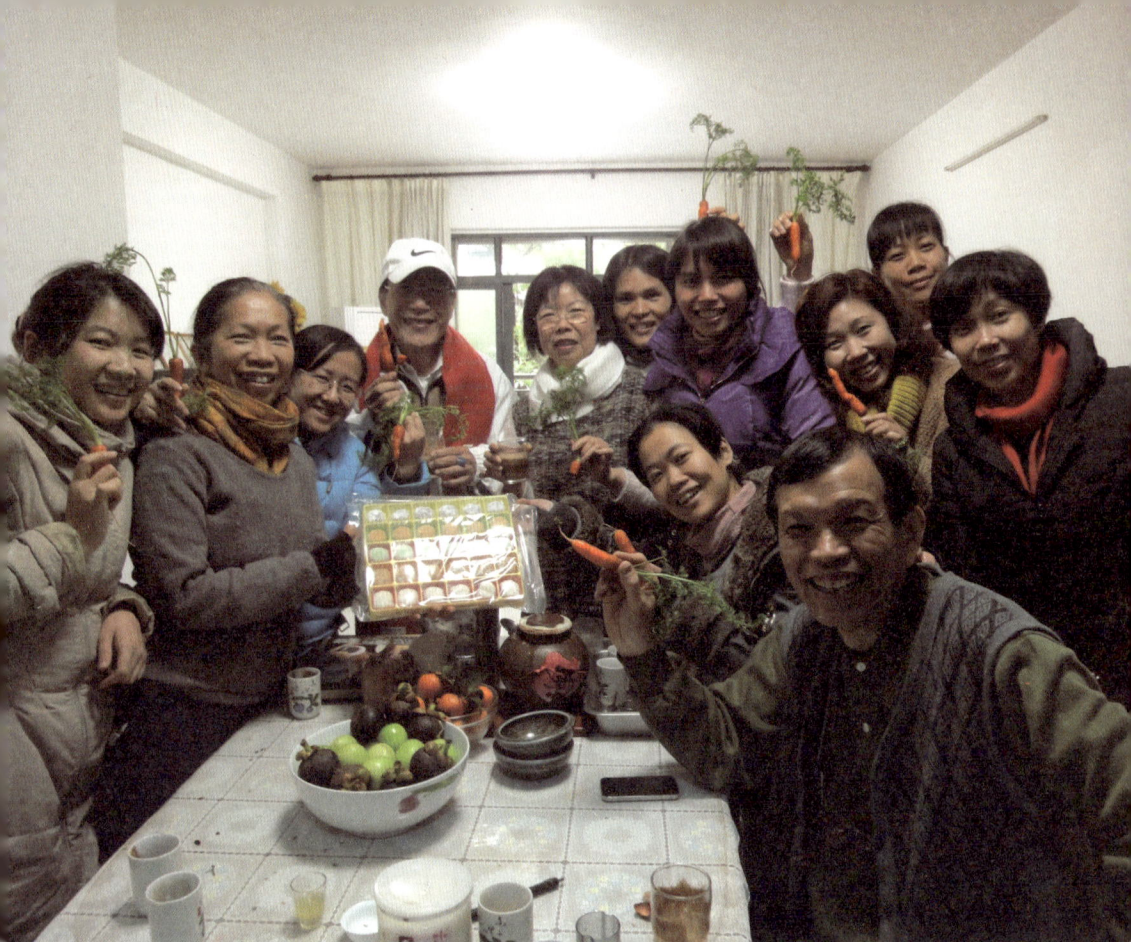

广西新灵魔法学院师生聚会。

里糊涂下去了;也想让更多的人了解生机饮食,学会通过调整饮食,把身体也调整到健康的频道上去。

店家听到我的想法非常开心,也非常感谢我能提供帮助。此后,我一有时间就到店里,为那些顾客解答疑问。这让我发现,其实有很多人已经开始关注饮食的健康了。有件很有意思的事,我还记得非常清楚。那是一个平常的日子,我在店里为顾客解答关于有机食材对身体好处的一些疑问,在我准备离开的时候,发现一位来了很久的顾客还在店里。我对她印象很深,因为她也常

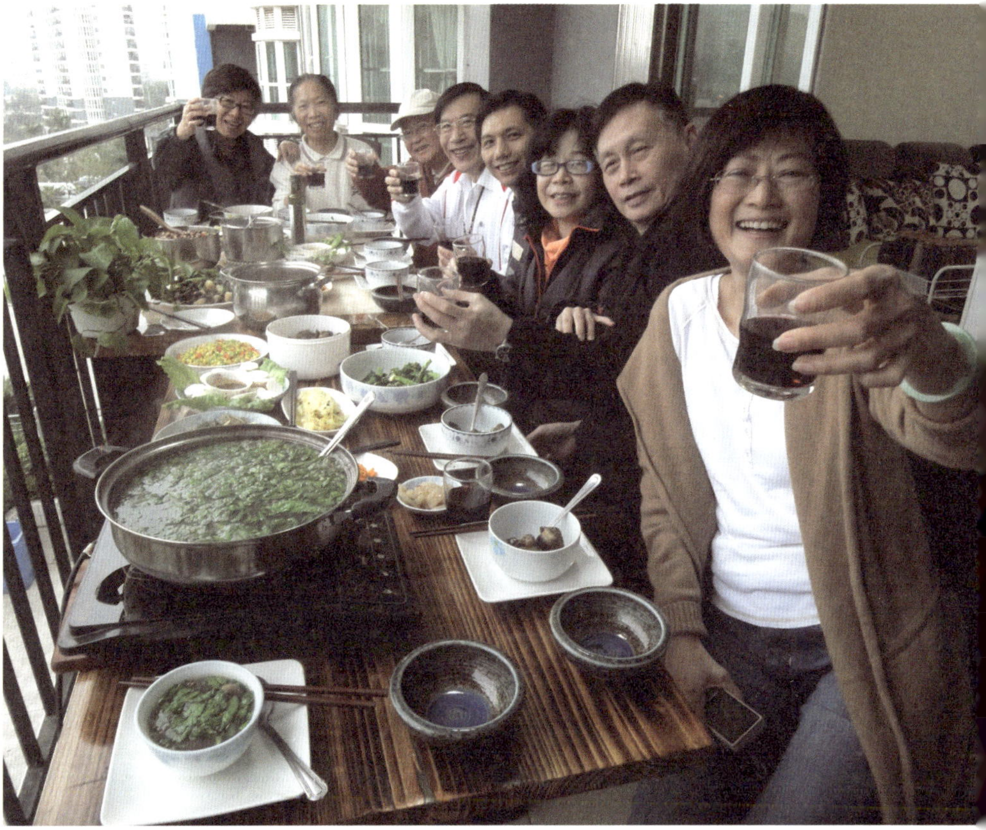

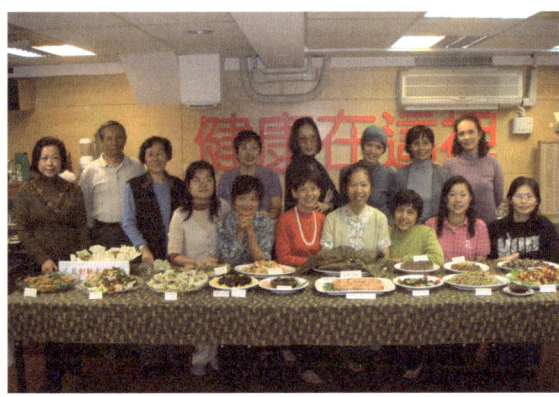
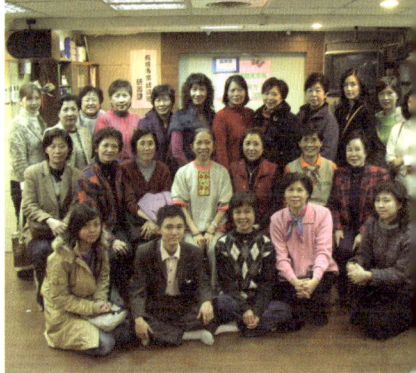

我和朋友们（学员）的合影。

4 帮助朋友发现健康频道：
自然舒食，让更多的人享受开心与健康

常到店里来购买食材，顺便问我一些问题。看见我要离开，她走过来对我说，她非常好奇我和家人每天是如何饮食的，又如何料理这些食材的。我顿时语塞，这要怎么形容呢？后来我想了想，干脆请她到家里吃一次饭，这样不用我过多地解释就能让她清清楚楚、明明白白地找到答案。

于是我就真的邀请她来到家里，仍然由先生来料理全家的晚餐。我们并没有因为邀请了朋友来，而特别地增加一些菜品，反而都是用我们平时所用的烹饪方式料理的平常经常吃到的食物。被邀请来的朋友看到我们的菜品，也是十分好奇，向先生问了很多关于烹饪的问题，并要来向先生学习健康饮食的料理厨艺。一来二去，我们成为了很好的朋友。

自从开了先河，便一发不可收拾。我常常会邀请朋友回家吃饭，朋友又会带他的朋友一起来。渐渐地，越来越多的朋友来"光顾"，也有越来越多的朋友来向我咨询问题，为此我也结交了很多志同道合的好朋友，一些老友更是常常跑来缠着我学习生机饮食的知识。这让我发现，改变了饮食结构和烹调方式以后，不但没有被大家孤立，反而会被更多的人所喜欢，这真的是给了我极大的惊喜！而这，也是后来我设立生机饮食讲堂和有机商店的契机。

每一道菜，每一杯水都是养生

我的一对夫妻朋友，他们都是看上去很健康的人。可能真的是缘分，我们一见如故，更难得的是，在初次接触我健康饮食理论的时候，他们很容易就接受了，并能够要求自己和家人按照这些理论去实行。他们常说，"开始注意健康的人，大多数都是自己已经出现了病痛的人""养生并不是到了一定年纪才去进行的，而是人有了生命就应该开始的事情"。他们说的真的很对！

相信你也会很好奇，是什么样的经历让他们有如此之感慨。下面就让他们自己来讲讲他们的故事。

先生：张洪光

夫人：刘英

夫人： 很多事情就像范老师讲的一样——都是"缘"。我和范老师第一次见面是在一个年长朋友家里。那天年长朋友生日，请了很多朋友到家里庆祝，其中就有范老师。印象特别深刻，范老师那天带了一大盒自己做的凉拌菜过去，里面有蔬菜，也有水果。

我觉得很奇怪，聚会来了这么多朋友，大都是中国台湾做素食做得非常好的老师，而且已经准备了很多美食了，为何还要自己带凉拌菜过来呢？结果最后只有范老师带来的凉拌菜全都吃光了，而其他的菜却剩了很多。说真的，范老师带来的凉拌菜真的很美味，而且吃下以后身体感觉特别的舒服。后来那个朋友给我介绍范老师，说她是中国台湾有名的养生专家。这一面，就让我与范老师结下了不解之缘。

后来更巧的是，我们居然住的非常近，就在相邻的小区。有一天，我特意去她家拜访，范老师和傅老师都非常的热情，从中国台湾过来的老师人都特别好，非常愿意跟他们亲近。更难得的是，与他们在一起时心里会特别的"安静"。因为我本身又要忙工作，又要照顾家庭和孩子，心里常常会装很多事情，特别地浮躁。但是面对他们的时候，感觉好像周围有一个很强大的磁场，能我内心变得安静，不会再去想那些乱七八糟的事情。

先生： 我是个做企业的生意人，是搞工程的，北京很多道路工程都是我公司做的。2011年遇到了一个不错的机会，京昆高速路南宁段——桂海高速的路面工程交由我的公司，期间发现那里气候和环境都不错，所以就在南宁定居了。也正因为如此，才有缘认识了范老师和傅老师。

像我这样做工程的人，通常都会抽烟喝酒，大鱼大肉，经常在外面应酬。我太太担心我长此下去，身体早晚会出问题，就拉着我一起去听范老师的课。我的祖父是黄埔军校毕业的，他在有生之年就总是想去中国台湾，所以我对中国台湾人也从心里有一种由衷的归属感，所以见到范老师的时候很是亲切。

刚开始，听范老师讲"食物就能让身体恢复健康"我真的十分惊讶，更令我感到神奇的是她的"O环测试法"，她说她可以通过测试测出我身体哪里有病患。我当时真的很怀疑，我跟她说，我在上学的时候就是体育健将，现在我还可以跟员工一起打半场的篮球比赛，真的是"身体倍儿棒，吃嘛嘛香"，怎么会有病患呢？但实际上我心里明白我哪里虚弱。结果她测着测着就跟我说，"张总，你肠胃不好。"还真的是，这是我们上班族的通病，常外食饮酒，吃饭也没有规律，有时候突然就感觉肚子胀痛。后来又测出我腿部有点问题，这更令我惊奇了！我上学的时候打篮球受过伤，可是我现在走路也没有不适，只有刮风下雨的时候才会疼痛，平常根本看不出来，她是怎么知道的？从那以后我相信范老师确实有真本事！

后来范老师要带领我们做排毒，我说我没毒。因为在我印象当中，排毒就是让我们吃各种的药。我问她用什么方法做排毒，她说用食疗法。于是我放下心来，抱着试试看的态度进行了尝试，她给我做的就是"精力汤"。我还特地看了下配方，里面都是好东西。排毒过程进行了两天，两天结束后，我惊讶地发现我排泄出来的东西都是石头状的，真的是吓了我一大跳！范老师之前就说过，排毒过程可以排出体内的结石，当时我还不信，经过亲身经历让我不得不相信食疗的神奇力量。

我突然想起我那些40多岁、50多岁的朋友，很多都检查出了肾结石、胆结石。像我这样的年纪再过几年肯定也会有这样的一天。范老师的排毒体验，让我提早意识到这一点，更让我惊醒我真的需要开始注意养生了！在此，我要特别感谢范老师和傅老师，是他们让我比一般人更早地建立养生意识，早开始10年，就比晚10年要好不止100倍！就像我们修路一样，早意识到该预防、去养护，并提前养护，这比真的出现问题再修补更重要！

夫人： 所以后来我先生很少去外面的饭局，实在推不掉的才去，能推掉的统统推掉。哪怕家里只有一碗清粥，也要回家吃。

后来有次尝到范老师自己酿的葡萄酒，喝下去感觉真的太好了！她总是能给我带来惊喜！我从来不喝酒，因为啤酒有一种我不喜欢的味道，而干红又有一种辣味，我也不喜欢。但是范老师酿的酒，特别醇厚，而且有点甜味，就是那种饱含人情味的味道，喝完还很舒服，所以我就心心念念地也想自己学着做。

第一次酿酒，我是抱着瓶子去到范老师家让她看着我做的。结果我一次就成功了。每次邀请全国各地的一些公司老总聊天聚会的时候，我都会拿出我自己酿的葡萄酒跟大家分享，大家都说好。其中有一个老总，和我一样从来不喝酒，因为他一喝酒身上就起红斑，他鼓足勇气尝试了我跟范老师学做的葡萄酒以后却什么问题都没有！他自己也觉得非常惊奇，后来他跟我说"你以后做的酒我包了，我就喝你做的酒。"他还每次像开玩笑一样说，"你每次来我这什么都不要带，就带你酿的葡萄酒就好。"现在我会让朋友帮忙，留一列葡萄树给我，不打农药也不施化肥，就留着给我酿酒用。从此我就知道了，自己做的东西才是最好的！范老师家的各种酱料、豆腐、酸奶、面包、肉松，甚至食用油都是自己做的，这些我都想学！

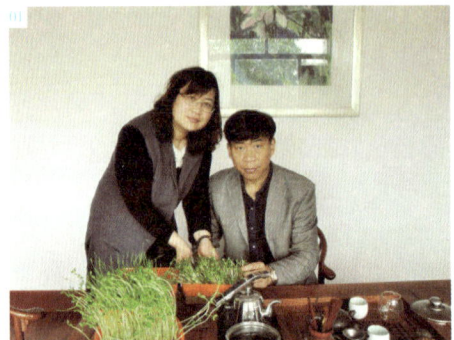
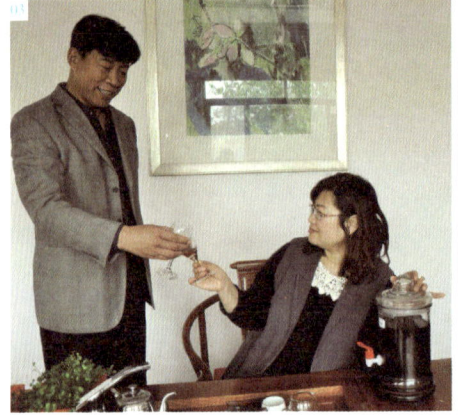
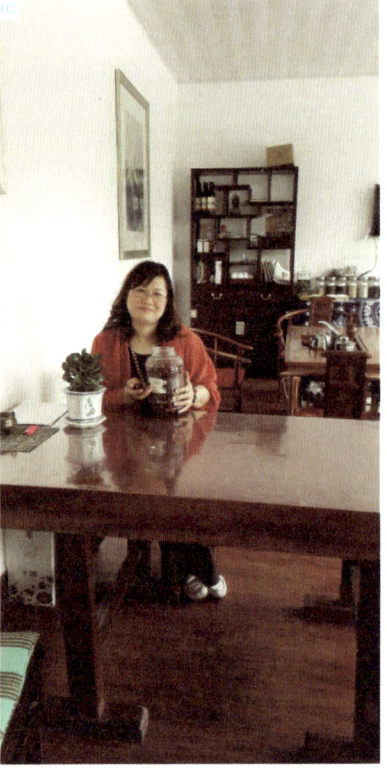
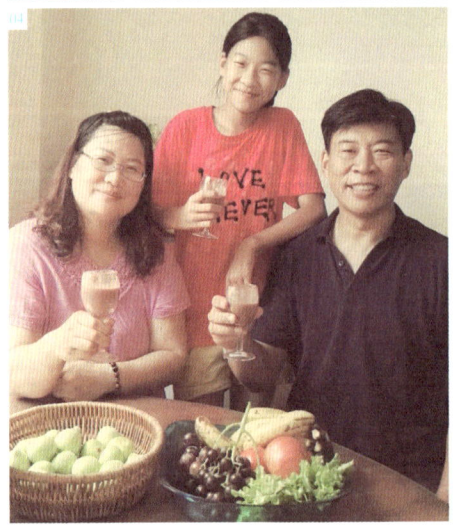

01　张洪光和刘英夫妇。
02-03　自己酿造的葡萄酒，天然、安全。
04　张洪光、刘英夫妇和女儿。

先生： 有一次，范老师和傅老师邀请我们去家里吃饭。在家里，负责买菜做饭的是傅老师，所以这次他带着我逛了一次菜市场。作为一个男人，在菜市场找到最好的菜，一般是不可能的。傅老师告诉我，买菜的时候要看根，根越长的，生命力越旺盛，生长周期越长，所含能量也会更多等等。这一下子刺激了我对买菜的兴趣，没想到买菜也有这么的大学问。以前我对买菜没兴趣，对做饭更没兴趣。但是自从发现了买菜的乐趣以后，我就有意识地陪太太买买菜，逛逛街，偶尔也会亲自下厨，做菜给全家人吃，这让我们的感情更好，相处得更和谐，家庭也更和睦。

傅老师做菜很用心，普普通通的一盘青菜，点缀几个芝麻粒，就特别有感觉，再加上精制的盘子，普通的一盘菜被傅老师做出了诗意，这让人更有兴趣去吃。特别是对于孩子，这样的饭菜更容易被他们接受。

夫人： 是的，对于孩子，要让他们接受健康的饮食，必须慢慢影响，不要想着一下子让他们接受。就像那时我女儿不爱吃粗粮，但是范老师告诉我，"你不要管她，她饿了自然会去吃，每天就做你要做的饭，不要去在意她，也不要去逼迫她吃。"结果后来渐渐地，我的女儿果然被我们影响了，开始接受粗粮，也形成了这种习惯。现在女儿跟我们一样采用健康饮食，与其他孩子相比，她不太容易生病，即使有点感冒，泡泡脚，喝点红糖水自己就好了。她现在才10岁，结果身高就已经到1.63米了，比同龄的好多孩子都高。

我的儿子现在在韩国留学，以前回来经常有很多同学邀请他出去吃饭聚会，回国那段时间几乎没在家里吃过饭。现在每次回来同学再邀请他，他都很少出去吃了，宁可在家里喝粥、吃糙米饭。因为他自己也发现，吃家里这种健康的食物，会让他的胃更舒服，也很少再胃痛了。后来他还很得意地跑到学校跟老师说，"我妈妈是养生专家。"呵呵，我并不是什么养生专家，但是因为这句话，我也要朝着这个方向去努力！

范老师寄语：

这对夫妻有很高的知识程度，本身又没有任何病痛，生活也过得很富足安逸，看起来好像不是需要我帮助的人群，其实不然。人是有高智慧的生物，会感应到什么是有益处的，什么是最需要的，什么是最好的。虽然他们并不是病患，甚至他们自认为很健康，可是仍然需要『自然舒食』来调整身体的频道，让健康和幸福更加长久。

先生：

现在很多人都开始注重健康了，但是并不知道自己该如何去做，需要有人来为大家指引一个正确的方向，需要有人来激活我们内心早就有的健康理念。而范老师和傅老师，就是可以带领大家走向健康的人。我常常翻范老师写的《食愈力》这本书，我真的特别尊崇这种食疗法！

其实生活当中"无处不养生"，一杯水或者一道自己做的简单的家常菜，实际上都可以养生。但是可悲的是，许多人却看不到，感觉不到。非要到外面的各种饭店，去吃有滋有味的、重口味的所谓"美食"。而"精力汤"就是把所有看似平凡的食材和水，变得不平凡的方式。

第一次在范老师家喝的时候，我根本喝不下去。虽然我喝惯了热水，而精力汤却是凉的，我的胃也不会有任何不舒服的感觉。后来身体自己就告诉我，精力汤真的是好东西！所以每次范老师做精力汤，我都会抢着喝，因为喝了对身体好，而且身心都觉得十分舒畅。

夫人： 我们遇到了范老师真的是很幸运！让我们提早意识到了健康的重要性，也了解了该如何让自己健康。最起码我的全家都受到了范老师的影响，改正了许多之前不健康的饮食和生活习惯，最显而易见的收获就是认识了范老师以后，4年了几乎没吃过药。就像我先生前段时间嗓子疼，他自己都很自觉地不再选择吃药，而是让我帮他熬点梨汤，打点精力汤来喝，结果很快就不疼了，这就是食疗的力量。

我希望每个人都能激发出自己内心深处的那种潜在的健康理念，然后再去影响身边的人，让更多的人重视健康，学会让自己健康。让别人去认可"自然舒食"的养生理念，要靠大家的智慧和理念，不能强制一个人马上就改变，应该去慢慢影响他。自己健康了，家人健康了，朋友健康了，所有人都健康了，那么我们所在的世界也会变得健康。因为肉吃得少了，油烟污染少了，化学洗剂用的少了，化学纤维服饰穿的少了等等，自然环境也会发挥它自己的自愈力，变得更加纯净、健康。

5

如何找到你的健康频道：
保持健康，
用健康的生活方式践行

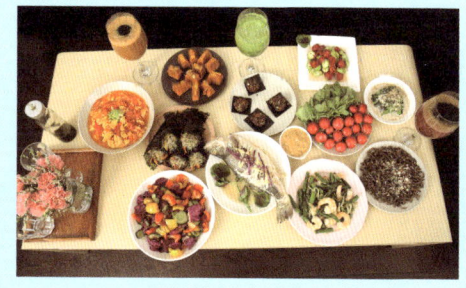

营养过剩 & 细胞隐性饥饿

你有没有发现，如今我们的生活的越来越好，标准越来越高，但是身体却越来越差？在我自己家的医院里就会发现，各种慢性疾病的患者越来越年轻化，一个个年纪轻轻就患了高血压、糖尿病甚至心脏病，更不用说其他头疼脑热的小病了。人们的体质越来越差，年轻人的身体反倒不如我们老一辈的，归根究底，还是跟"吃"有关——长期吃错了食物，让身体营养过剩，但细胞却在饥饿中！

我们现代人在吃的方面十分在意和讲究，大鱼大肉，山珍海味，还动不动就要"吃点好的补一补"，结果身体根本不缺营养，反而营养过剩。长期处于营养过剩状态下，肥胖只是一种很粗浅的表象，随之而来的将是"三高"及其并发症，如中风、冠心病、慢性肾病等，都是死亡率极高的疾病。如果继续发展，还将导致癌症。

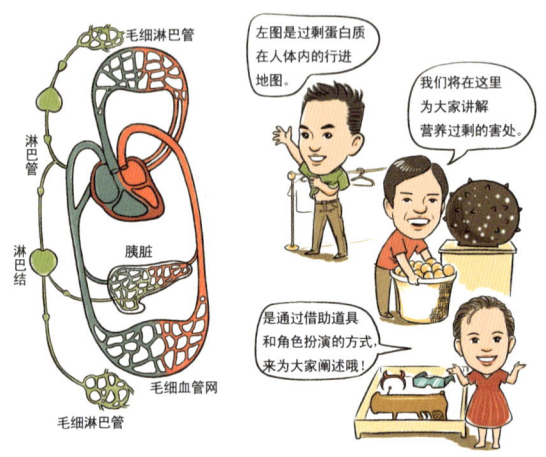

过剩的营养，主要包括蛋白质和反式脂肪。摄入的蛋白质，如果不能被我们的身体使用、消耗掉，就会存储在全身的微血管和动脉壁的基底膜中。如果仍继续摄入过多的蛋白质，就会不断地向基底膜中沉积，导致血管细胞受损且发炎。

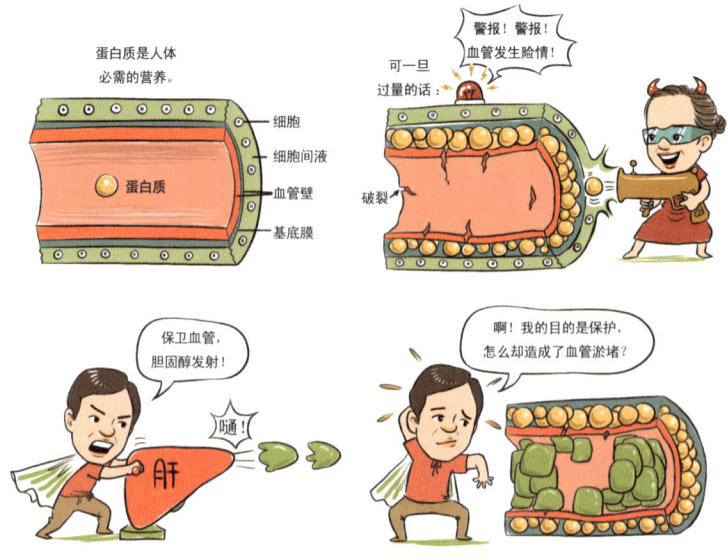

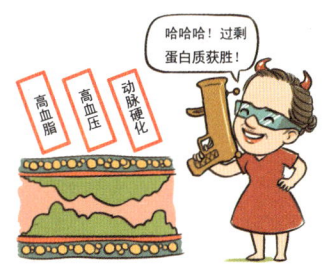
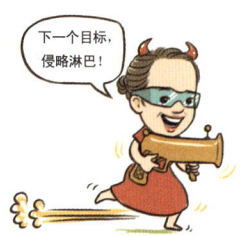

而我们的身体为了处理这些破坏和损伤，会让肝脏产生大量的胆固醇，附着于微血管和动脉壁的内部，以预防破损处的血块跑进血液中，引发心脏病或中风。这种身体的自我保护行为，导致了高血脂和动脉硬化，血压也就自然升高了。由此可见，通过饮食摄入的胆固醇，只占血液中胆固醇的 20% 左右，其余的 80% 都是由身体自己产生的。

此时，如果再继续进行高蛋白的食物摄入，基底膜承载不了那么多量以后，蛋白质就会跑出去，跑到淋巴系统且被其吸收，作为垃圾清除到体外。但如果继续摄入，淋巴系统根本来不及清理如此之多的垃圾，就会沉积到淋巴系统中，而这些沉积物一旦也占满淋巴系统，就会重新回到血液中，流向各个器官，这时，

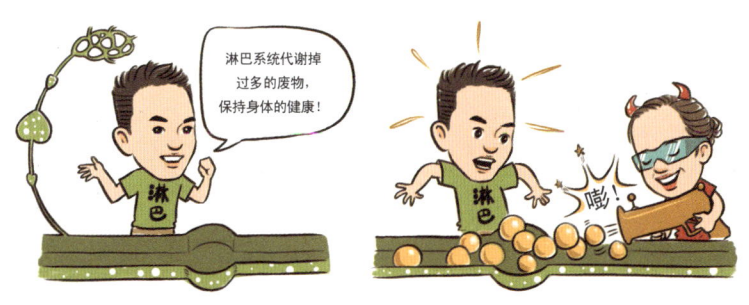

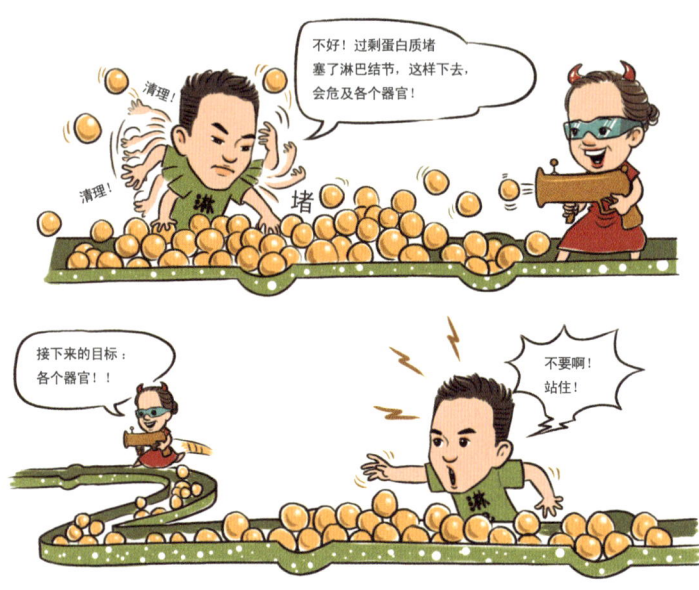

身体的排毒机制就出现了问题。

这些垃圾来到各个器官,就会开始堵塞器官的细胞膜,阻止它的呼吸作用和营养的输送,从而导致细胞缺氧且缺乏营养,产生多种病症(如胰脏细胞缺氧,就会降低其功能,导致糖分代谢出现问题,从而导致高血糖)。如果细胞缺氧且缺乏营养严重,它为了让自己生存下来,会想尽办法(类似于生物的进化),最

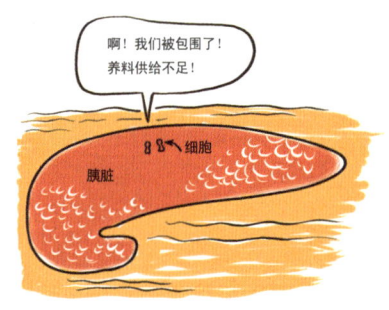
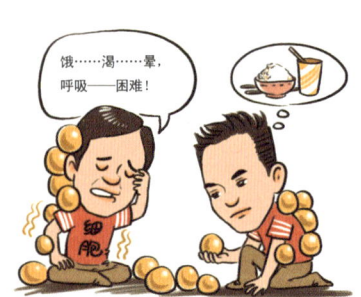

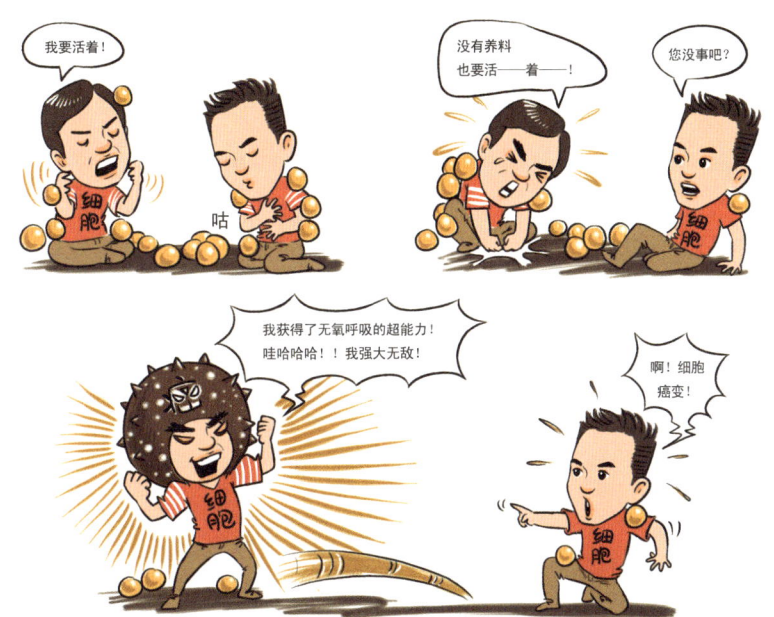

终只能转换为不需要氧的癌细胞,这就导致了肿瘤和癌症的发生。而大量摄入反式脂肪,它会包裹住细胞膜,使细胞缺氧,同样会导致各类疾病和癌症。

我们每个人细胞缺氧的程度不同,所处的身体频道也不同,以健康为标准来说,身体可以分为三个频道:"健康""亚健康"和"生病"。亚健康和生病的人想要调整到健康频道,就要减少蛋白质,特别是动物性蛋白和反式脂肪的摄入,甚至完全不摄入。

健康的频道

所谓健康也只是一个相对的状态,没有谁是完全健康的。所以,为了保持这种健康状态,并调整潜在的不健康威胁,需要在

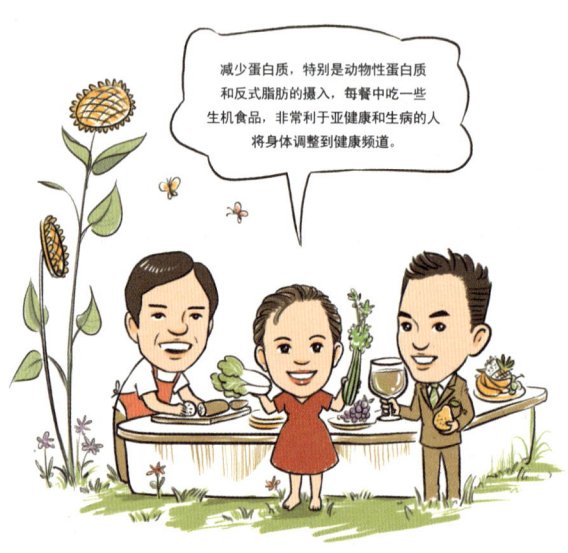

饮食中适当地加入生食，每日选一餐，或每餐中吃一些生机食品，适当增加水果的分量。保证每天都喝精力汤，甚至可以偶尔选择某个假期进行100%的生食，排排毒。

亚健康的频道

亚健康是一种临界状态，处于亚健康频道的人，虽然没有被诊断出明确的疾病，但却出现了比如精神萎靡、适应能力和反应能力下降等症状，如果这种状态不能得到及时纠正，非常容易引起心身疾病。所以，应把生食的比例提高到50%~80%，让体内的毒素排出去，让营养和植物生化素帮助我们恢复健康。需要注意的是，不要勉强自己一下子就达成目标，逐渐增加饮食中生食的比例，让自己的身体慢慢适应，并仔细体会身体的变化。

生病的频道

如果已经得了疾病,就必须在短期内调整自己,要赶快进行100%生机饮食,若只能做到80%的生机饮食,须再配合排毒法,相信很快就能看到身体的改变。

扫二维码,观看更多精彩内容

救命的食物

由所有生机饮食专家加上我自己多年的经验来看，天然食物充满了能量，它们能够创造奇迹。我自己的腰酸背痛、曾患的各种可怕的疾病，都是通过食物治愈的。所以，我们每一个家庭里负责烹饪的人，就是掌握家里所有人生杀大权的专属医生，而厨房就是我们的药房，我们常吃的蔬、果、谷、芽就是我们的"救命良药"。

珍贵、神奇的"植物生化素"

早在1995年，就有许多医学研究表明，蔬果真的具有预防疾病、防止衰老、治疗疾病的作用，而起到如此神奇功效的关键，就是藏在纤维和种子里面的珍贵物质——"植物生化素"。

植物生化素（Phytochemicals）也被称为植化素，是刚被发现不久的一种天然化合物，是天然食物的色素，人体自身无法产生制造它，所以必须从蔬果等食物中摄取，如大蒜中的蒜精，西红柿中的茄红素，蓝莓中的花青素、胡萝卜中的 β 胡萝卜素等等。我们习惯的饮食方式是把蔬果的皮和籽丢掉，可植物生化素往往大量地储存在天然食物的表皮、果核和种子中，这是多么大的浪费呀！殊不知它们才是真正能让我们健康长寿的大自然的恩赐。

植物生化素广泛存在于各种植物中，目前已知的仅有 4000 多种，它们的功效还在不断地被探索、挖掘出来。目前，植物生化素已被证实的几大功能有：

- 提升人体免疫力
- 诱导细胞良性分化
- 抑制血管增生
- 促进细胞代谢
- 极好的抗氧化功能
- 抵抗癌细胞增生
- 有植物性类激素的抵抗作用
- 丰富的膳食纤维能降低致癌物的影响

表 5-1　12 种常见救命食材及所含主要的植物生化素

食材种类	名称	生化素种类	功效
调味料类	大蒜	蒜素	杀菌保健，降低胆固醇合成，预防动脉硬化，保护心脏和血管
		硫化糖胺	稀血，预防肠、胃、乳房、前列腺等癌症
	姜母、姜、姜黄	姜黄素	预防细胞发炎、关节炎、癌症，防止血管增生，防止中风
		姜油醇	促进血液循环，让肠胃及内脏器官活络，增加食欲，降低血压，罹患心血管疾病
蔬果类	西红柿	茄红素	保护细胞不受伤害，修复受损细胞，防癌抗癌
	胡萝卜（含有高达490多种植物生化素）	β胡萝卜素	支持免疫系统功能，帮助健康细胞成长，防止自由基破坏细胞膜，防止DNA变异，减少患癌概率，降低坏胆固醇
	甜菜根	叶酸 B_8	激发胰岛素分泌，强化葡萄糖分配，帮助消化
		甜菜碱	加速胆汁分泌，帮助疏通肝血管堵塞
	芦笋	叶酸	预防流产，胎儿畸形及先天性神经管缺损等
	芹菜	芹原因素	扩张血管，降低血压

（续表）

食材种类	名称	生化素种类	功效
蔬果类	莓类（草莓、蔓越莓、黑莓、覆盆子等）	莓酸	抗癌，防止细胞变异
		花青素	防止心脏病、血管氧化
		鞣酸（单宁酸）	防止尿道炎
	樱桃	回夏醇	可活化长寿酶，延长寿命
		紫苏素	溶解肿瘤
		黑激素	改善眼睛疲劳，修补细胞，帮助睡眠
	枸杞	多糖体	增强非特异性免疫，增加抗体细胞数量，防癌抗癌
种子类	亚麻籽	基本油酸（omega-3、omega-6、omega-9）	防止心脏病及癌症，降低胆固醇、血脂、血糖，防止脑部退化，预防掉发、皮肤干涸
		木质素	防止肠癌、乳癌及前列腺癌
	芝麻	芝麻醇	防止自由基破坏，减少自由基数量

认识我们身边的"超级食物"

"超级食物"是天然、纯净、无污染，浓缩了大量的营养，还有益身体健康的食物。"超级食物"虽然不是药，但却含有一些天然的化学成分，可以起到药物的作用，因此它也可以称得上是"天然的药物"，这也就是中医所讲的"药食同源"。

"超级食物"的讲法源自于国外，在很多年前就已经风靡欧美、日韩等国家以及中国台湾、中国香港地区，受到了各路媒体的关注，甚至在许多国家还设有专门的"超级食物专卖店"。当地的主妇坚信"超级食物"可以让全家人获得健康。令人遗憾的是，"超级食物"在中国大陆却刚刚被人们所知。

李开复在确诊患有淋巴癌后，在微博中分享："#14种超级食物，改变你的一生# 老人常说病从口入，其实我们每次吃下去的东西都会或多或少影响着你的健康。推荐一篇文章给大家，介绍了14种就在我们身边的超级食物，要知道不管你现在多少岁，开始注意饮食，永远不嫌晚。"此后，他便成为了"超级食物"的忠实粉丝，与癌细胞做着顽强的抗争。

国外研究证明，选择"超级食物"可让患有亚健康、现代文明病甚至癌症的概率降低30%~50%。"超级食物"能让我们每天都摄入均衡、充足的营养，代谢掉体内多年积聚的陈年垃圾，排出毒素，调节各项身体机能，激活身体的自愈能力。除此之外，"超级食物"中的许多物质（如植物生化素、酶等），本身就具有保健、治病的功效，比如：

- 抗癌症、抗肿瘤
- 抗过敏、改善体质，增强免疫力
- 预防心脑血管疾病
- 平稳血糖
- 降血压、血脂
- 降低胆固醇
- 消除各类炎症
- 保肝护胆健肾
- 健脑，预防老年痴呆症
- 美容养颜、延缓衰老

不管你现在几岁，现在就开始"自然舒食"，永远都不嫌晚，"超级食物"会让我们更快地获得健康。所以，我和家人在打精力汤的时候，一定会加入超级食物，来增强精力汤的效果。我们常见的超级食物有哪些呢？

螺旋藻粉

螺旋藻是一种弱碱性食物，螺旋藻细胞内的钾离子含量较高，能促进有氧代谢，从而起到提高免疫力，增强身体抵抗疾病的作用。螺旋藻中还富含的大量藻蓝素，可以起到调节脑垂体、肾上腺素、性激素分泌的作用，从而可以明显地延缓与遏制人体衰老的进程，推迟老年人大限的到来。另外研究发现，螺旋藻中含有促乳酸菌和促双歧杆菌的生长因子，促进乳酸菌和双歧杆菌大量生长繁殖，乳酸增多，对清宿便、美容养颜可以起到很好的效果。因此，螺旋藻粉特别适合生病的患者、肝脏代谢不好的人群、公司白领与亚健康人群食用。

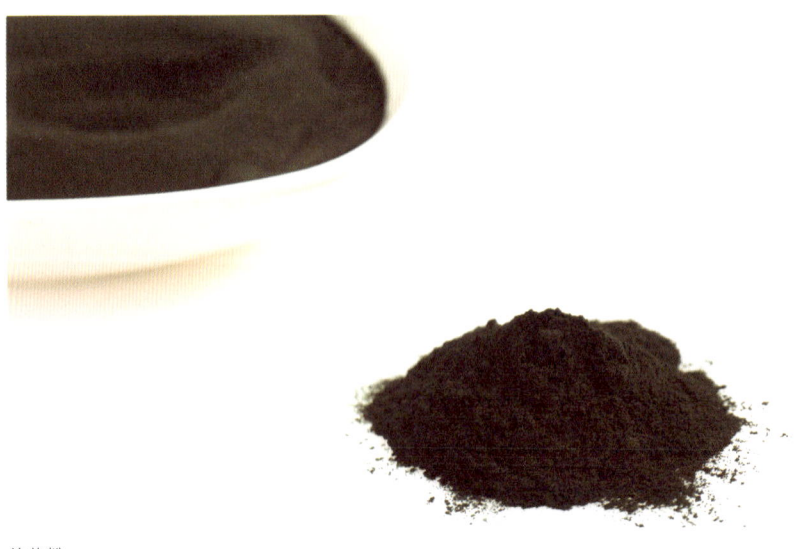

姜黄粉。

姜黄

姜黄不是姜,但同样有驱寒暖身,改善虚汗体质的功效。而姜黄中姜黄素的含量要比姜高出15倍,其植物化学素是其他一般蔬菜的几十倍到几百倍。因此,它驱寒的功效更好,能有效消除畏寒、宫寒痛经、行经不畅、腰酸胃寒、手脚冰冷、关节疼痛等寒症。印度人常吃的咖喱中,就含有姜黄粉,因此印度几乎没有体质虚寒的人。除此之外,它还能预防细胞发炎及癌症、促进末梢血液循环、止痛、消炎、改善老年痴呆症及肌肉萎缩。

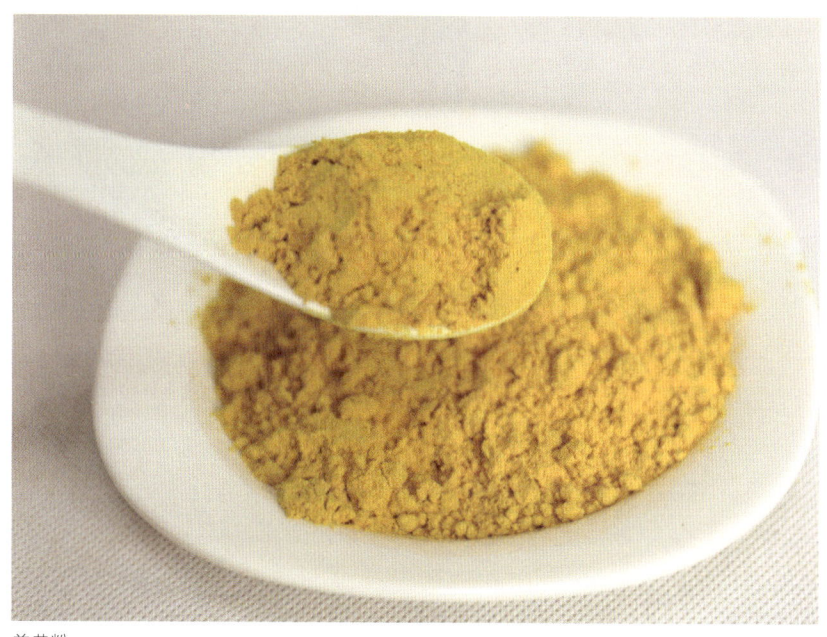

姜黄粉。

葫芦巴

葫芦巴是世界公认的平衡血糖最厉害的武器之一。葫芦巴中富含的特殊纤维素，能有效减缓糖分的吸收速度，避免饭后血糖急速升高，并能使胰岛素恢复正常功效，进而使血糖趋于平衡，预防多种糖尿病并发症的发生。另外，其中的可溶性纤维，还能在胃部形成保护膜，起到养胃护胃、平衡血脂的作用。

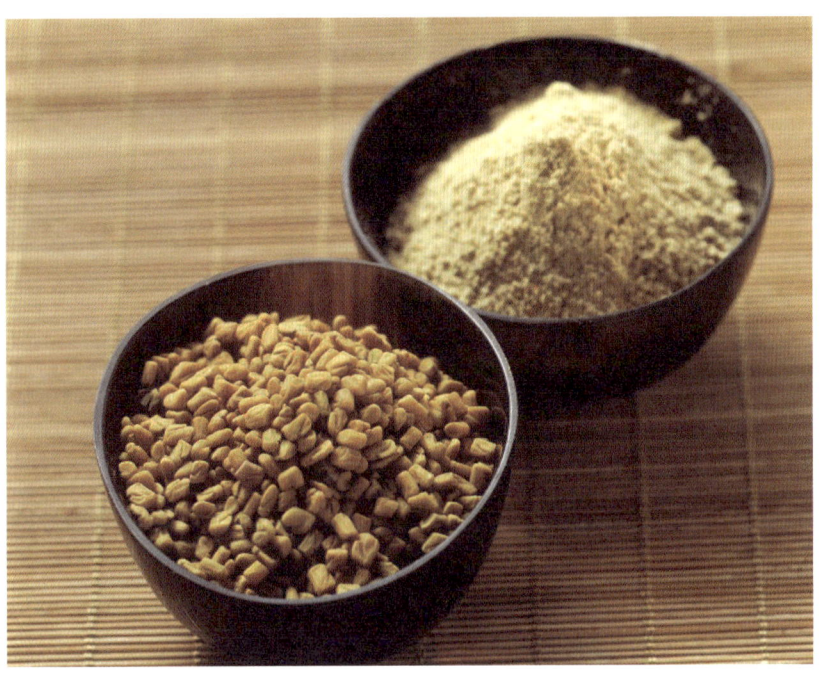

葫芦巴粉。

蔓越莓（小红莓）

蔓越莓是一种天然的保健水果，早期仅仅作为英国皇室的贡品，平常百姓是吃不到的。目前也只能在美国北部、加拿大等地生长，所以十分珍贵，被称为"北美的红宝石"。蔓越莓中含有丰富的花青素，具有很强的抗氧化作用，其杀菌、消炎、抗病毒的功效更是不可忽视，对女性尿道炎、膀胱炎、阴道炎、各类细菌感染等泌尿系统疾病具有显著的防治效果，所以它还被称为"天然的消炎药"。

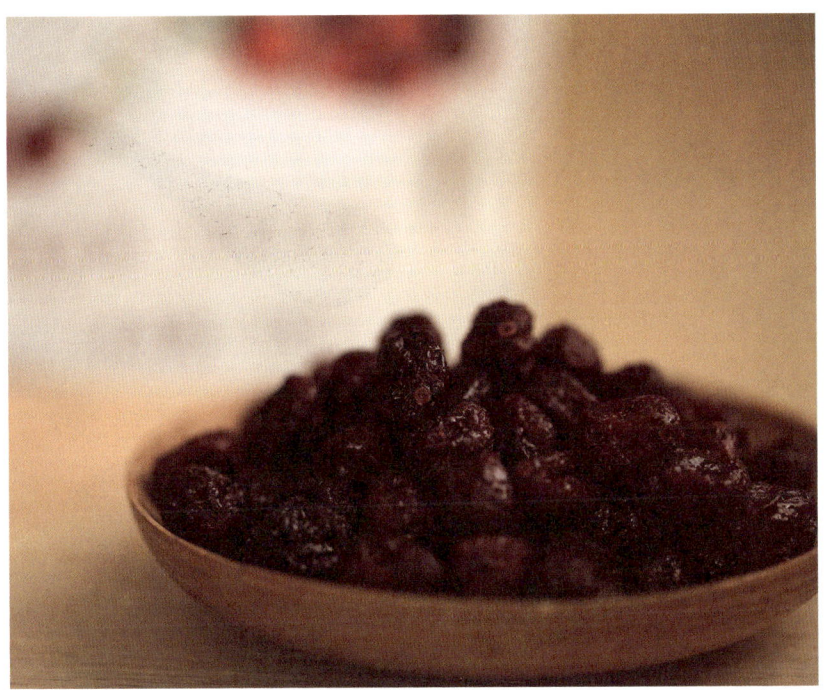

蔓越莓干。

甜菜根粉

甜菜根是生机饮食界的明星。在欧美,甜菜根的地位相当于中国的灵芝,是"血液病的克星"。其富含的自然红色维生素 B_{12} 和铁质是天然的补血营养素,能促进血液循环,使气血充足顺畅、面色红润,在脸上形成"天然的腮红",是女性(特别是经期)和素食者的天然保健饮品。其中的甜菜碱,可抗肿瘤、预防脂肪肝、降血压。甜菜根粉很容易受潮结块,厂商为避免结块多加抗凝结剂,而我只要看到会结块的甜菜根粉就很高兴,因为这是天然的。

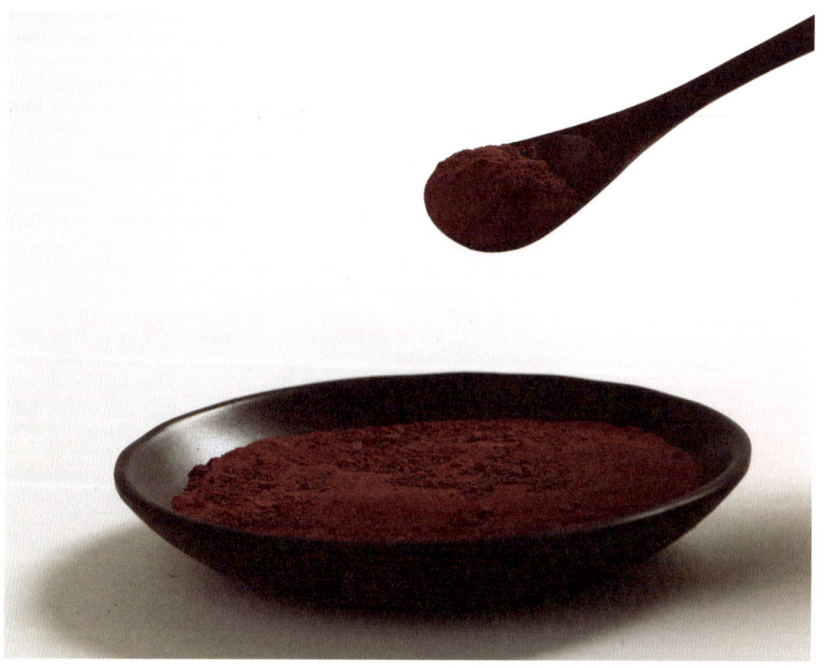

甜菜根粉。

大麦苗粉

大麦苗是天然的弱碱性食物,被称为"天然的绿色血液"。对于抽烟、喝酒、常熬夜、常外食、长期服药的朋友,能有效地解除肝毒,促进新陈代谢以及细胞废物的排出。其中所含的膳食纤维、蛋白分解酶、叶绿素、抗氧化酶等能有效消除自由基、分解多种农残的危害、润肠通便,还能预防炎症,促进蛋白质吸收。风靡了很久的"青汁"就是大麦苗榨成的汁。

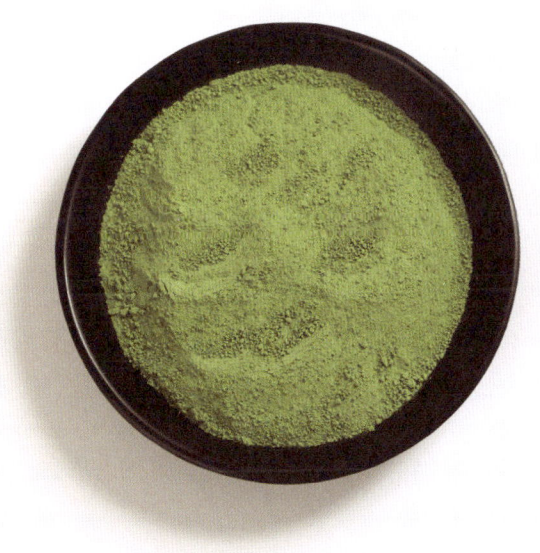

大麦苗粉。

益生菌

我们的肠道及体表栖息着数以亿计的细菌，其种类多达400多种，重量有两公斤。其中有对人有害的，被人们称为有害菌；也有对人有益的，被称为有益菌（即益生菌），比如酪酸梭菌、乳酸菌、双歧杆菌、嗜酸乳杆菌、放线菌、酵母菌等。益生菌能补充肠道中的有益菌，促进肠内细菌群平衡，恢复正常肠道酸碱度，抑制肠内腐败物质的产生，保持肠道机能的正常运行。另外，益生菌还具有提高人体免疫力，预防癌症、抑制肿瘤生长，降三高等作用。

五谷杂粮才是身体需要的粮食

我们常吃的白米、白面其实并没有多少营养，还会使体质变成酸性，增加肝脏负担，从而导致身体出现很多的问题。白米和白面，是已经去掉了种皮、谷皮、胚芽的经过精加工食物，所剩的营养成分不足全部稻谷的5%，是不能发芽的死了的食物。所以，把我们的主食换成糙米、燕麦、小米、黑米、黄豆、黑豆、薏仁米等五谷杂粮，不仅能吃到谷豆全部的营养，混合一起吃，还可以将营养搭配的更均衡。

许多人认为，肠胃不好的人不能吃粗粮，其实并非如此。粗粮含有丰富的不可溶性纤维，只要吃得对，不仅不会伤害肠胃，还会调理肠胃功能，帮助消化，平衡胃酸。比如，用破壁调理机将它们打成"五谷精力汤"就是不错的选择，不仅可以更充分地吸收五谷的营养，还可以打碎纤维，减少肠胃负担。

另外，将糙米发芽蒸煮，做成发芽糙米饭也很棒。发芽糙米饭不仅富含大量的维生素和矿物质，还含有对人体十分有益的GABA氨基酸。GABA氨基酸是最好的平衡人体酸碱值的营养素，并具有很多神奇的功效，它不仅可以预防心脑血管疾病，还可提高大脑活力，抗癫痫，促睡眠，美容润肤，延缓脑衰老，降血压，改善肾机能，预防脂肪肝及肥胖症，活化肝功能，调节免疫功能，可以称得上是"万能的营养素"。

这么多对身体有帮助的食物，我们不好好利用岂不可惜？但是，仅仅是会吃也是远远不够的。由于我们的身体已经受到不好的食物及环境的污染，积累了很多的毒素，而这些毒素会阻碍我们摄入好的食物所提供的营养。所以，我们也要学会身体排毒和体内环保，让干净的身体更好地接受食物的治疗。

扫二维码，观看更多精彩内容

排出体内的毒素

我、我先生，还有我们身边所有的朋友，身体出现这样或那样的病痛，归根究底，问题还是出在了"吃"上。任何不能消化利用、本应排出体外的物质积存在体内时，就会造成身体的负担，长期累积就导致了慢性"中毒"，不仅会直接侵害身体，还会让细胞发炎，引起各种疾病。这些不能消化、利用的物质包括过剩的营养（如蛋白质、脂肪、碳水化合物、矿物质）、新陈代谢产物（如胆固醇、尿酸和其他有机酸），以及一些人造产物（如空气污染物、色素、防腐剂和人工香料）等。

现代社会，毒素真的是无处不在！乍听之下一定让人惊讶，但你是否想过，我们每天喝的水，吃的食物，生病时服用的药物，甚至是呼吸的空气，都可能是造成体内毒素累积的元凶！所以，要保持身心健康，排毒很重要！排毒对于我们来说，应该是人人都该具备的基本常识，并非重病患者或是癌症病患才需要排毒的。排毒应该变成生活的例行公事，因此我们一定要对排毒有所了解与认识。

我们的身体就像一部精密的机器，所有器官紧密的联结、运转，其中，有不少器官更是担负着排泄的功能，协助将体内的废物排出。

肝脏

肝脏是人体重要的解毒器官，它可以代谢出人体自行产生的废物，以及各种毒素。

皮肤

皮肤是人体最大的排泄、呼吸器官，能通过排汗方式，排出许多的体内废弃物。

淋巴系统

淋巴系统是人体的循环系统之一，主要作用是通过体内各处流动的淋巴液，将毒素、废弃物等回收到淋巴结，再被过滤到血液中，接着输送至肝脏、肾脏、皮肤等器官，等着被排出体外。

肾脏

肾脏最大的功能是将血液中的毒素、废弃物滤除，并在排尿

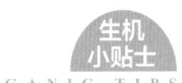 **测测你有多需要排毒**

请标记符合自身状况的选项，勾选越多则表示越需要排毒喔！

☐ 一个礼拜运动不到三次，每次不足半小时

☐ 有抽烟、喝酒的习惯

☐ 常熬夜、睡眠不足

☐ 工作时间过长，常需要加班

☐ 曾经罹患过乙肝、丙肝，或是带原者

☐ 长时间服用慢性病药物

☐ 工作环境污染源较高

☐ 饮食过度精致、油腻，常暴饮暴食

☐ 工作压力大，常感到紧张、急躁

☐ 较常接触汽车等排出的废气

☐ 常憋尿、有便秘困扰

☐ 不喜欢喝开水，爱喝含糖或碳酸饮料

☐ 身体肌肤容易长小疙瘩或肉疣

☐ 火气大、口臭

时它们排出体外，此外，肾脏也是维持体内水分和钾、钠平衡的重要器官。

肺脏

人体每天吸入的空气都会先送入肺脏中，也会通过呼气，再代谢出体内与肺中的废弃物。

大小肠

食物残渣与油脂会在肠道内吸收分解，由于在粪便的产生过程中，也会连带滋生细菌，若不能及时排便，就会让肠道内细菌增生，并产生废气。

我们的脏器每天都要负责努力地帮我们把毒素清出身体，但是，由于环境、饮食、情绪等种种的不良因素，导致摄入的毒素已经超出了它们能够承受的清除量，这就需要我们通过改正饮食作息等生活习惯，短期断食，积极调整心态等方法帮助身体排毒。

在正常情况下，身体会设法将过剩的营养和废物借着大肠、肾脏、肺和皮肤排出。有时还会借着"小病"，如流鼻涕、咳嗽、痰、泻肚子、呕吐、发烧、皮肤红疹等，对这些积存的废物进行大清扫，得"小病"时没有胃口，即是身体大清扫的反应，就像存货还没清除不能进新货一样。在毒素排出体外的过程中会产生很多不适，如头痛、头昏、疲倦等，这都是身体逐渐好转的现象。

我们每天进食三餐，最好每天也能保证有三次排便。这时你是经常处在排毒管道非常畅通的状况之中，就不太需要断食排毒。但是若你还没有做到每天有三次排便，那断食排毒就是你一定要列入生活习惯里的一件大事。这就好像我们的家每年都要进行大扫除一样。

当你大扫除的时候，你会发现清理排油烟机、擦玻璃和整理衣橱的方法是不同的。所以，当你要排毒时，也要根据身体的不同器官而采用不同的方法。当然大家在看不同书籍的时候会看到各种各样的方法，这就需要大家明智地抉择了，就好像每个人清理排油烟机的方法也不尽相同一样。

下面，我就向大家分享几个我和家人常用的排毒方法。

皮肤排毒——干刷皮肤

每天洗澡前，用天然菜瓜布或天然海绵由脚或手开始往腹部的方向干刷（记住不是由腹部往上或往下刷，也不是原地来回刷），一直刷到皮肤发红为止。请相信，干刷过后皮肤已经很干净，不必用肥皂，直接用除氯热水冲。冲干净后，改用冷水冲 30 秒，再用热水、冷水交替各冲 2 次，每次 30 秒，最后必须以冷水结束，擦干身体，此时你会感到身体越来越暖。假如你是用热水结束，擦干身体后，你的身体会感觉越来越冷。这种洗澡的方式被称为三明治洗澡法或冷热水交替洗澡法。若长期使用这样的洗澡方式，不但免疫力会提升，并且冬天不怕冷，夏天不怕热，也就是说，你的耐受性也提升了。注意，练习这种洗澡方式，最好从夏天开始，冬天的冷水对初次尝试的你来说太冷了！

肺排毒

在海边或森林里散步、做深呼吸是肺排毒的最佳方法。选择空气新鲜的地方步行或快走，特别是在上坡处可以增加肺活量。最好每天做半小时的深呼吸运动。但若没时间到上述空气清新地方，在家中仍需做深呼吸。深呼吸对健康的帮助特别大，常深呼吸可以让脑波平静下来，很容易达到深度冥想状态。在这种状态之下，身心非常容易得到自我修护。

肝排毒

除了每天要多吃生机饮食、不吃油炸食物、不用油炒菜，改用水烫之外，还要避免各种反式脂肪和酒精的摄入，多使用亚麻油等对身体有益处的健康油。增加高植物蛋白（蓝藻是最佳的选择），尽量少摄入动物蛋白。

肠排毒

增加生机饮食的比例，多摄入高纤维饮食，同时还要多喝水来防止便秘。此外，自己动手做酸奶或直接服用益生菌也是不错

自制酸奶

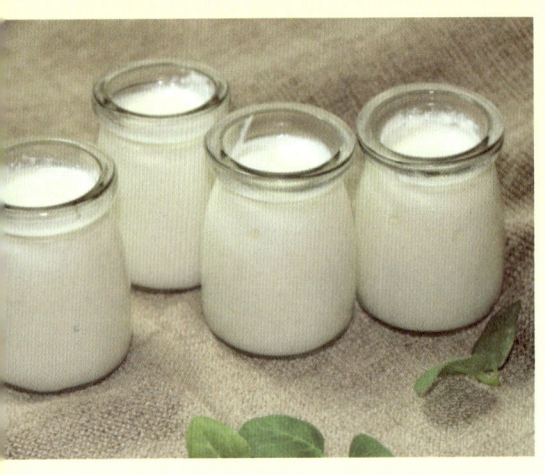

材料 全脂牛奶或黑豆奶1000ml、活性益生菌3g。

做法
1. 将1000ml的全脂牛奶或黑豆奶加温至42~44℃。
2. 放在容器内,加入一小匙(3g)活性益生菌,搅拌均匀。
3. 静置8~10个小时后,牛奶会自动结块成型,自制酸奶就完成了。放置冰箱冷藏风味更佳。

的方法，能够补充肠道的有益菌，调整正常的肠道细菌生态，并且能防止病原菌附着肠道，提升肠道免疫系统，帮助分泌胆汁排除毒素。长期便秘的朋友，我建议尝试咖啡灌肠或益生菌灌肠，这对清除肠道内的垃圾毒素非常有帮助。

全身性的排毒——断食法

"断食"是我最想推荐的一种排毒方式，其实它就是一段时间内不吃食物。当人或动物在生病或痛苦时，会失去食欲而不想吃东西，这是身体不愿意再制造老废物、累赘物和酸毒物等病原物质的防御反应，也是自然治疗的本能。"断食"可能是全宇宙最古老的一项与食物有关的治疗技巧。

在动物的大千世界中，没有医院、没有医生，治疗疾病全靠断食。动物生病或受伤时，在病情、伤口未能痊愈前，也绝不进食，它们会找一处既可保暖、防风雨，又能让精神保持平静的隐蔽场所，好好静养并断食。如此，不用药物及手术即能恢复健康，这也是大自然赋予的独一无二的治疗方法，其实人亦如此。

表 5-2　断食与挨饿的区别

	断食	挨饿
选择	自动的，出于个人的选择	非自愿的
心态	目标明显	内心深处认为这是错误的
结果	审慎进行，功效卓著	感觉痛苦、愚昧

断食后，体内多余的脂肪转化为热量，供给生命的重要脏器，包括脑、心脏、肺脏、内分泌、肝脏、造血器官等使用，而蓄积的"老废物"或"有毒物"则被血液、淋巴液吸收，从肾脏、皮肤排泄出去。同时，身体会从"病变组织"，如肿疡、水肿、浮肿等这些本来并不存在于健康体内的异质组织（疾病）中取得蛋白质，供给生命的脏器以补充营养。病变体中的蛋白质被抽取后，既可营养重要脏器，也可使该部位疾病消失，这称为"自家溶解"，是治疗严重疾病的过程之一。

我们可由断食者所排出的尿素（蛋白质代谢物）量减少中得知，断食进行的过程中，正常组织和重要脏器是不做蛋白质分解作用的。断食初期会排泄大量的水分，体重会很明显地减轻，随后体重减轻趋缓。断食过程中，体内所有器官"休假"，脉搏的跳动减少，体温也会降低，各脏器的淤血得以排出，白细胞增加，免疫力进而提高。

断食有两种方法，水断食和蔬菜汁断食。

水断食

每天只喝好的泉水或过滤生水，就叫水断食。水断食可以让积存体内的毒素排出，一般人水断食一至三天都可以，最好在有经验的人指导之下执行。如果可行，最好每隔一段时间就做一次水断食，好让消化系统休息一下。

需要提醒大家的是，我们身体内储藏着像农药、杀虫剂、有毒重金属、化学药物等，它们通常躲在人体最不危险的地方，即人体脂肪内。断食期间，脂肪被分解，藏在里面的毒素被释放出来流入血液，因而产生毒血症，造成危险。长期水断食，不但体内的污染物会继续增加（毒素继续释放），也缺乏提供神经系统继续运作所需的矿物质。因此，只有身强力壮者，才能抵受三天以上的水断食。

蔬菜汁断食

每天只喝新鲜的蔬菜汁，就叫蔬菜汁断食，以采用无污染的有机蔬菜汁最为理想与有效。蔬菜汁进入人体，可作为体内脂肪分解时释放毒素的缓冲剂、稀释剂。菜汁中所含的矿物质是较强碱性的物质，对平衡酸性食物（如高蛋白、白面粉、白糖等）很有帮助，若能配合一些运动则更有效果。不同蔬菜汁具有不同的断食效果，你可根据断食目的来决定蔬菜汁的组合。你的断食经验将教会你下次如何断食会更有效，而且你将从此学会定期利用蔬菜汁断食法来改善你的健康。

喝完甜菜汁，只有大小便会变成红色，其他的如汗水、口水、眼泪、鼻涕、皮肤不会变红色。这表示蔬菜汁的色素能够经过肝脏的屏障，以及肾脏排出来，说明它的色素分子非常小，能够制造癌细胞无法生存下去的环境。

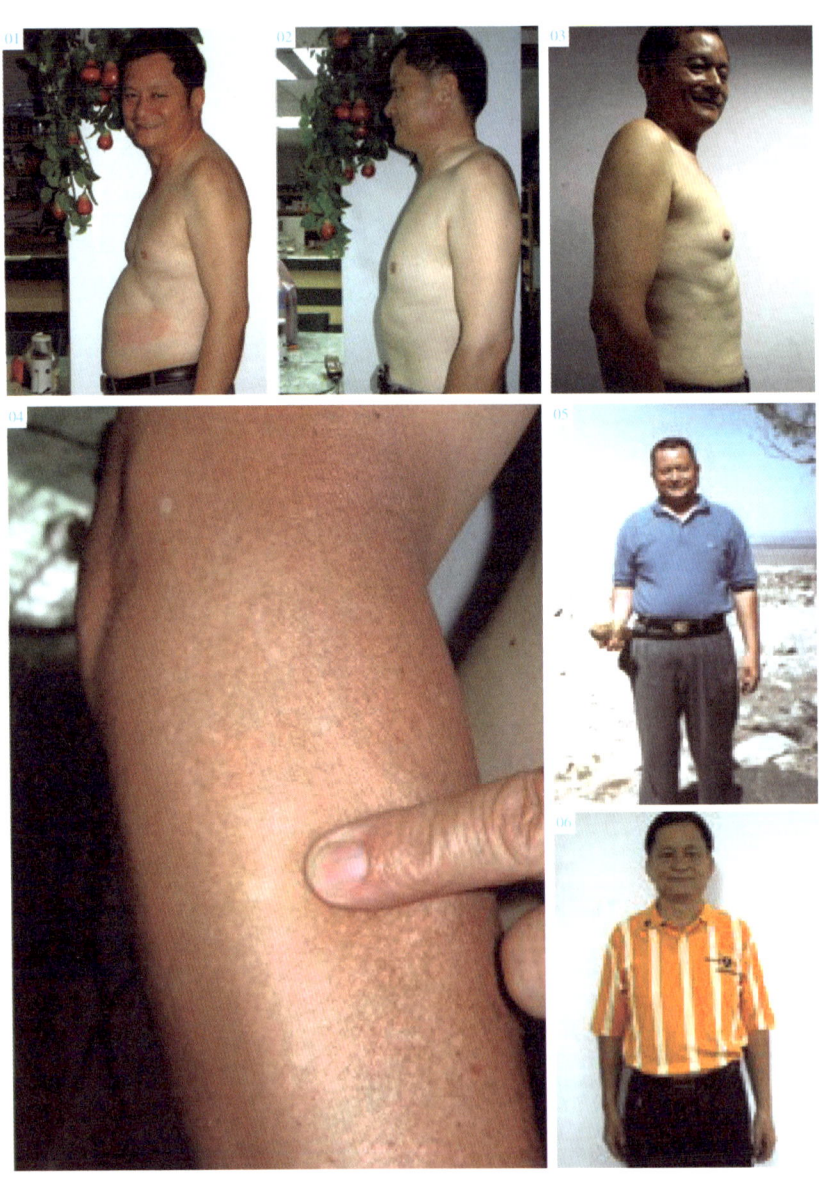

01 断食第一天。 02 断食第十二天。 03 断食第十四天。 04 断食后原来胳膊上的黑斑脱落变白。 05 过去90kg。 06 现在65kg。

天然色素留在肠的黏膜比较久，它能包住大便，使大便不摩擦肠道。天然色素还会使得肠中的比菲德氏菌变多，它能分泌酸性物质，让肠黏膜变得比较活跃，使坏菌更不容易存活。蔬菜汁像是一把无形的手术刀，渐渐地，你会发现放屁不会臭，息肉也不见了。除此之外，喝蔬菜汁还会使大脑的感知力变强，预测力提高，头脑异常清晰。

现在，我们对两种断食法有了初步的了解。但是断食也是需要方法的，如果方法错误，对身体不但无益，反而有害，有时也十分危险，最好有专家指导。那么，我们应该如何进行科学、安全的断食呢？

减食、复食期很重要

进行断食之前，最好先有一段减食期。断食完毕，也要有一段复食期，此期间先以汤汁（如米汤或果菜汁）开始，再慢慢地增加固体食物，否则肠胃不适应，会造成腹胀难忍的痛苦。大致原则如下：

- 在一星期内，将食物由繁化简，由熟食转为生食。
- 吃越多的鱼、肉、乳类、白米或白面类的食物，减食期就须越长。
- 自由一点地调整减食期、复食期，因为你的身体与大脑会告诉自己是否可以开始断食了。

- 减食、复食期与断食期间,水果与蔬菜要分开吃,最好能分隔三小时食用,因为消化两者的酵素与过程均不相同,但若打成精力汤则无此禁忌。

- 避免食用让胃肠负担重的食物,可用蔬菜或蔬菜汁取代。

断食的做法

断食的天数(大概标准)

O环测试是用来决定最适合自己调整体质天数的最佳决定法。因为自己是最了解自己的,而且自己绝对是自己最好的医生。

表 5-3 断食的天数与目标、目的

断食天数	完成目标	目的
五至七天	清除消化系统毒素、排宿便	身体的修养与再生
十至十四天	清除循环系统毒素、尿液透明	净化血液、治疗难症
三十天以上	与自然融成一体感	洗涤心灵、治疗难症

断食的细节

- 一日断食,由前一天晚餐后(食量比平常减半,最好19点以前用餐完毕,或仅吃蔬菜汁),直到第二天晚上,第三天早餐结束，大约是三十六小时。也可配合双休日做两天断食。

- 多日断食，需由专家或经验丰富者指导，他们对排毒反应较能理解，懂得如何处理。
- 多到户外活动筋骨，做柔软体操、深呼吸、散步。
- 以轻松、舒缓的心情度日。
- 保持精神上、情绪上的安定。
- 保持心情愉快，不要愁眉苦脸。
- 保持室内通风良好，氧气充足。
- 就寝前，开窗让新鲜空气对流，有益于体内净化作用，但为了避免身体过寒，睡觉时要盖被子。
- 冬日断食，要注意保暖。初次断食者尽量不要选择在冬天进行，断食若遇风寒会伤身体，过冷会抑制排泄，增加断食者的不快，及加速体内热量的耗费。
- 断食期水的质量非常重要，每日喝 3000ml 以上的好水（高质量、高能量的矿泉水等）。
- 洗澡前，先用自然植物纤维刷子干刷全身。
- 大小便后，以清水清洗排泄器官。
- 衣服穿纯棉、纯麻质料，通风吸汗。
- 祈祷风调雨顺、世界和平、人民安乐。

断食期间禁止事项

- 除了解毒保健食品外，停止服用其他一切药物。
- 不可做过度耗体力的劳动。
- 避免思及饮食和计划断食后吃些什么。
- 不看电视。声音浪费体力、破坏平静，电波又会干扰能量。
- 做日光浴，以吸收太阳能量，但避免阳光长期照射。一次约20分钟，早晚各做一次。早上10:30以前和下午15:00以后的太阳不伤人体。原则上，晒太阳以伸手晒10分钟，就觉得有热为标准。各地气候不同，实施时进行适当调整，晒太热或太久都会灼伤皮肤。
- 如果可以，最好不打电话、不接电话、不会亲友、不说话，彻底断绝一切外缘，让身心灵完全不受干扰。唯有纯然的寂静、安详及感觉上的平静，才能带动体内治愈的能力，达到另外一种层次灵性上的提升。若无此环境，必须每日上班，也可断食。
- 勿因天气寒冷而烘暖过久，电器用品都会干扰身体能量。
- 避免以睡觉度日。

断食生理反应（断食常见的好转反应）

- 口臭：体内老废物，经由肺部成为气体排出，有黏稠感。
- 口腔内及齿间黏腻苦涩，口腔发炎。

- 长舌苔：体内废物、毒素从肠和胃上升到舌头。
- 呕吐、腹泻：此为体内老废物的排泄。
- 出血：齿槽脓漏者，由牙龈出血；子宫疾患者，由子宫出血等。
- 发疹。
- 皮肤油腻或表面长疖。
- 体臭：由毛细孔排出老废物。
- 排浓尿：尿色较平常浓，是废物混合尿液而出，会有恶臭。
- 排黑便：又臭又黑的泥泞，状如柏油。
- 口唇粗糙，外皮剥落等。
- 月经有时会提前。

当身体有上述各种反应时，可能会发热（老废物的燃烧），或有全身疲怠感、头痛、目眩、昏睡、畏寒、心悸等并发症。倦怠感是各种脏器因断食而休息的结果，不必担心。有人会有恐怖、郁闷或焦躁的感觉，不过大体上都会恢复平静。此外，在患病部位或旧创上会产生反应，甚至于再发病，举数例来说：

- 盲肠炎患者，右下腹会疼痛。
- 胃不好者，胃会痛。
- 脑疾者，会头痛。
- 肾脏病患，会腹痛或腰痛。

- 鼻蓄脓症者，鼻涕会流入口内喉中。
- 癫痫病患，会增加发作次数。
- 嗜酒者，呼吸中有酒臭味。
- 嗜烟者，呼气有烟臭、长黑色的舌苔、吐黑痰。
- 嗜甜食者，胃涌出甘酸胃液。
- 经常注射者，身上长出有药味小疙瘩。
- 大部分的人呼吸中带有酸味食物味道。

这些反应属于体内净化过程，症状出现越早越好，断食效果也越好。假如没有任何反应，表示断食尚未有效果。但若呕气、呕吐腹泻强烈、持续数日时，则必须考虑中止断食。

想要成功断食的基本法则

- 当有病或没胃口时进行断食。
- 真正想要断食时才去断食。
- 觉得缺失、空虚时，立即停止断食。
- 超过十天断食，最好注意环境、有阳光、温暖、适度运动。
- 气候温暖时，以生菜汁断食最佳。气候寒冷时，热姜汤、煮熟菜汁也可。

事实上，人类最困扰的慢性疾病，在现代医学上，是治愈概

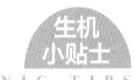 **5天轻断食食谱**

5天的轻断食排毒疗法分为两个阶段，断食5天，复食5天。那么此期间我们靠什么来补充身体能量呢？下面我为大家介绍5天轻断食食谱，供大家参考。

- 五谷精力汤——红五类/黑五类/黄五类（饮用时间7:00-8:00）

材料： 红五类/黑五类/黄五类精力谷各200g、水1000ml。

做法： 将所有食材提前泡发蒸熟，放到调理机的透明杯中，加1000ml的好水，定时打35秒即可。

- 红色能量精力汤（10:00-11:00）

材料： 生菜45g、橙100g、红心火龙果300g、蔓越莓干15g、芹菜15g、柠檬35g、苹果150g、香蕉160g、洋葱18g、水1500ml、综合坚果20g。

做法： 将所有食材放到调理机的透明杯中，加1500ml的好水，定时打30秒即可。

- 黄色润肠精力汤（12:00-13:00）

材料： 生玉米粒480g、圆生菜30g、苹果60g、香蕉120g、橙子30g、水1500ml。

做法： 将所有食材放到调理机的透明杯中，加1500ml的好水，定时打30秒即可。

- 橙色护眼精力汤（15:00-16:00）

材料： 胡萝卜450g、雪梨300g、苹果90g、姜片3g、圆生菜30g、水1500ml。

做法：将所有食材放到调理机的透明杯中，加 1500ml 的好水，定时打 30 秒即可。

● 绿色排毒精力汤（17:00-18:00）

材料：菠萝 450g、柠檬 21g、苦瓜 30g、苹果 54g、菠菜 30g、水 1500ml、综合坚果 20g、大麦苗粉 10g、小麦胚芽 10g。

做法：将所有食材放到调理机的透明杯中，加 1500ml 的好水，定时打 30 秒即可。

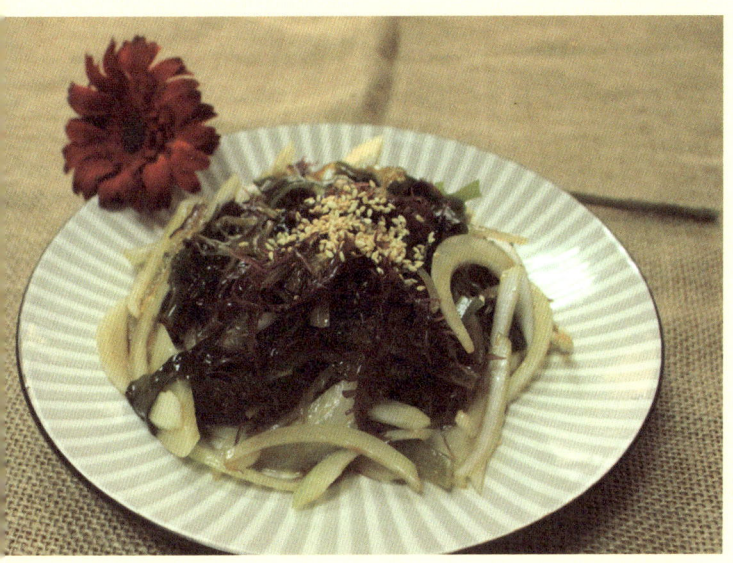

排毒降脂沙拉

材料 海藻200g、洋葱50g、木耳丝40g、白芝麻10g。

做法 依次放入有机酱油、醋盐、有机亚麻籽油，拌匀，最后撒上白芝麻。

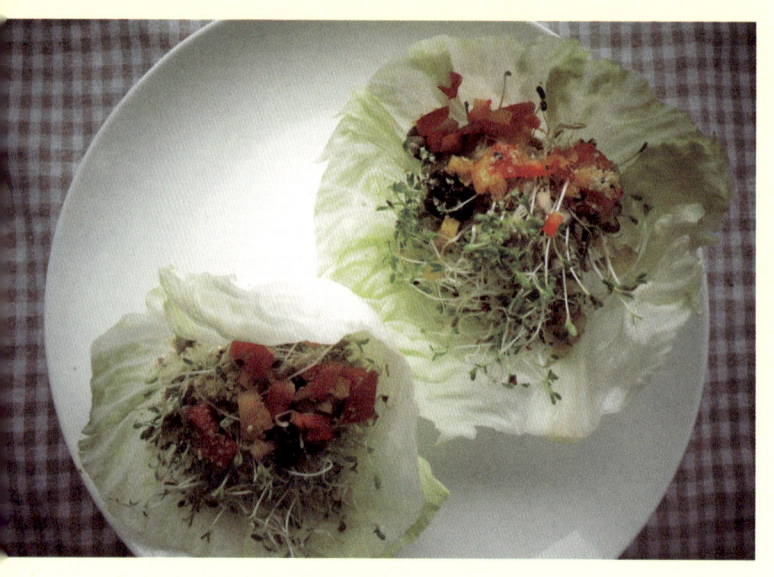

芽菜圆舞曲

材料　圆生菜2片，黄、红彩椒各1个，综合坚果适量、小黄瓜1根、苜蓿芽适量、大葡萄干适量、三宝粉适量、有机糙米醋适量。

做法
1. 彩椒切粒，小黄瓜切片。
2. 圆生菜铺平，依次放入苜蓿芽和小黄瓜片。
3. 均匀撒上综合坚果、彩椒粒、葡萄干和三宝粉即可。
4. 吃的时候，可稍稍卷起，蘸取有机糙米醋食用。

率极小却是花费最大的疾病。因此，将每年断食当做例行保健，可以大幅度减少医疗保健的开支，还能使身体保持长久的健康。

长期排毒——生机饮食法

这种排毒方式，是我和家人长期坚持的，它不仅能帮助我们排出已经堆积的毒素（但是并不迅速），还能让我们减少毒素的摄入，保持体内的清洁与环保。

尝试一天生机饮食时，只吃生的坚果、生的蔬菜，还有水果，大部分的人都会有很大的感受。除了不习惯以外，多数人都会惊讶为何一天都能精神奕奕！不会有饭后想睡觉的昏沉感。第二天能很早起床，且排便非常顺畅，最重要是全身都感到清爽！

很多人认为，寒性体质的人不适合吃生食。许多人认为生机饮食会造成寒性体质，那更是一种谬传。经调查表明，现代人属于寒性体质的比例非常高（热性体质比较少），但往往这些寒性体质的人，几乎都是吃熟食。那么，我是不是可以说："寒性体质是由熟食造成的？"中国人非常讲究寒热属性，认为生食就会造成寒性体质，这是太不懂得寒热属性真正的意义而产生的误解。绝对不是生冷的东西就是寒的，寒热属性也绝对不是生、熟能改变的。寒热属性与你体能的锻炼与食材寒热属性的选择都有密切的关系。

表 5-4 食物的寒热属性

		水果	蔬菜	谷类坚果	调味料	药材	其他
寒	极寒					黄莲、芦荟根、芦荟	绿茶、田螺、蛙
	甘寒	香蕉、西瓜、香瓜、哈密瓜、甜瓜、柿子、柿饼、菠萝、哈密瓜、椰子汁	小黄瓜、冬瓜、丝瓜、荸荠、珍珠笋、竹笋、茄子、莴苣、蒟蒻、菠菜、生莲藕、空心菜、筊白笋、牛蒡、小麦草、西葫芦	薏仁、薏米、绿豆、生芝麻		生地黄、麦门冬、黄柏、桑白皮、石斛、胖大海、牛樟芝、败酱草、蒲公英、石膏	味精、糖精、白糖
	咸寒	槟榔、莲雾	海带、海藻、昆布、海菜、紫菜、发菜		盐、酱油	白花蛇草、半枝莲、车前子、龙胆草、板蓝根	冰品、人工饮料、化学食品、化学药品
	苦寒	李根、水梨、杨桃	龙葵、芹菜、苦瓜、芥菜、洋芹、中国台湾莴苣、马齿苋、蕨菜、蒲公苦菊菜、蕨根粉、豆腐、腐竹		豆豉	丹参、贝母、金银花、鱼腥草、犀角、莲心	酒精、酒、决明子
	酸寒	奇异果、梨	酸菜、芦笋			马齿苋、茵陈蒿	

（续表）

		水果	蔬菜	谷类坚果	调味料	药材	其他
凉	甘凉	释迦、木瓜、樱桃、酪梨、杨梅、火龙果、菠萝蜜、无花果	银耳、金针菇、鲜蘑菇、菱角、黑慈菇、蘑菇、青椒、甘薯叶、菠菜、甘蓝、芥蓝、丝瓜、冬瓜、芦笋、莲藕、萝卜、芜菁、笋、玉米、金针菇、茄子、花菜、苋菜、空心菜、青江、百合	荞麦、大麦、黄豆、西谷米、大米、豆浆、玉米须	豆腐	北沙参、玉竹、明党参、白芍药	蜂王浆、蜂胶、花粉、巧克力、茶、生水、纯净水、矿泉水
	甘辛凉	金橘、李子	生萝卜、生菜、白菜、芹菜、菱角、南瓜、茭白笋、白山药、番薯、甜玉米		薄荷	牡丹皮	色拉酱、牛奶、咖啡、燕窝、酵素、菊花
	酸甘凉	柑橘、橙子、葡萄柚、柠檬、椰子、柚子	番茄、茄子、丝瓜、黄瓜、金针花、秋葵、猴头菇、豆芽菜、青椒、甘蓝				醋、酸奶、荷叶、蒟蒻
	咸甘凉	番石榴、佛手柑	海苔、苋菜、菠菜、莴苣、油菜、青江菜、白菜花、紫菜苔、黄心菜、油麦菜				鸭、酱油、盐巴、海产、红茶

（续表）

		水果	蔬菜	谷类坚果	调味料	药材	其他
平	甘平	山楂根、桃仁、橄榄仁、葡萄根、葡萄藤、西瓜仁、甘蔗、菠萝、覆盆子、无花果、桑葚	高丽菜、茼蒿、甘薯、金针、马铃薯、牛蒡、包心菜、香菇、苜蓿、秋葵、冬瓜、豆芽菜、豌豆、山芋、莲藕、黑木耳、豆薯、葫芦、空心菜		紫苏、蜂蜜、红糖、黑糖、花生油、冰糖	枸杞、银杏、白果、莲子、百合根、银耳、甘草、茯苓、淮山、芡实、灵芝	米糠、锅巴、鲈鱼、泥鳅、鹅肉、猪蹄、燕窝、鲤鱼、黄花鱼
	酸甘平	葡萄、草莓、无花果、杨桃、菠萝、柑橘、枇杷、苹果、山楂	雪里红	红豆		酸枣仁、芡实、阿胶、天麻、薄黄、猪苓	
	辛甘平	冬枣、大枣	熟萝卜、红花菜、葛根、芋头	蚕豆、蒲葵子	大茴香	人参、菟丝子	
	咸平		紫菜、豇豆、豆角、地瓜叶、干蘑菇、绿花椰菜、西兰花	南瓜子、葵瓜子、花生、栗子	各种蛋	龟板、何首乌、鸡内金	鸡肉、蕨菜、鲍鱼、牡蛎、哈蛎
	苦平	枇杷核、枇杷根、桃叶、桃花、桃树根、李核仁、枣核	萝卜叶、芥菜、青菜头、芥菜头	柿蒂		荷叶、橘根、橘核、橘叶、橘络	

(续表)

		水果	蔬菜	谷类坚果	调味料	药材	其他
温	甘温	桃、梅、樱桃、荔枝、椰、龙眼、枣、芒果	南瓜、青椒、大白菜、芫荽、熟藕、菜豆、红萝卜	粟、糯米、核桃、黑红枣、糙米、松果、白扁	黑砂糖、咖啡、麦芽糖	白术、党参、熟地黄、黄芪、杜仲、麻黄、防风、沉香、檀香	红曲、鲫鱼、牛肉、虾
	辛温	佛手	山葵、油菜、葱、洋葱、大蒜、蒜苗	小麦、黑米、炒芝麻	九层塔、紫苏、葱、生姜、香菜、胡椒、陈皮	木香、川芎、艾叶、细辛、荆芥、半夏、皂角	五加皮、烟草
	苦温	苦杏仁				冬虫夏草、王不留行、独活	
	酸甘温	樱桃、石榴、桃、杏、蜜柑、杨梅、桔、木瓜		松子、杏仁、核桃仁、榛子、开心果、炒栗子、炒花生、炒瓜子、炒腰果		五味子、佛手、胡桃、鹿茸、锁阳、杜仲、狗脊、续断、麝香、蜈蚣、菖蒲、远志、杏仁、苏子	

(续表)

		水果	蔬菜	谷类坚果	调味料	药材	其他
温	酸温	乌梅、番石榴、梅			醋	五味子、山茱萸、川芎、姜黄、泽兰、红花	
	甘辛温	枣树皮	洋葱、韭菜、小松菜、芜菁、芥菜、甘蓝菜、大头菜	茴香		当归、乳香、白术、三七、人参、党参、没药、艾叶、神曲、太子参、西洋参、熟地黄	酒、甜酒酿、蟾蜍
	辛辣温				辣椒	肉苁蓉	
	甘涩温	橄榄、葡萄、草莓、无花果、杨桃、菠萝、柑橘、枇杷	香椿	高粱	纯芝麻酱	款冬花、鸡血藤、紫河车	
	甘咸温			栗子	味增		乌贼、海蜇
	辛苦温	橘皮、槟榔		棕榈	咖喱粉、胡椒粉、花椒	陈皮、何首乌	

（续表）

		水果	蔬菜	谷类坚果	调味料	药材	其他
热	辛辣热	榴莲			老姜、炒熟芝麻、辣椒、芥末、五香粉	丁香、川椒	
	甘辛苦热				八角、茴香菜、小茴香、肉桂	仙茅	烧酒
	极热					附子	

那么，从"一般饮食"过渡到"生机饮食"应该注意哪些问题呢？

减少中毒机会的几个原则

（1）买有机蔬果及有机产品。

（2）选自然模样。

（3）自己栽种芽菜、野菜、蔬菜、水果等食物。

（4）上传统市场购物时需注意：

- 吃当季食物；违反季节的菜不吃。
- 有些虫害特多的菜，如小黄瓜、玉米、白菜、花菜、高丽菜等，少吃。
- 气味强烈的菜虫害较少，如各种野菜，或是苋菜、芥菜等。

- 根类菜农药较少，如萝卜、番薯、马铃薯、芋头。
- 水果细粒而软的多喷大量剧毒农药，如葡萄、草莓；有硬度厚度的较安全，如香蕉、椰子。

（5）尽量在有机无污染的商店购买食物，如此将能减少90%以上的污染。

（6）尽量学习能量测试，尤其O环测试更容易轻而易举地分辨食物好坏。

怎样逐步开始生机饮食

（1）每日选一餐进行生机饮食，或每餐中先吃一些生机食品再吃其他的。

（2）增加早餐水果的分量。

（3）多喝含纤维的果汁，打果汁时尽可能连同皮、籽、核一起，试试看并养成习惯，真的很有风味！

（4）选个假日，尝试来个百分之百的生机全套。

（5）把50%～80%的生机饮食订为最后目标，不必勉强自己何时达到，也不要计较会不会达到，尽力就是了。心情不佳、不方便、有抗拒感时暂且把这件事搁置。但用心比较、仔细感觉一下，吃完生机食品和普通熟食后，身体的变化。

（6）已得癌症或其他重大疾病，须在短期内调整自己者，要

眼著范秀琴然節食

范秀琴◎著

前言 *Preface*

"自然舒食"每一天,请你跟我这样做!

如何挑选天然、自然、安全、健康的食物,如何选择健康的进食、料理方式,如何搭配食材才能既健康又美味,上述问题我已经在《身体的频道你知道》中帮助大家进行了详细的解答。相信各位读者在看完了这本书以后,对"自然舒食"这种"选对、做对、吃对"的健康生活方式已经有了一定的理解。但是涉及到实际操作方面,我想大家还会存在一些疑问和困惑,特别是想要通过饮食来保养身体、调理各种病症的朋友,更是有些不知从何着手。

在这里我需要跟大家强调一点,通过饮食调理病症,并不会像药物那样很快见效,也不像药物那样具有很强的针对性。因为"食疗"是通过食物的各种营养素来调理身体,因此需要长期坚持才会看到成果。另外,食物的营养素并不是针对某一个器官发生作用,而是针对身体的各个系统,比如感冒、咳嗽,就要针对整个呼吸系统进行调理,高血压就要针对血液循环系统进行调理等。

本册食谱是针对呼吸系统、神经系统、眼鼻喉、血液循环系统、消化系统、内分泌、新陈代谢、泌尿系统、免疫系统、妇科疾病、肌肉、骨骼、皮肤疾病这11大身体系统综合研发的,适合调理这几大系统下的多种病症(病症的系统划分详见附录),希望这些食谱能真正对大家实践"自然舒食"有所帮助。

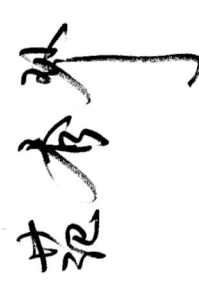

目录 Contents

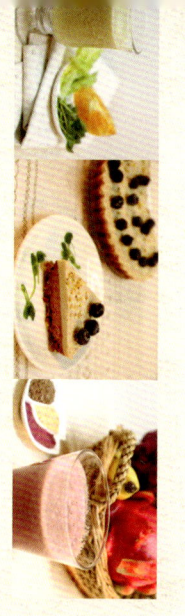

Part 1 呼吸系统 /001

002/ 畅快呼吸精力汤
004/ 润肺精力汤
006/ 杏仁豆腐

Part 2 神经系统 /007

008/ 红色精力汤
010/ 香芹甜橙蔬果汁
011/ 松子南瓜鲜豆奶
012/ 小米糕

Part 3 眼鼻喉 /013

014/ 明目精力汤
015/ 改善视力精力汤
016/ 强效护眼坚果奶

Part 4 血液循环系统/017

018/小麦胚芽鸿运精力汤
019/降三高绿巨人精力汤
020/玫瑰红枣豆乳
022/降脂红丝绒柠香蛋糕
023/亚麻籽酱
024/姜枣膏

Part 5 消化系统/025

026/活力精力汤
027/黄五类精力汤
028/真情永芋精力汤
030/儿时记忆果丹皮

Part 6 内分泌、新陈代谢/031

032/紫色精力汤
034/脂肪肝精力汤

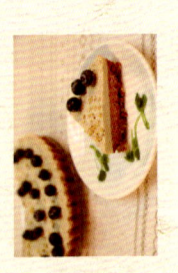
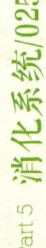
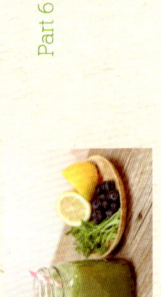

036/青五类精力汤
037/红曲米浆
038/燕麦坚果饼干

Part 7 泌尿系统/039

040/滋阴补肾黑五类精力汤
041/牛蒡蔓越莓精力汤
042/百合乳酪奶昔

Part 8 免疫系统/043

044/活力满满精力汤
045/体内环保精力汤
046/清晨唤醒全合奶浆
047/全酵素坚果浓汤
048/海藻生机酱

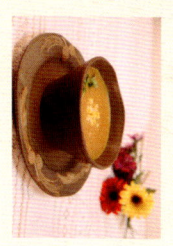
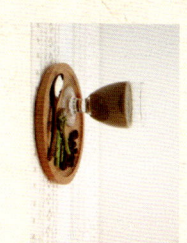

Part 9 妇科疾病 /049

050/暖宫驱寒红豆银耳羹
051/黑糖红枣糕
052/消炎美白精力汤
054/综合坚果松露球

Part 10 肌肉、骨骼 /055

056/活筋壮骨精力汤
058/黑芝麻糊
059/黄鱼糙米粥
060/生机能量棒

Part 11 皮肤疾病 /061

062/紫色美白精力汤
063/杨枝甘露
064/银耳百合南杏热饮

附录 各类常见疾病百度搜索排名/065

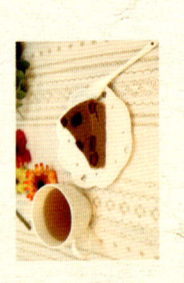
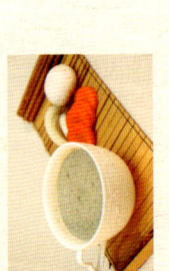
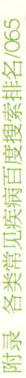

Part 1

呼吸系统

Respiratory System

◆

针对感冒、肺炎、支气管炎、哮喘、病毒感染等病症。

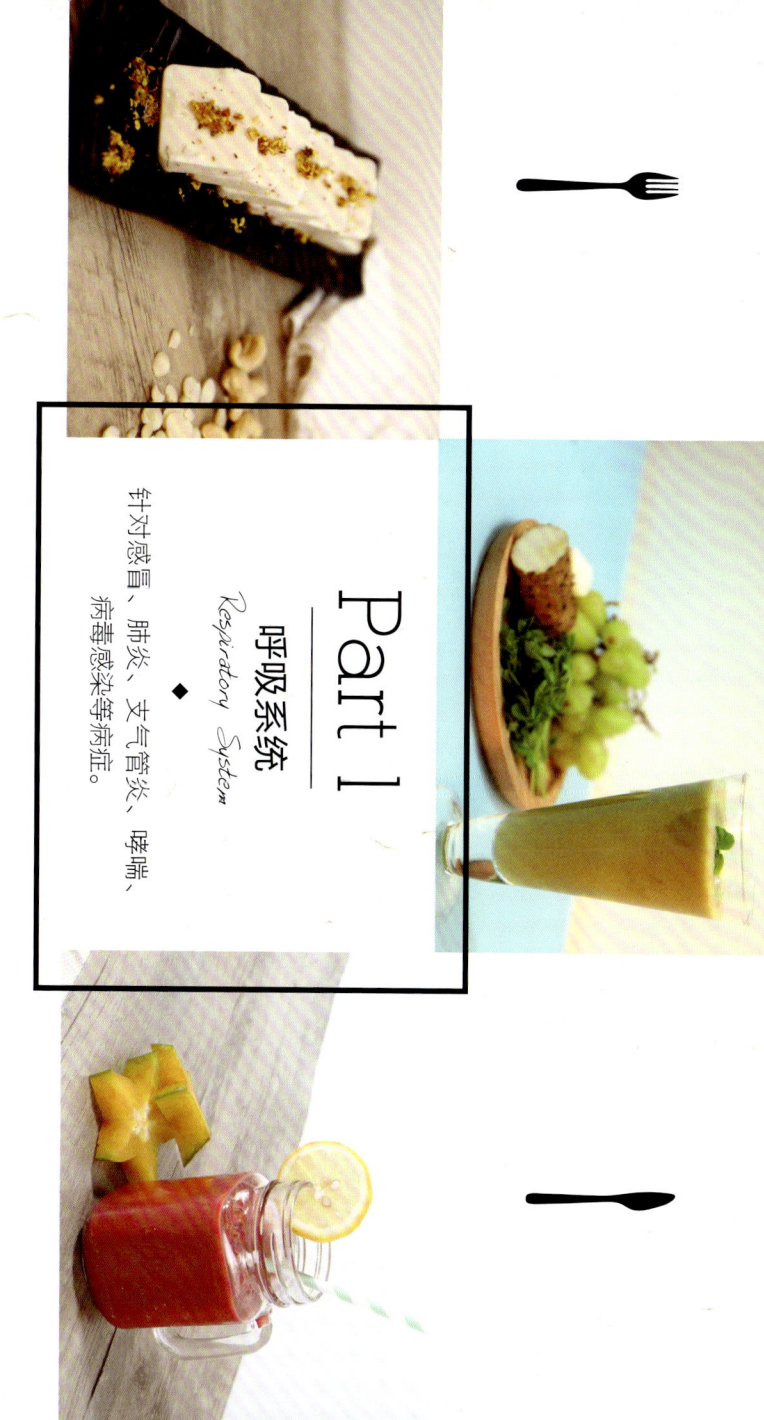

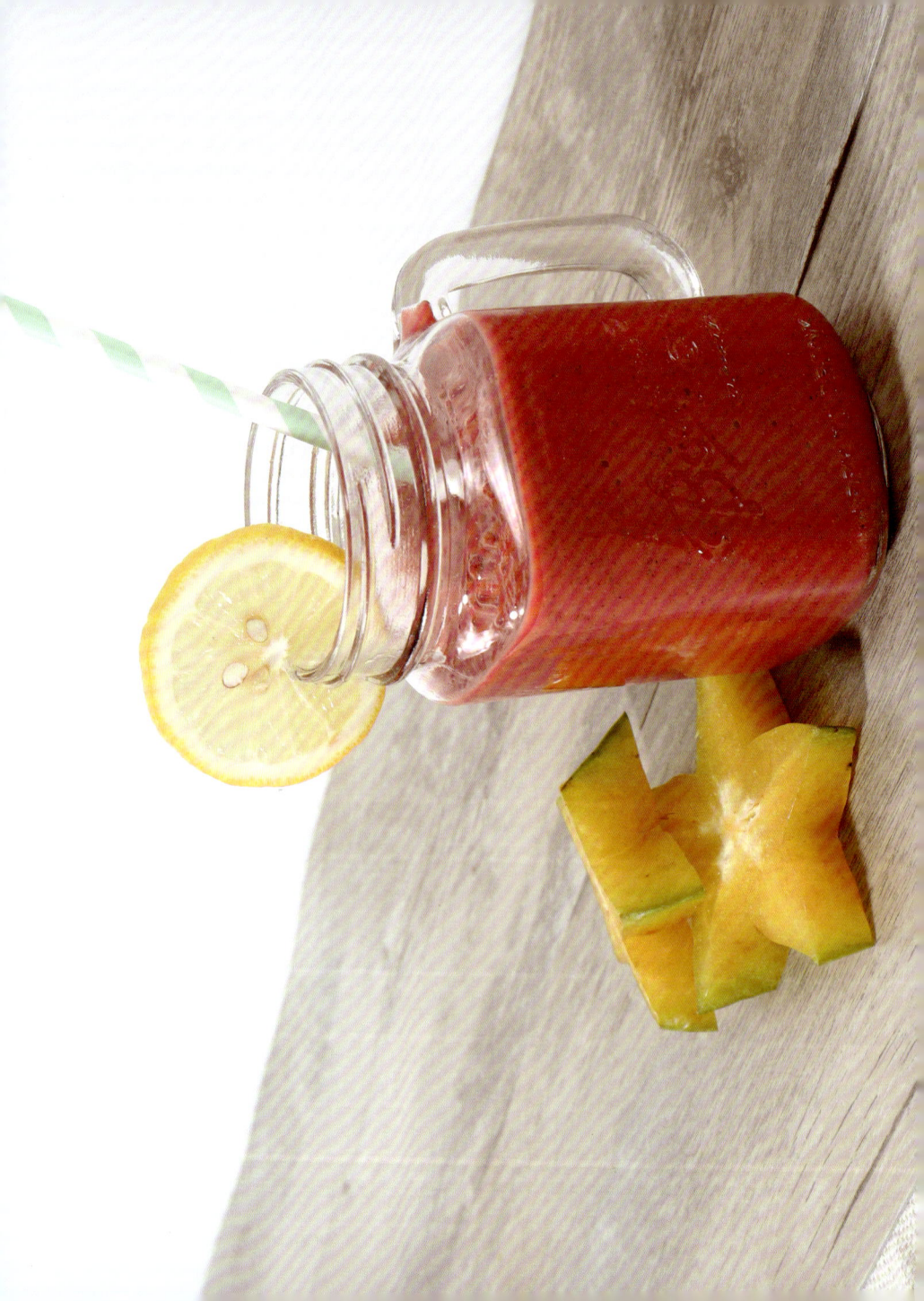

畅快呼吸精力汤

材料 Ingredient

- 甜菜根 25g
- 胡萝卜 70g
- 番茄 80g
- 火龙果 190g
- 柠檬 30g
- 酪梨 40g
- 枸杞 5g
- 生姜 1片
- 亚麻籽 10g
- 姜黄 1g
- 杨桃 30g
- 水 550ml

做法 Recipe

1. 将所有食材放入调理机的透明容杯中,加550ml好水,盖紧杯盖,定时打35秒即完成。

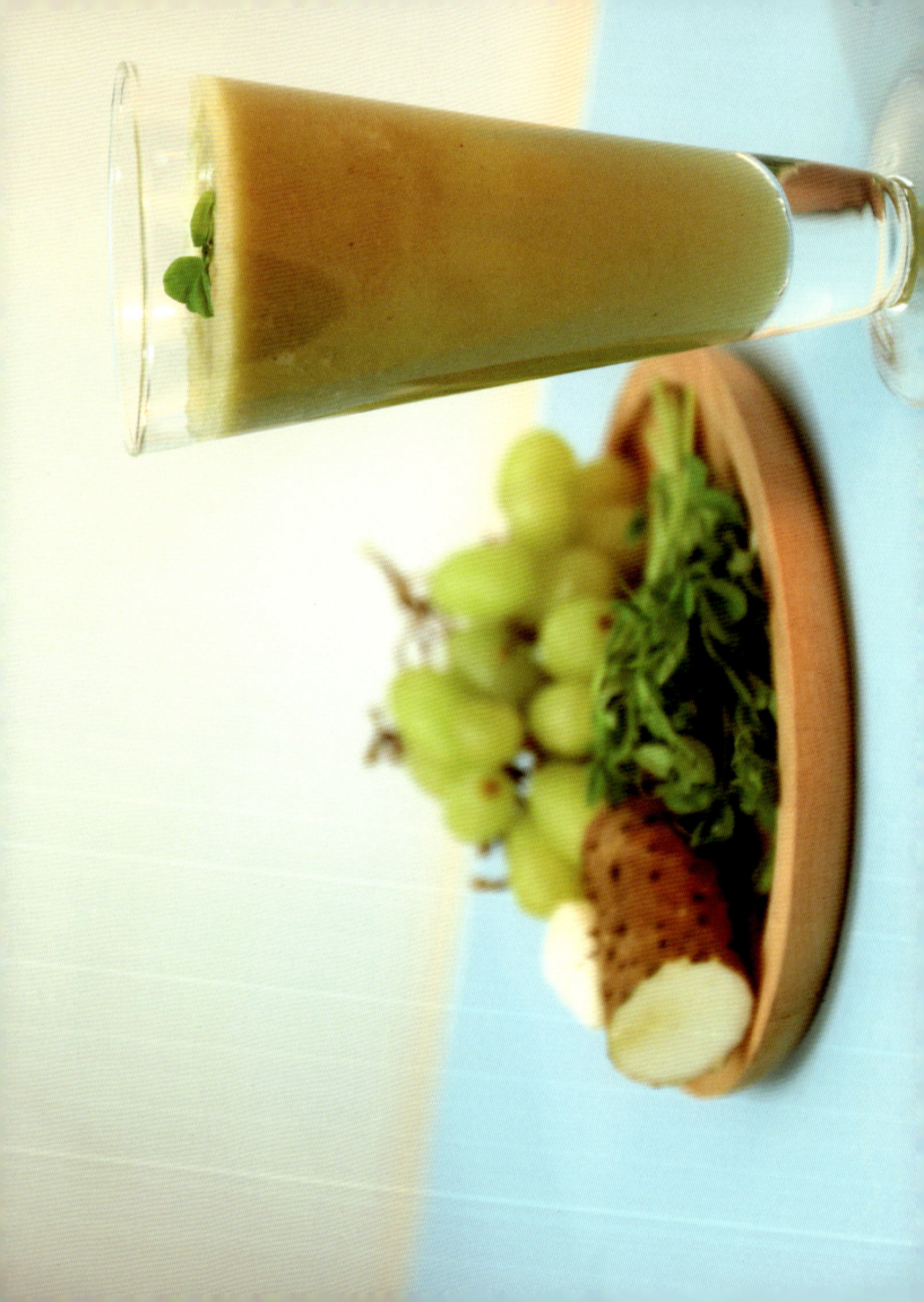

润肺精力汤

材料 Ingredient

- 白萝卜 200g
- 青葡萄 200g
- 苹果 200g
- 石榴 100g
- 柚子 240g
- 水 1000ml
- 综合坚果 10g
- 薄荷 1g
- 糙米醋 10ml
- 百香芋 20g
- 山药 20g

做法 Recipe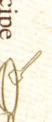

1. 将除糙米醋以外的所有食材放入调理机的透明容杯，加入水1000ml，盖紧杯盖，定时打35秒。

2. 加入糙米醋，盖紧杯盖，调速按钮从1～5来回转动两次即可。

杏仁豆腐

材料 Ingredient

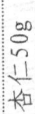

- 杏仁50g
- 魔芋粉20g
- 腰果110g
- 原色冰糖15g
- 桂花适量
- 热水300ml

做法 Recipe

1. 将腰果加入调理机的钢杯中,加入热水定时打2分钟。
2. 待其停止后,将杏仁、魔芋粉、原色冰糖放入调理机定时打1分钟。
3. 将打好的浆倒入模具,待其凉透,即可成型,撒上桂花装饰。

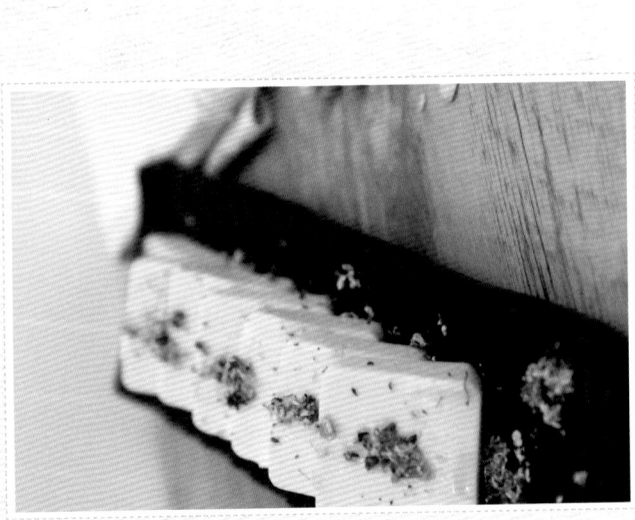

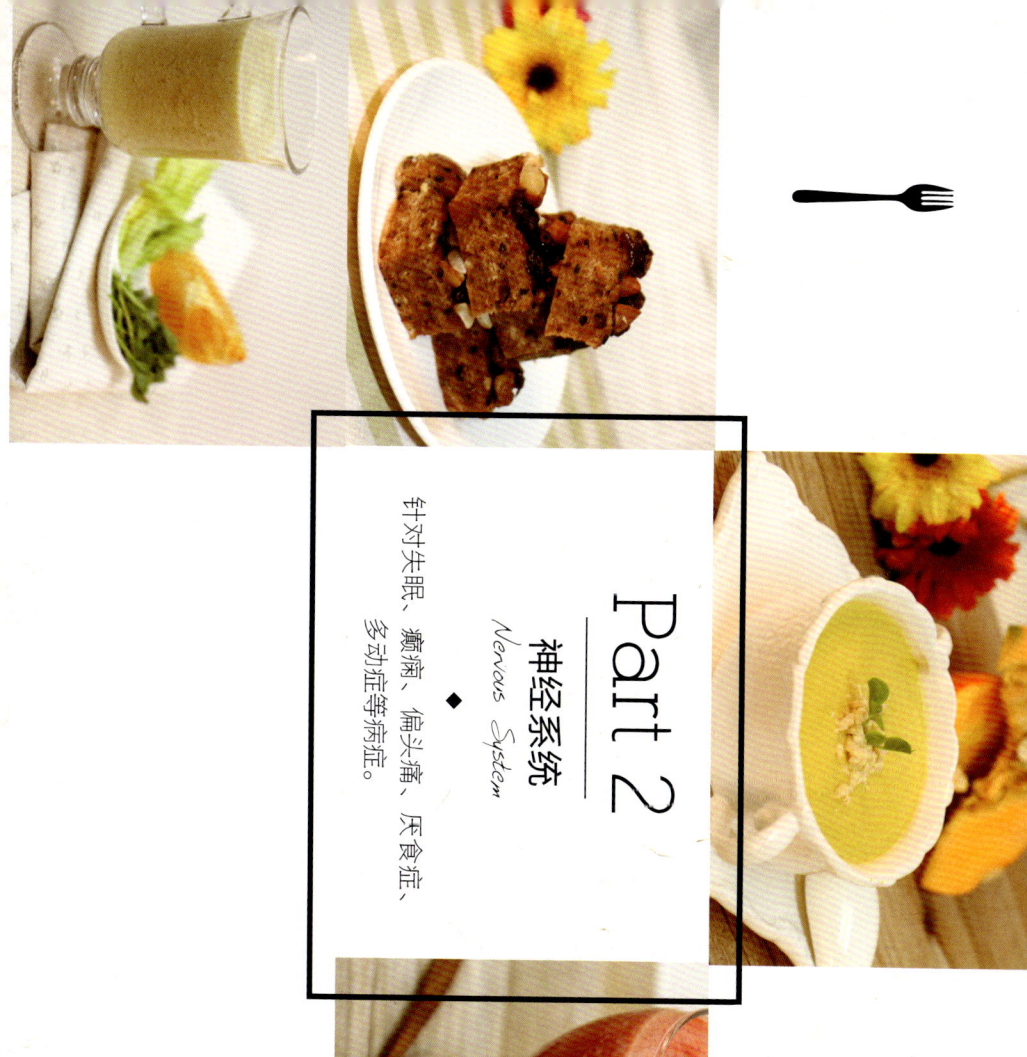

Part 2

神经系统

Nervous System

◆

针对失眠、癫痫、偏头痛、厌食症、多动症等病症。

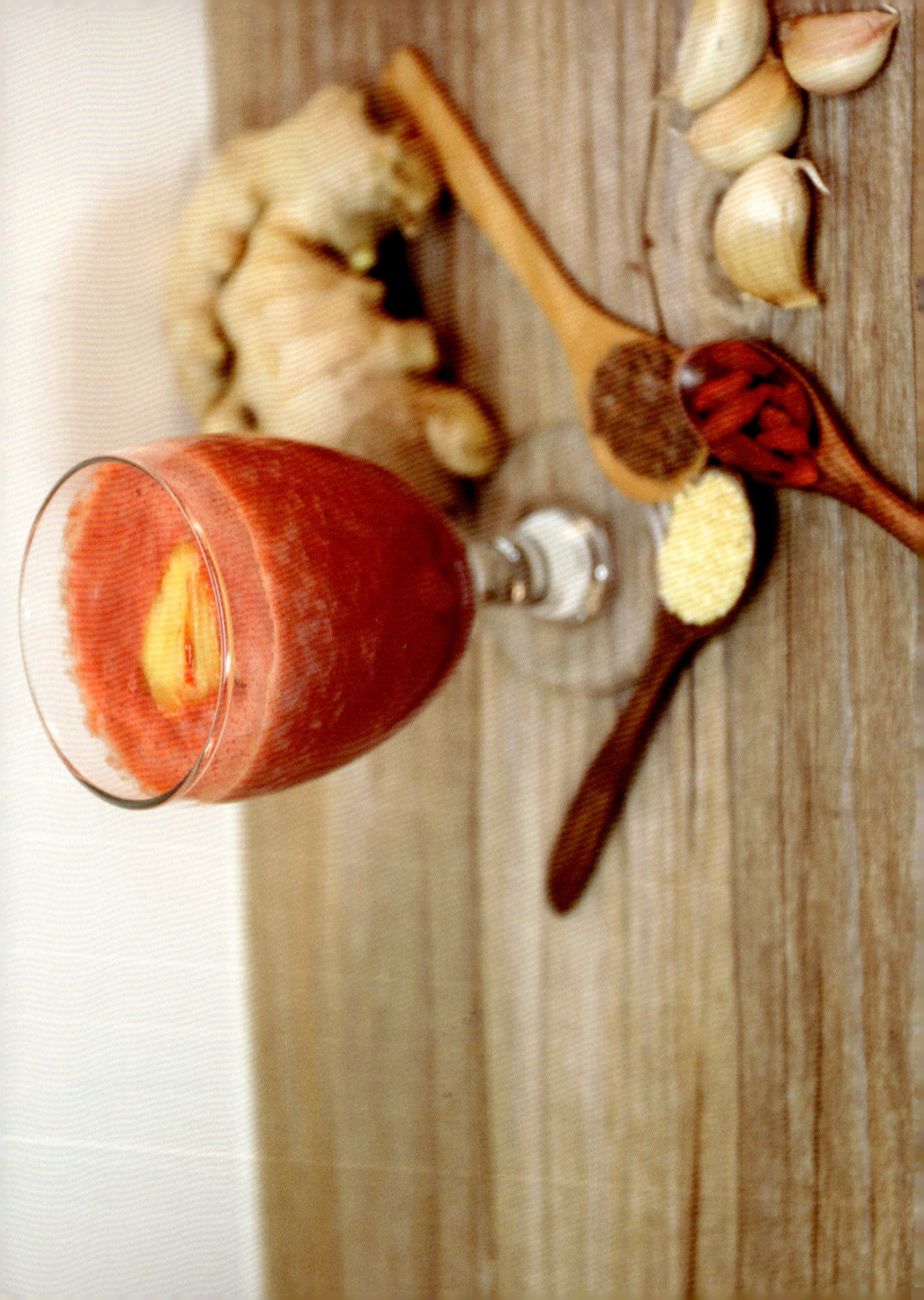

红色精力汤

材料 Ingredient

- 甜菜根10g
- 大黄瓜54g
- 胡萝卜50g
- 柠檬13g
- 大红番茄36g
- 凤梨100g
- 老姜3g
- 蒜头2g
- 枸杞6g
- 亚麻籽9g
- 卵磷脂5g
- 葫芦巴粉1g
- 水500ml

做法 Recipe

将所有食材放入透明杯中，倒入500ml的好水，定时打1分钟即可。

香芹甜橙蔬果汁

材料Ingredient
- 香芹25g
- 圆生菜30g
- 苦瓜22g
- 苹果150g
- 橙子150g
- 大豆卵磷脂5g
- 综合坚果10g
- 苜蓿芽10g
- 洋葱10g
- 自制酸奶50ml
- 海带5g
- 水450ml

做法Recipe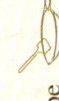

❶ 将所有食材放入调理机的透明杯中，倒入450ml的好水，定时打35秒即可。

松子南瓜鲜豆奶

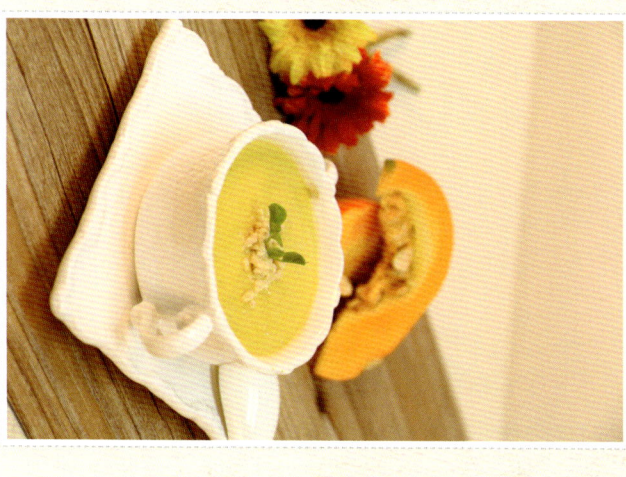

材料Ingredient

- 蒸熟南瓜200g
- 蒸熟黄豆30g
- 松子10g
- 生腰果50g
- 啤酒酵母5g
- 原色冰糖10g
- 香蕉55g
- 热水500ml

做法Recipe

1. 提前将连皮带籽的南瓜、黄豆蒸熟。
2. 将所有食材放到调理机的钢杯中,加入热水,定时打2分钟即可。

小米糕

材料 Ingredient

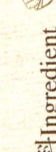

- 全麦粉100g
- 手工黑糖5勺
- 去核红枣50g
- 小米适量
- 坚果碎适量
- 黑芝麻适量
- 酵母5g
- 水190ml

做法 Recipe

1. 小米蒸熟备用。
2. 将全麦粉、黑糖、去核红枣加水和酵母,定时2分钟打成浆,倒入模具。
3. 将蒸熟的小米均匀地混合在浆里,表面洒些黑芝麻和坚果碎点缀,上锅蒸25分钟即可。

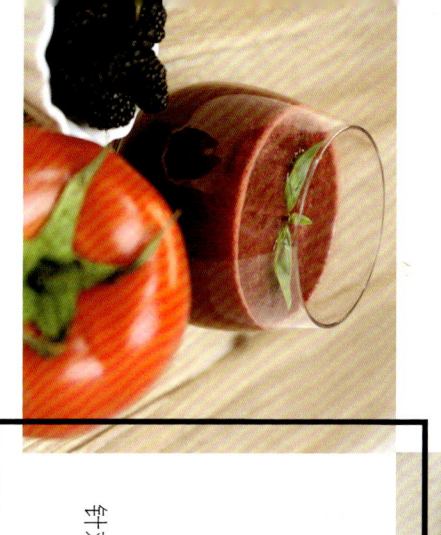

Part 3

眼鼻喉
Eye, Nose and Throat

◆

针对结膜炎、白内障、过敏性鼻炎、鼻窦炎、中耳炎等病症。

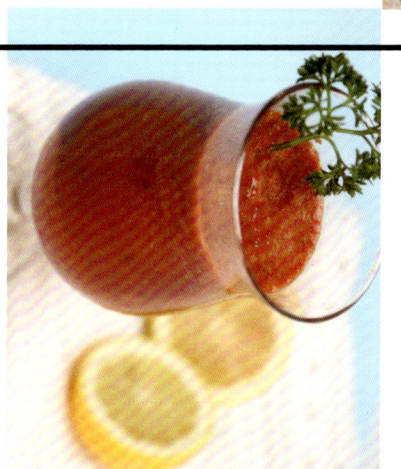

明目精力汤

材料 Ingredient
- 甜菜根 25g
- 胡萝卜 70g
- 柠檬 40g
- 番茄 60g
- 桑莓 20g
- 老姜 4g
- 枸杞 12g
- 亚麻籽 10g
- 罗勒 6g
- 水 350ml

做法 Recipe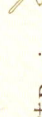

① 将所有的食材放到调理机的透明杯中，加入350ml好水，盖紧杯盖，定时打1分钟即可。

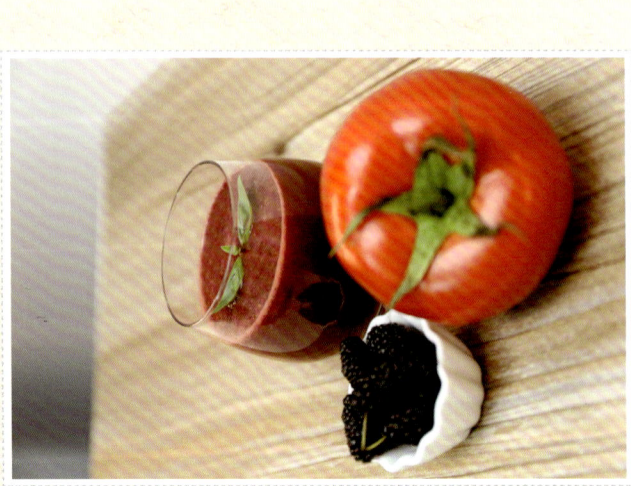

改善视力精力汤

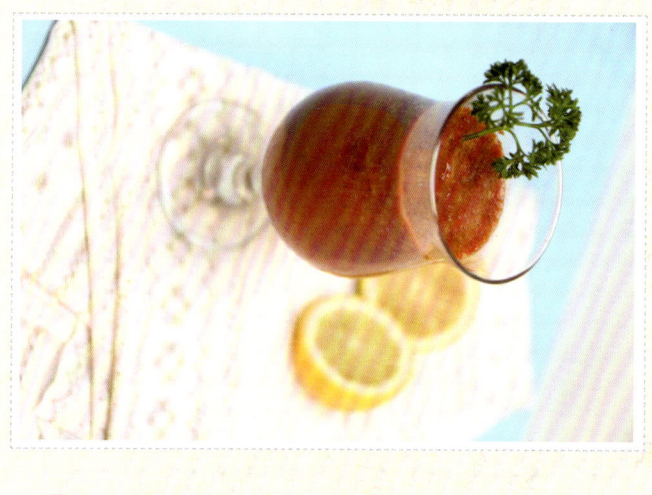

材料 Ingredient

- 甜菜根 20g
- 胡萝卜 80g
- 柠檬 15g
- 桑莓 10g
- 酪梨 30g
- 老姜 4g
- 枸杞 6g
- 茴香 5g
- 亚麻籽 5g
- 水 250ml

做法 Recipe

1. 将所有的食材放到调理机的透明杯中，加入250ml好水，盖紧杯盖，定时打1分钟即可。

强效护眼坚果奶

材料 Ingredient

- 蒸熟糙米 200g
- 综合坚果 2 大勺
- 亚麻籽 5g
- 白芝麻 1 大勺
- 枸杞 5g
- 蒸熟南瓜 100g
- 红枣 30g
- 原色冰糖 1 大勺
- 热水 600ml

做法 Recipe

① 将糙米提前浸泡蒸熟,南瓜洗净连皮带籽蒸熟备用。
② 将所有食材放到调理机的钢杯中,加入 600ml 热水,盖紧杯盖,定时打 2 分钟即可。

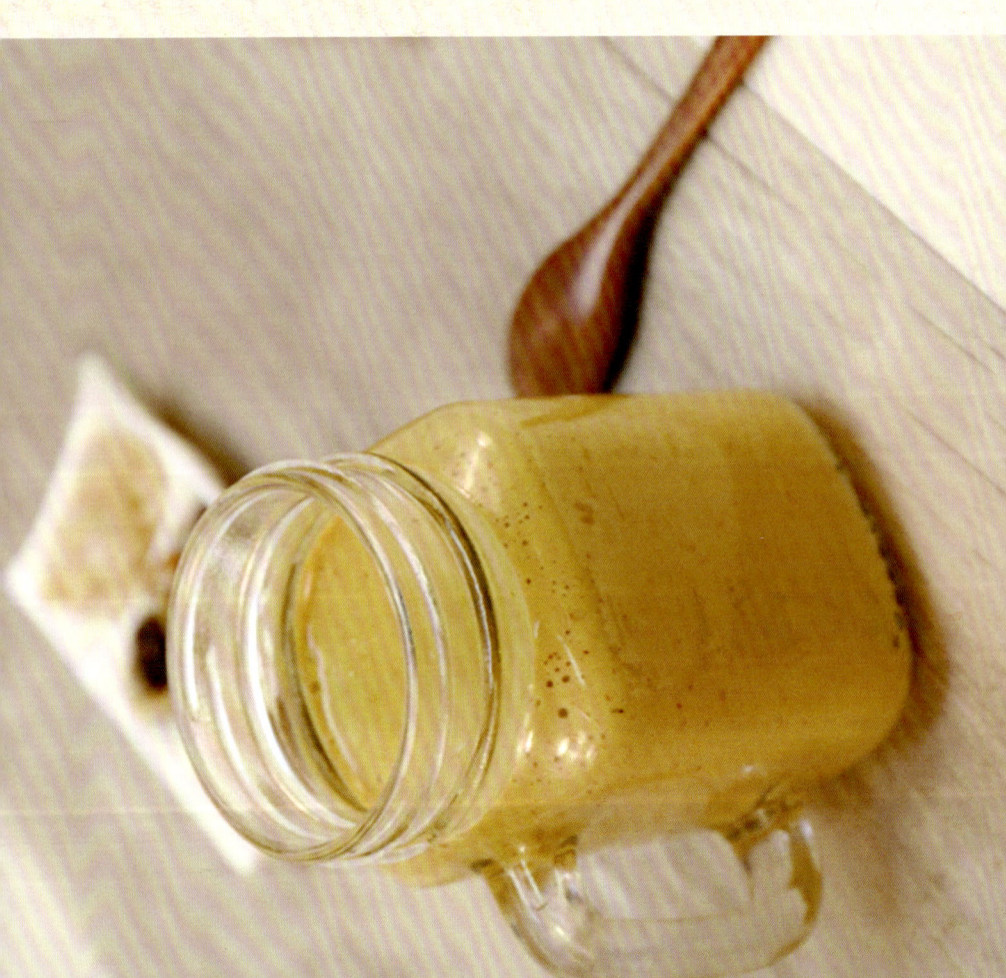

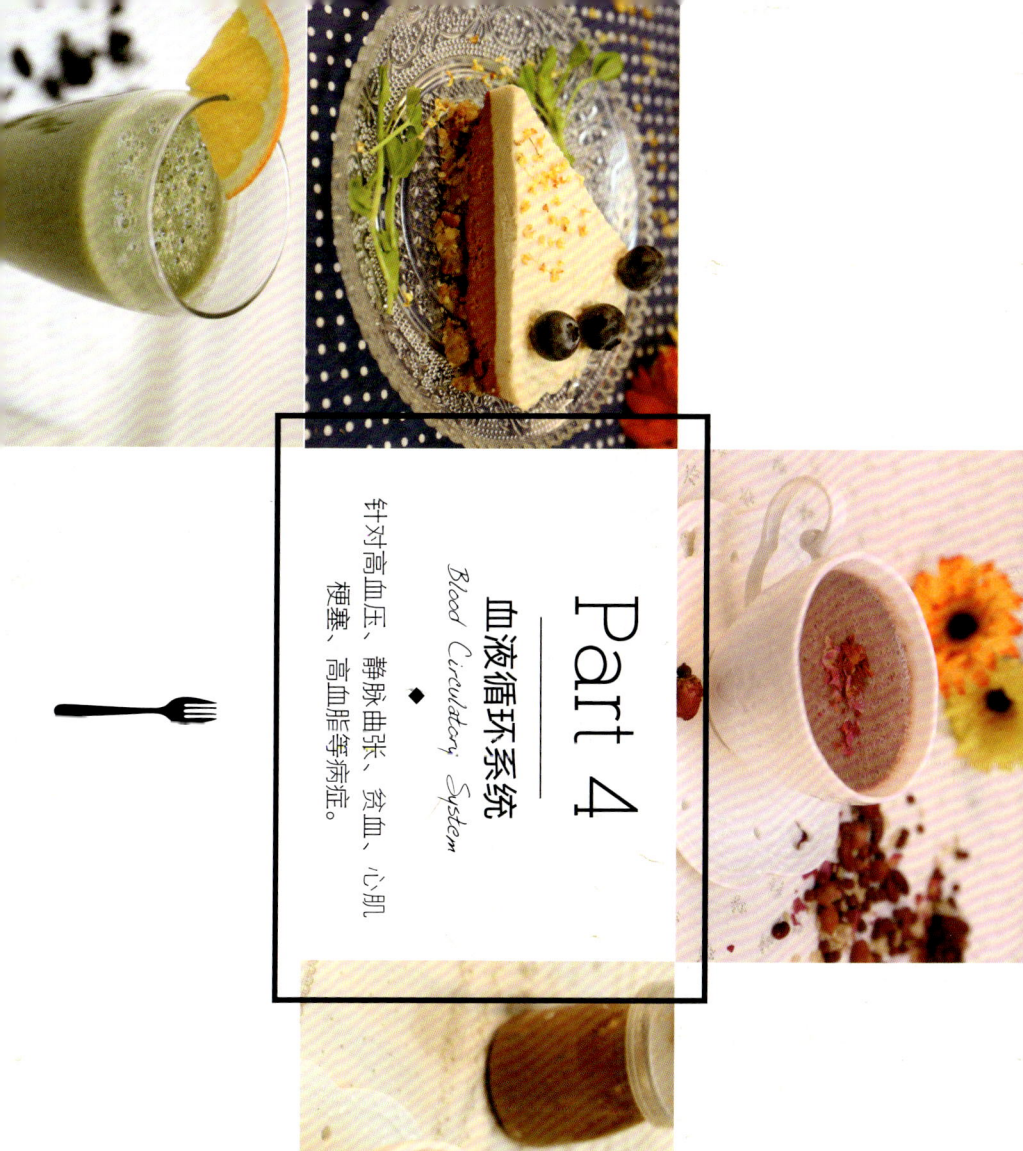

Part 4

血液循环系统

Blood Circulatory System

◆

针对高血压、静脉曲张、贫血、心肌梗塞、高血脂等病症。

小麦胚芽鸿运精力汤

材料 Ingredient

- 紫甘蓝 25g
- 蔓越莓 18g
- 火龙果 105g
- 海带芽 8g
- 苜蓿芽 10g
- 菠萝 140g
- 葡萄 50g
- 苹果 60g
- 香蕉 55g
- 综合坚果 10g
- 小麦胚芽 5g
- 甜菜根粉 5g
- 亚麻籽 10g
- 大豆卵磷脂 5g
- 水 370ml

做法 Recipe

1. 将海带芽提前浸泡 8 分钟备用。
2. 将所有食材放到调理机的透明杯中,加 370ml 好水,盖紧杯盖,定时打 1 分钟即可。

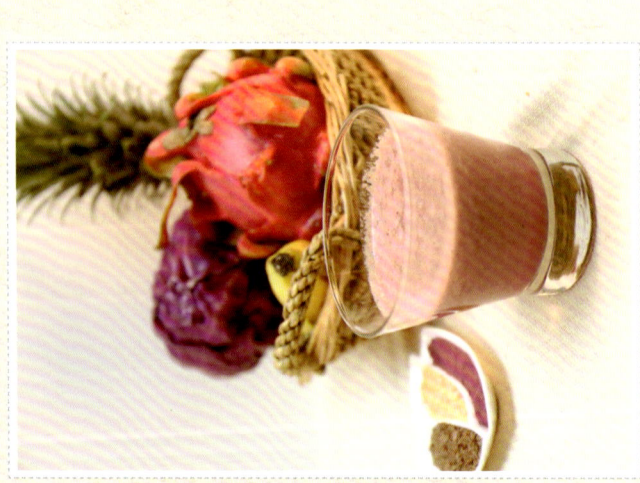

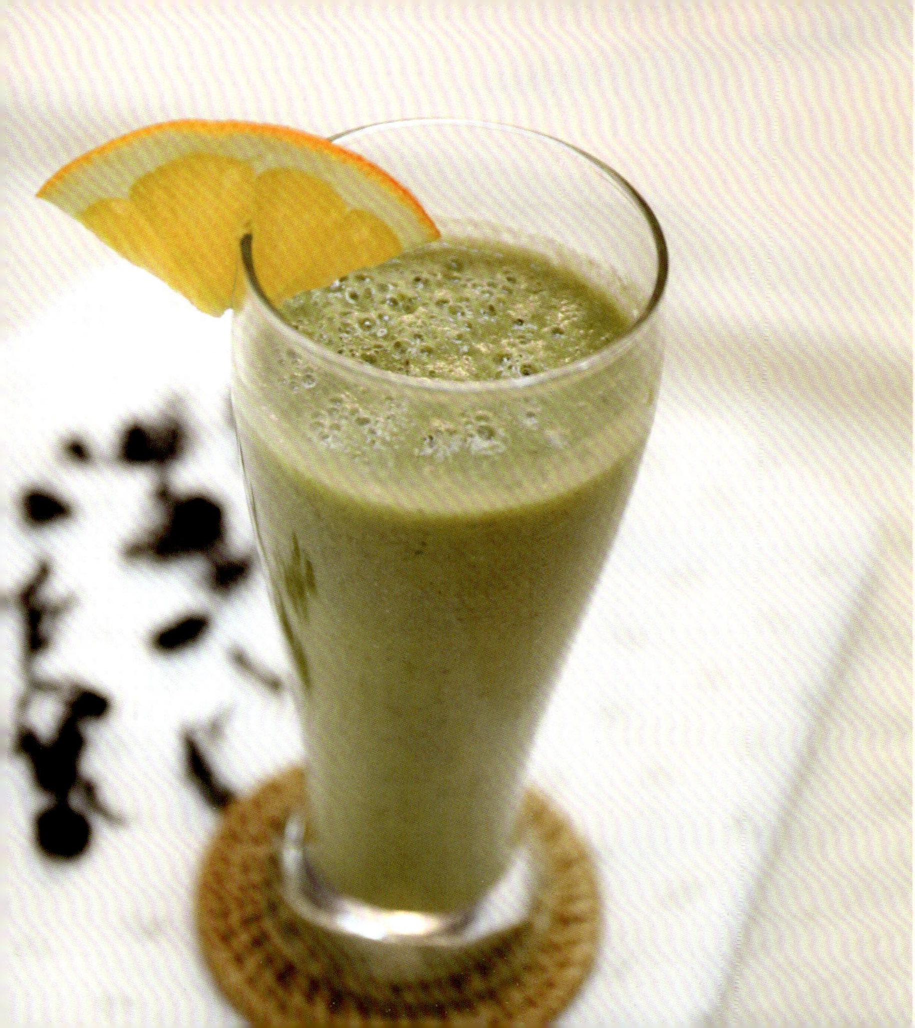

Part4 血液循环系统 | 019

降三高绿巨人精力汤

材料 Ingredient

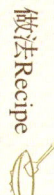

- 橙子1个
- 香蕉55g
- 苹果130g
- 西芹8g
- 大麦苗粉5g
- 葫芦巴粉1g
- 综合坚果10g
- 柠檬醋5ml
- 海带芽5g
- 亚麻籽10g
- 水430ml

做法 Recipe

1. 将海带芽提前浸泡8分钟备用。
2. 将所有食材放到调理机的透明杯中,加入430ml好水,盖紧杯盖,定时打1分钟即可。

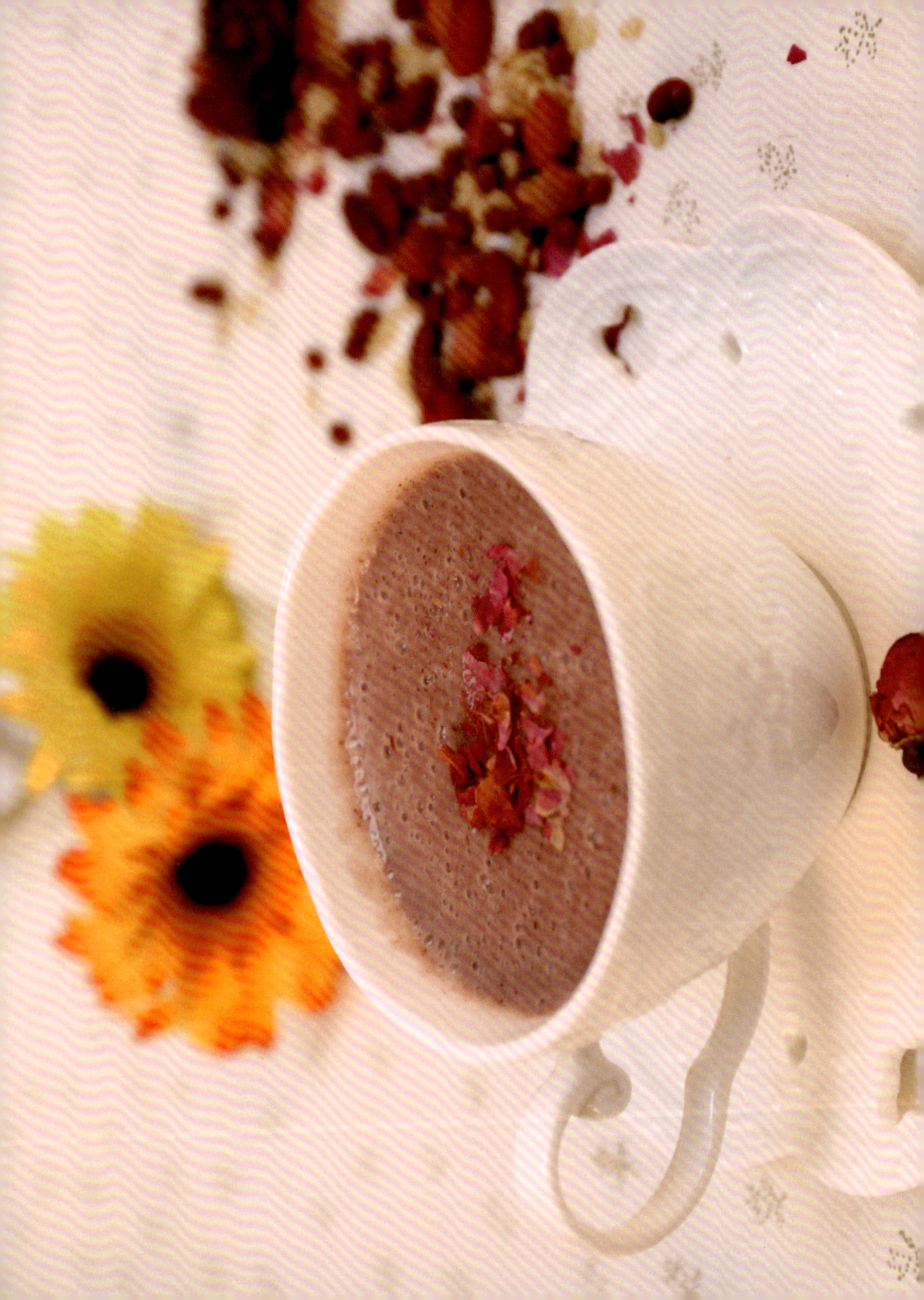

玫瑰红枣豆乳

材料 Ingredient

- 蒸熟红五米 半袋
- 干玫瑰 2g
- 红枣 3颗
- 热水 500ml
- 蒸熟紫米 80g
- 枸杞 5g

做法 Recipe

1. 紫米、红五米提前蒸熟，红枣去核。
2. 将所有食材放到调理机的钢杯中，加500ml热水，定时打2分钟。

降脂红丝绒柠香蛋糕

材料 Ingredient

- 核桃仁 120g
- 红枣 60g
- 葡萄干 100g
- 泡水腰果 450g
- 香草荚半根
- 柠檬半个
- 蜂蜜适量
- 红曲粉 5g
- 椰子油 200g
- 枸杞 10g

做法 Recipe

① 将核桃仁、红枣、葡萄干、枸杞混合打成较粗的泥,铺在模具底层,压实。

② 将一半腰果、红曲粉、蜂蜜、1/4柠檬、一半椰子油加入打成泥,铺在饼皮上。

③ 再将剩余腰果、香草荚、1/4柠檬蜂蜜、椰子油打成白色的泥,铺在最上面一层,放入冰箱冷冻3小时即可。

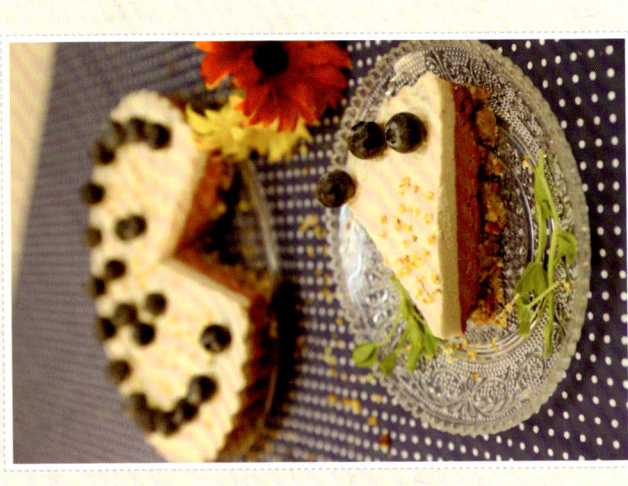

亚麻籽酱

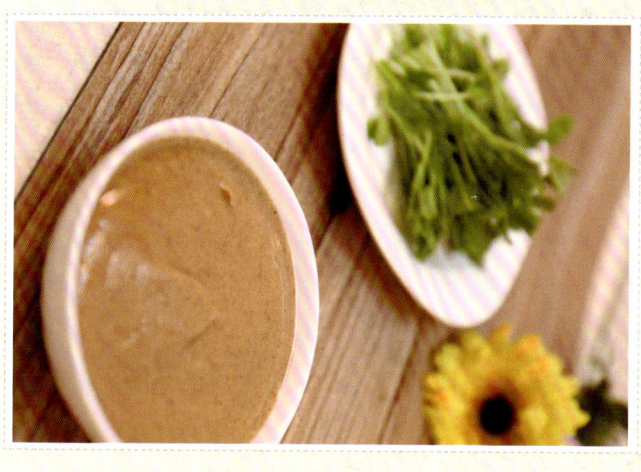

材料 Ingredient

- 亚麻籽 20g
- 核桃 150g
- 大杏仁 200g
- 白芝麻 100g
- 原色冰糖 2大勺

做法 Recipe

1. 将所有食材放到调理机的钢杯中,调到手动挡,配合搅拌棒,直至打成酱即可。

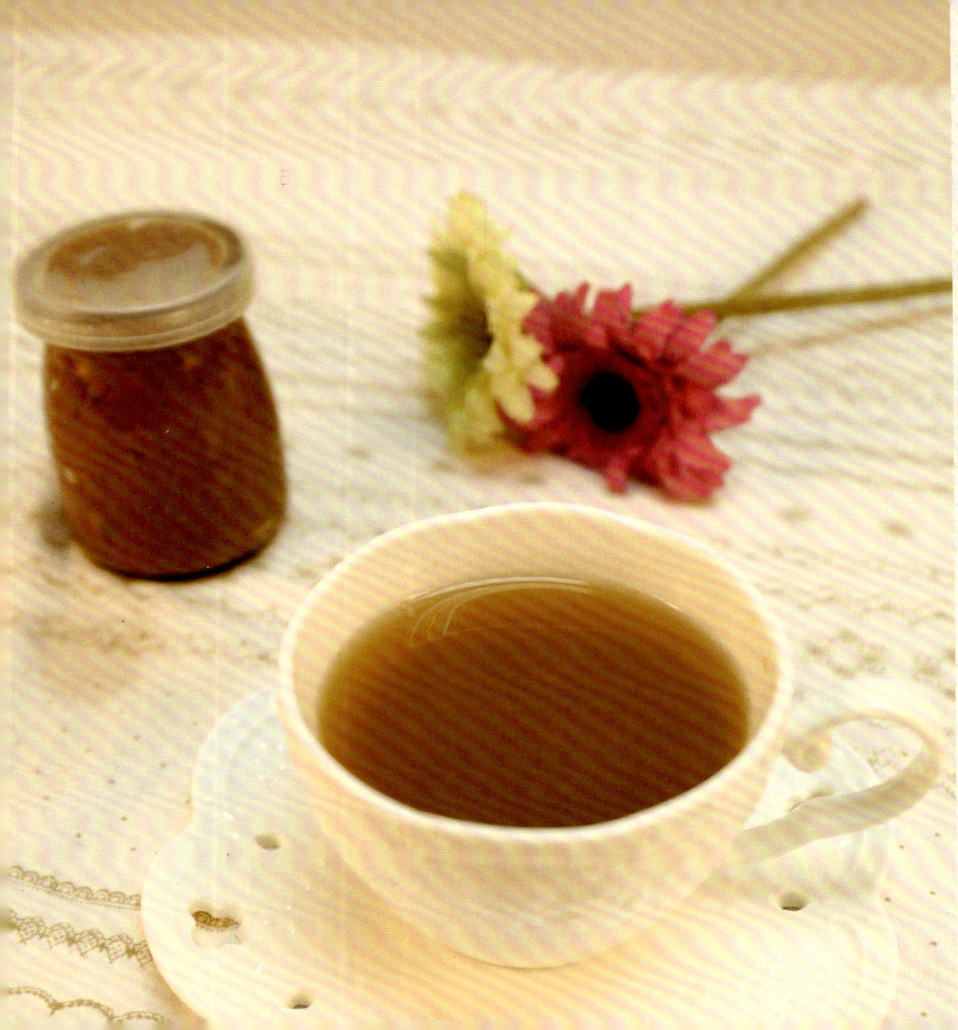

姜枣膏

材料Ingredient
- 山楂100g
- 大枣100g
- 手工黑糖100g
- 姜200g

做法Recipe

1. 将山楂、大枣、姜一起放到锅中蒸熟。
2. 将所有食材放到调理机的钢杯中,配合搅拌棒,定时打35秒即可。

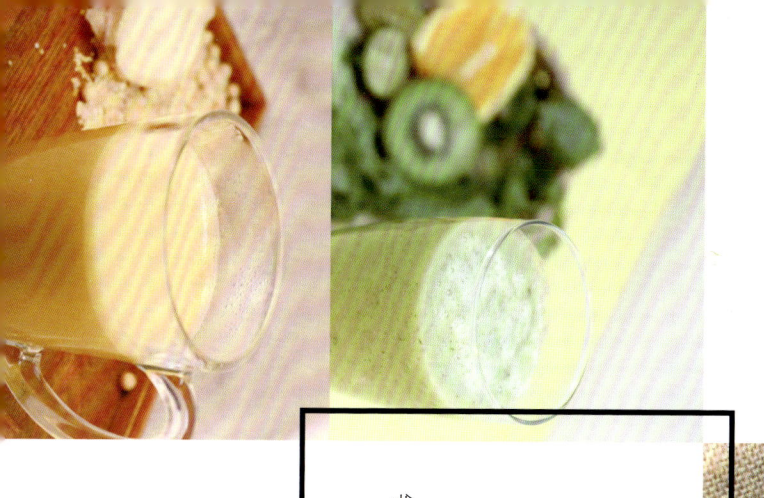

Part 5
消化系统
Digestive System

◆

针对痔疮、便秘、胃溃疡、疝气、结肠炎等病症。

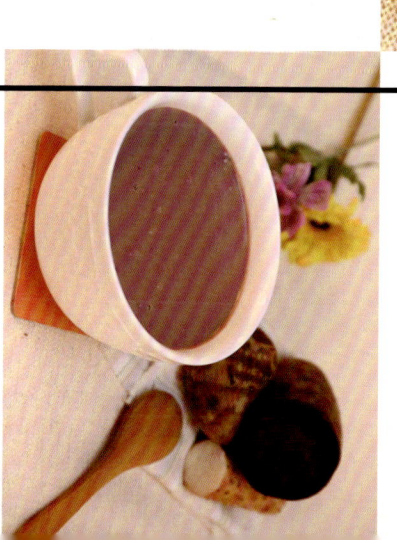

活力精力汤

材料 Ingredient

- 苦瓜 18g
- 青柠檬 5g
- 蜂蜜 5g
- 猕猴桃 45g
- 酸奶 35g
- 菠萝 155g
- 香蕉 55g
- 圆生菜 50g
- 苜蓿芽 15g
- 薄荷 1g
- 橙子 100g
- 黄瓜 35g
- 亚麻籽 10g
- 姜 4g
- 啤酒酵母 5g
- 糙米醋 5ml
- 海带芽 6g
- 螺旋藻粉 2g
- 水 370ml

做法 Recipe

1. 提前将海带芽浸泡8分钟。
2. 将所有食材放到调理机的透明容杯中,加入370ml好水,盖紧杯盖,打1分钟即可。

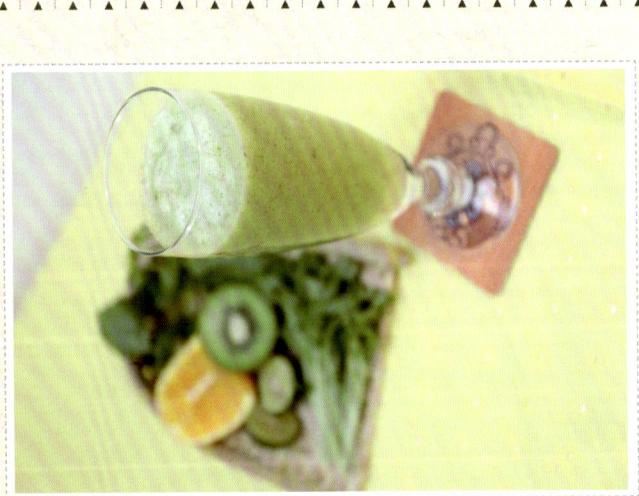

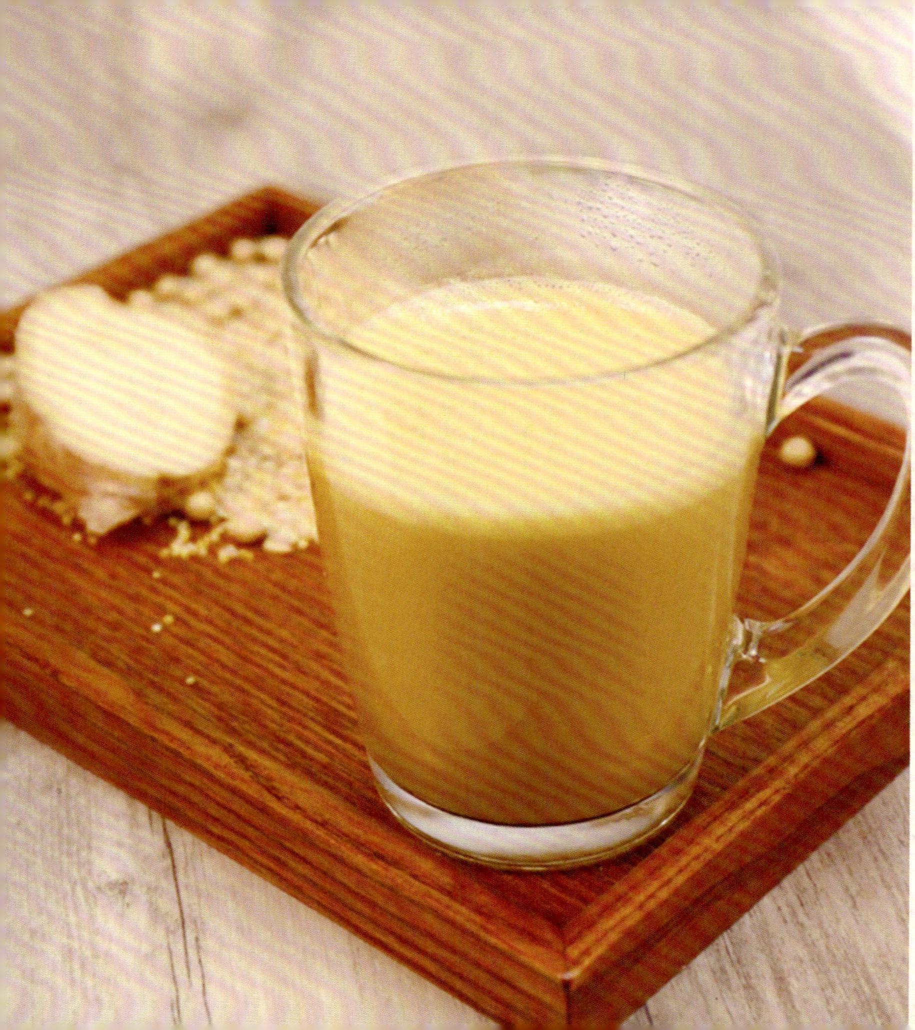

黄五类精力汤

材料 Ingredient
- 黄五类 1包
- 姜片 2片
- 蜂蜜 10g
- 热水 1000ml

做法 Recipe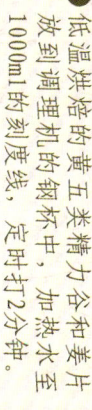

1. 低温烘焙的黄五类精力合和姜片放到调理机的钢杯中,加热水至1000ml的刻度线,定时打2分钟。
2. 放入2勺蜂蜜,盖紧杯盖,开机,转速按钮来回转2次,搅拌均匀即可。

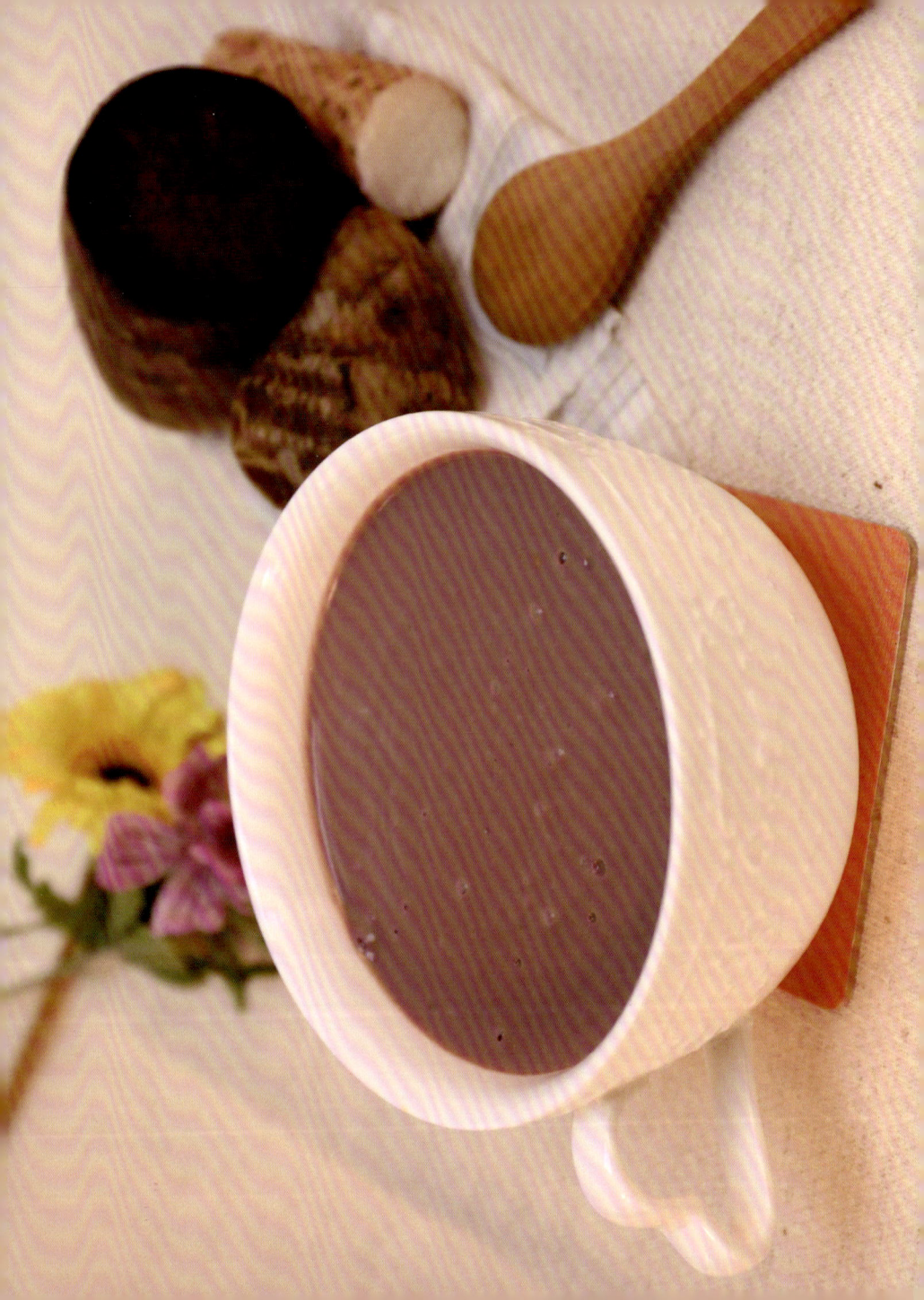

真情永葆精力汤

材料 Ingredient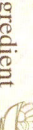

- 蒸熟芋头 100g
- 蒸熟紫薯 120g
- 香蕉 110g
- 蒸熟山药 30g
- 蒸熟南瓜 50g
- 生腰果 100g
- 坚果谷物麦片 20g
- 小麦胚芽 1勺
- 热水 700ml

做法 Recipe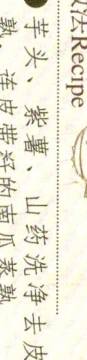

1. 芋头、紫薯、山药洗净去皮蒸熟,连皮带籽的南瓜蒸熟。
2. 将所有食材放到调理机的钢杯中,加入700ml的热水,定时打2分钟即可。

儿时记忆果丹皮

材料 Ingredient

- 蒸熟山楂 380g
- 苹果 170g
- 原色冰糖 100g
- 蜂蜜 50ml

做法 Recipe

1. 将山楂去籽蒸熟之后,与其他食材一起放入调理机中打至成泥。
2. 将果泥用刮刀放入磨具或放在油纸上,用刮刀抹平放入风干机中低温烘焙2~3个小时,取出切成长方形条,卷起即可。

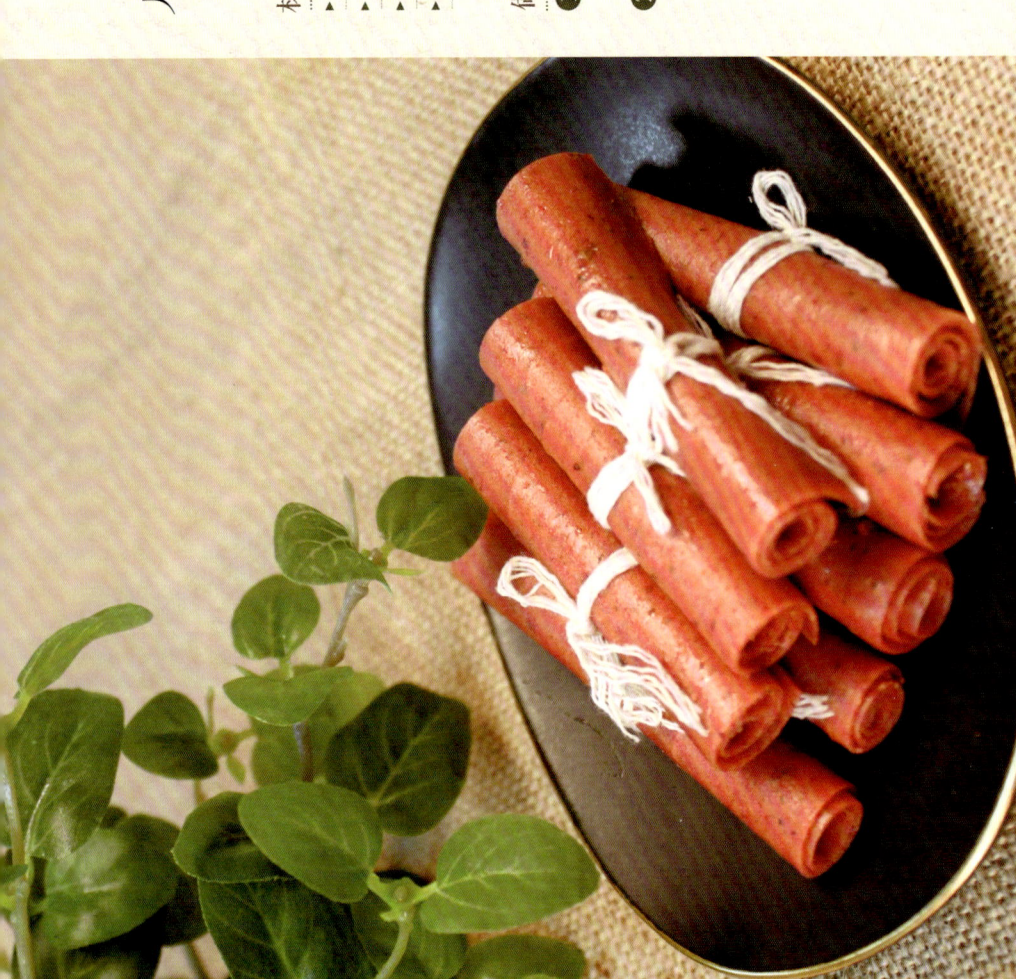

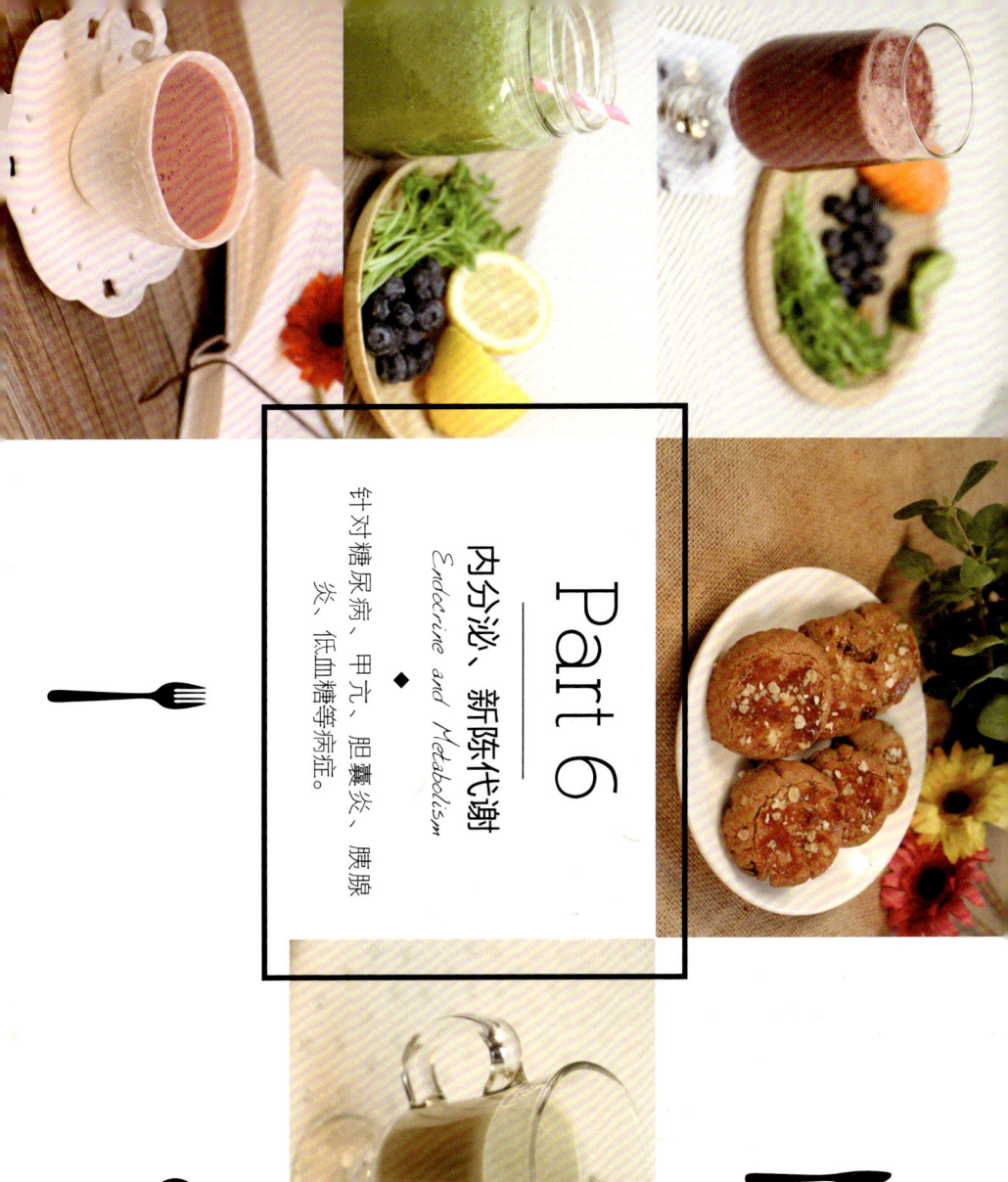

Part 6

内分泌、新陈代谢

Endocrine and Metabolism

◆

针对糖尿病、甲亢、胆囊炎、胰腺炎、低血糖等病症。

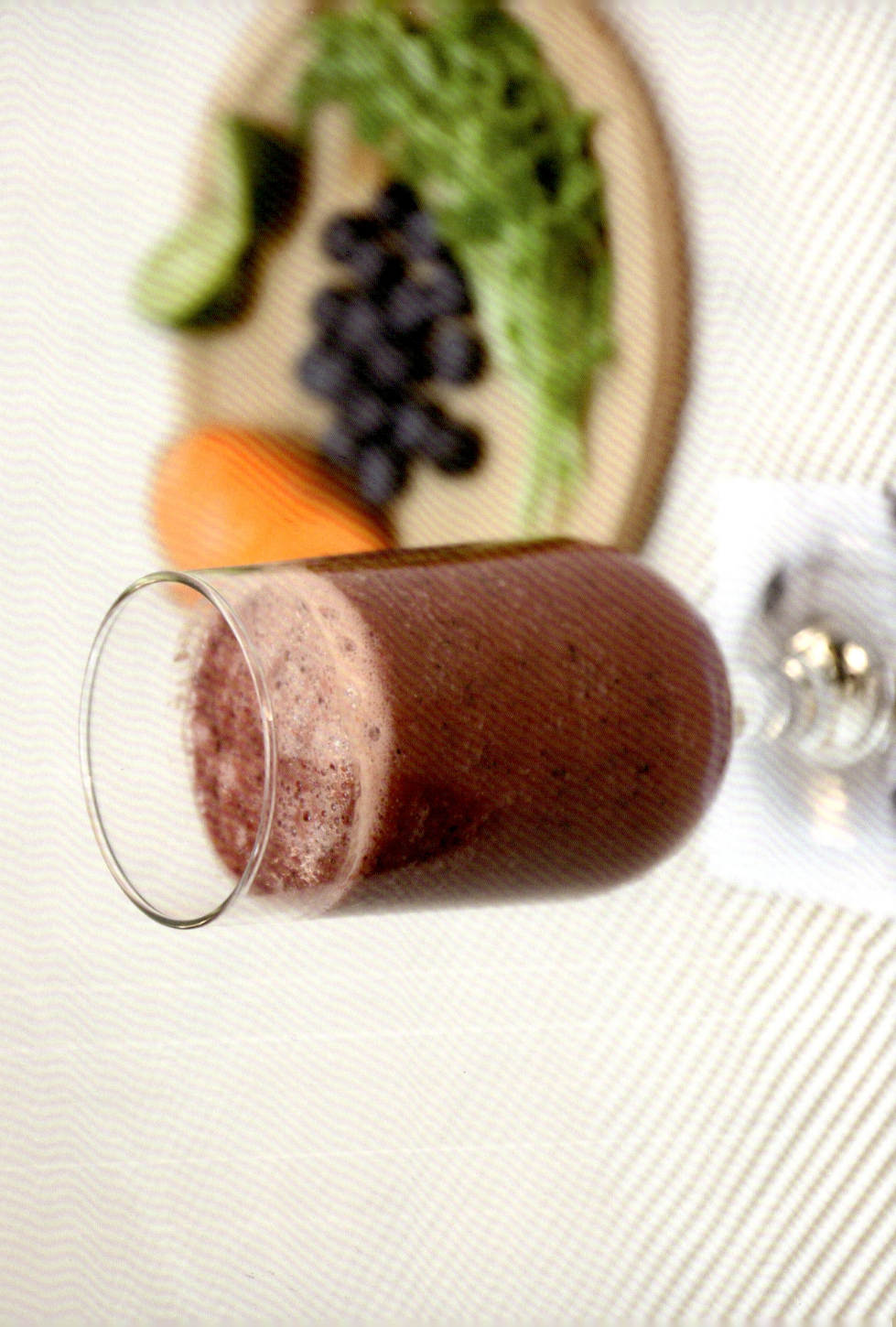

紫色精力汤

材料 Ingredient

- 菠萝140g
- 苹果50g
- 紫甘蓝35g
- 芽苗20g
- 蓝莓75g
- 西红柿80g
- 青杆檬15g
- 甜菜根20g
- 紫葡萄120g
- 胡萝卜35g
- 综合坚果10g
- 亚麻籽5g
- 大豆胜肽5g
- 益生菌1袋
- 蜂蜜5g
- 菊芋巴1g
- 水450ml

做法 Recipe

1. 除益生菌外的所有食材放入调理机透明杯中,加入450ml好水,定时打1分钟。
2. 将益生菌倒入精力汤中,盖紧杯盖,调速钮来回转2次搅拌均匀即可。

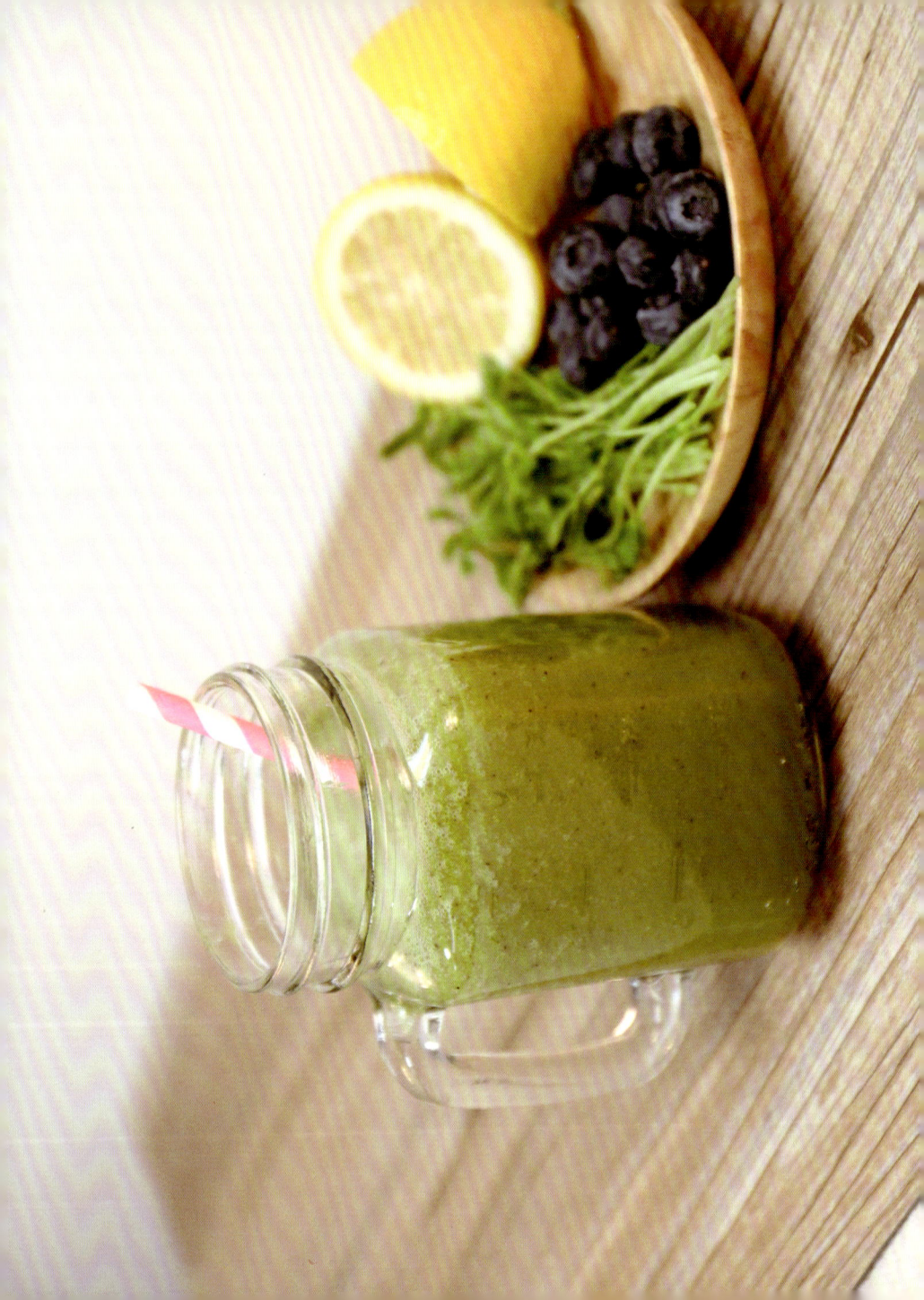

脂肪肝精力汤

材料Ingredient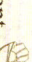

- 柠檬8g
- 蓝莓10g
- 大蒜半瓣
- 草莓25g
- 苜蓿芽32g
- 海带芽4g
- 青葡萄60g
- 苹果65g
- 生菜65g
- 香蕉55g
- 凤梨30g
- 大麦苗粉5g
- 大豆胜肽5g
- 综合坚果10g
- 苦菊8g
- 水380ml

做法Recipe

1. 将海带芽提前浸泡8分钟备用。
2. 将所有食材放到调理机的透明杯中,加入380ml好水,盖紧杯盖,定时打1分钟即可。

青五类精力汤

材料 Ingredient
- 青五类 1 包
- 椴树蜜 5g
- 热水 1000ml

做法 Recipe
1. 1 包青五类泡水后,蒸熟备用。
2. 将蒸好的青五类放到调理机的钢杯中,加热水至 1000ml,定时打 2 分钟。
3. 将 1 大勺蜂蜜放入精力汤中,盖上盖子,调速钮来回转 2 次,搅拌均匀即可。

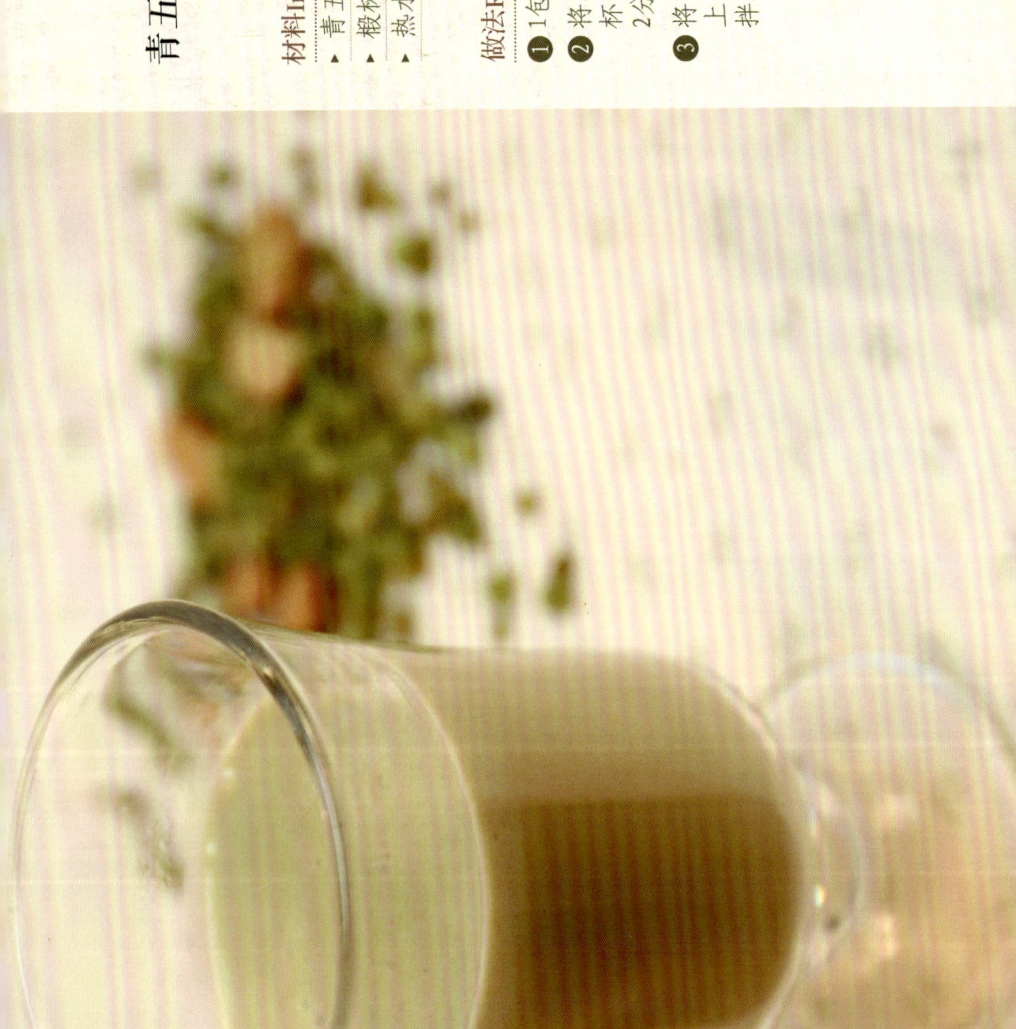

红曲米浆

材料 Ingredient
- 红曲米 45g
- 燕麦米 80g
- 紫米 20g
- 腰果 120g
- 红冰糖 15g
- 水 800mL

做法 Recipe
1. 将红曲米、燕麦米、紫米蒸熟。
2. 将蒸熟的红曲米、燕麦米、紫米和其他食材一起放到调理机中的钢杯中,加入800ml好水,定时打2分钟即可。

燕麦坚果饼干

材料 Ingredient

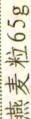

- 燕麦粒65g
- 小麦粒100g
- 原色冰糖30g
- 热水10ml
- 综合坚果适量
- 亚麻籽2大勺
- 橄榄油40g

做法 Recipe

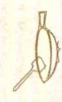

1. 将燕麦粒和小麦粒用调理机的钢杯定时2分钟，磨成粉。
2. 将磨好的粉和亚麻籽混合均匀，倒入橄榄油和热水，和成面团。
3. 将面团分成小块，做成喜欢的形状，放上坚果点缀。
4. 烤箱180度预热，将造型好的面团放入烤箱中，烤25分钟即可。

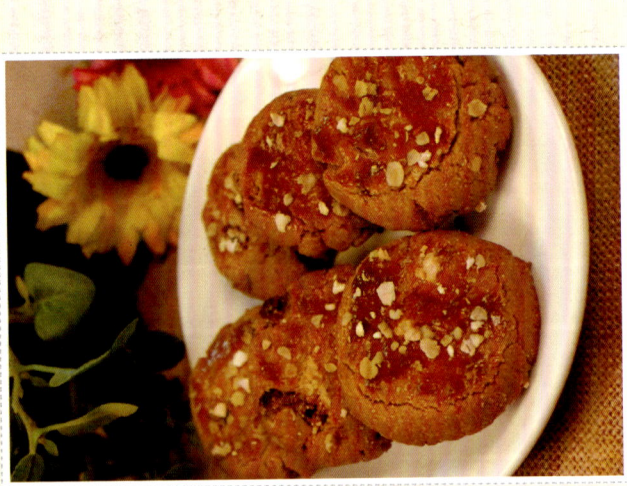

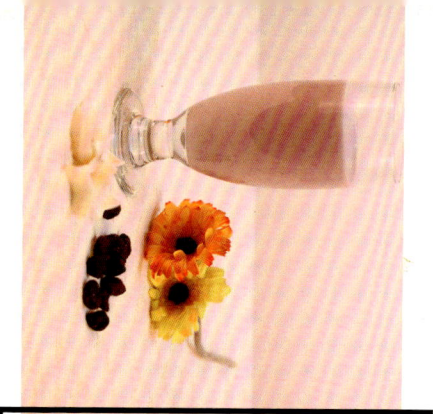

Part 7
泌尿系统
Urinary System

◆

针对前列腺炎、肾结石、痛风、补肾、肾炎、尿道炎等病症。

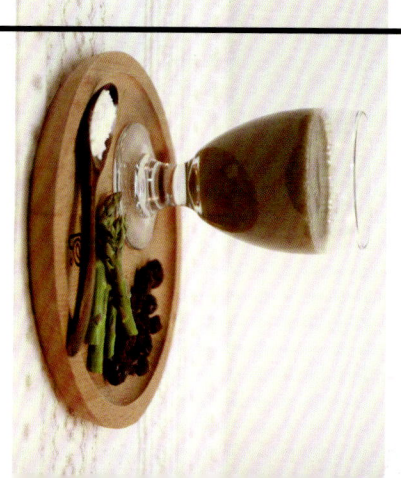

滋阴补肾黑五类精力汤

材料 Ingredient

- 低温烘焙黑五类1包
- 椴树蜜5g
- 热水1000ml
- 亚麻籽10g

做法 Recipe

1. 1包低温烘焙黑五类和1勺亚麻籽放到调理机的钢杯中，加热水至1000ml，定时打2分钟。
2. 将1勺蜂蜜放入精力汤中，盖上盖子，转速钮来回转2次，搅拌均匀即可。

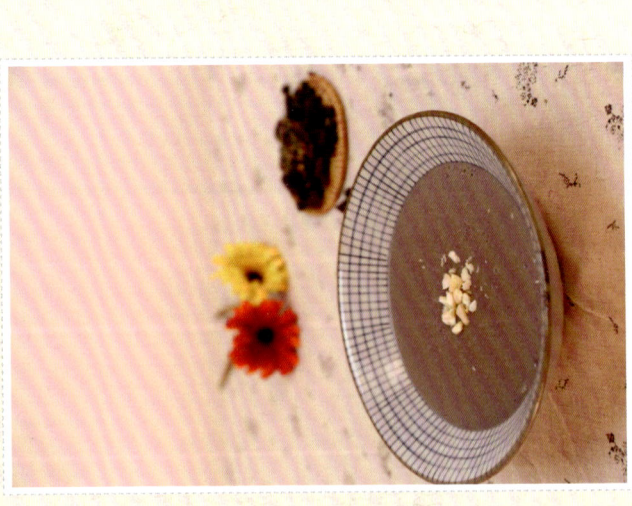

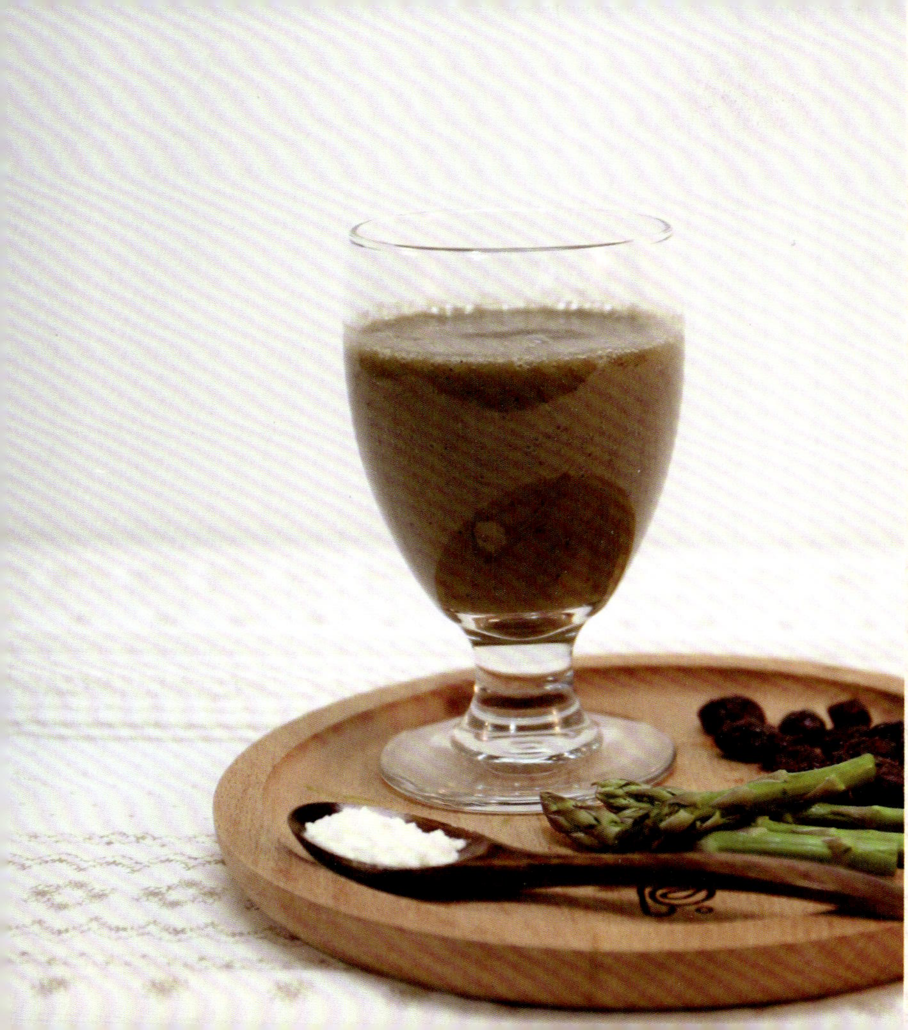

牛蒡蔓越莓精力汤

材料Ingredient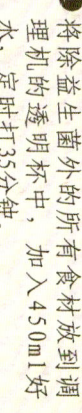

- 牛蒡180g
- 西兰花30g
- 大豆胜肽1大勺
- 蔓越莓干5g
- 原色冰糖10g
- 芦笋10g
- 苜蓿芽7g
- 蓝莓20g
- 螺旋藻粉1小勺
- 益生菌1袋
- 菠萝110g
- 香蕉100g
- 水450ml

做法Recipe

1. 将除益生菌外的所有食材放到调理机的透明杯中，加入450ml好水，定时打35分钟。
2. 将益生菌倒入精力汤中，盖上盖子，调速钮来回转2次，搅拌均匀即可。

百合乳酪奶昔

材料 Ingredient

- 百合20g
- 蔓越莓干10g
- 蒸熟糙米100g
- 山药75g
- 泡水腰果80g
- 原色冰糖2大勺
- 紫薯50g
- 小麦芽5g
- 热水450ml

做法 Recipe

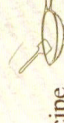

1. 糙米提前浸泡、蒸熟，山药、紫薯蒸熟。
2. 所有食材放到调理机的钢杯中，加450ml热水，定时打2分钟即可。

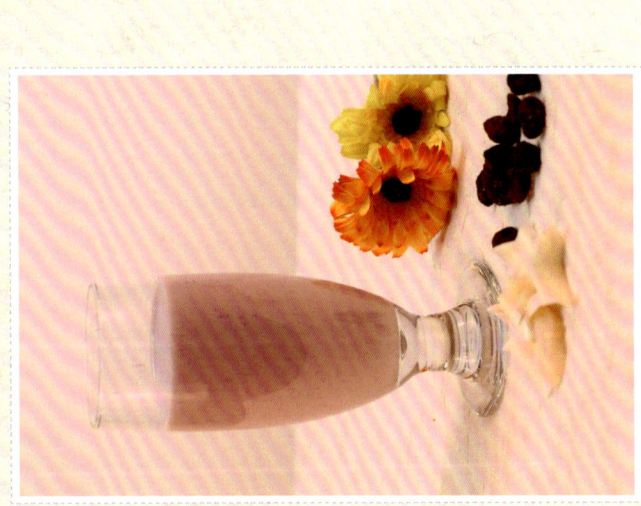

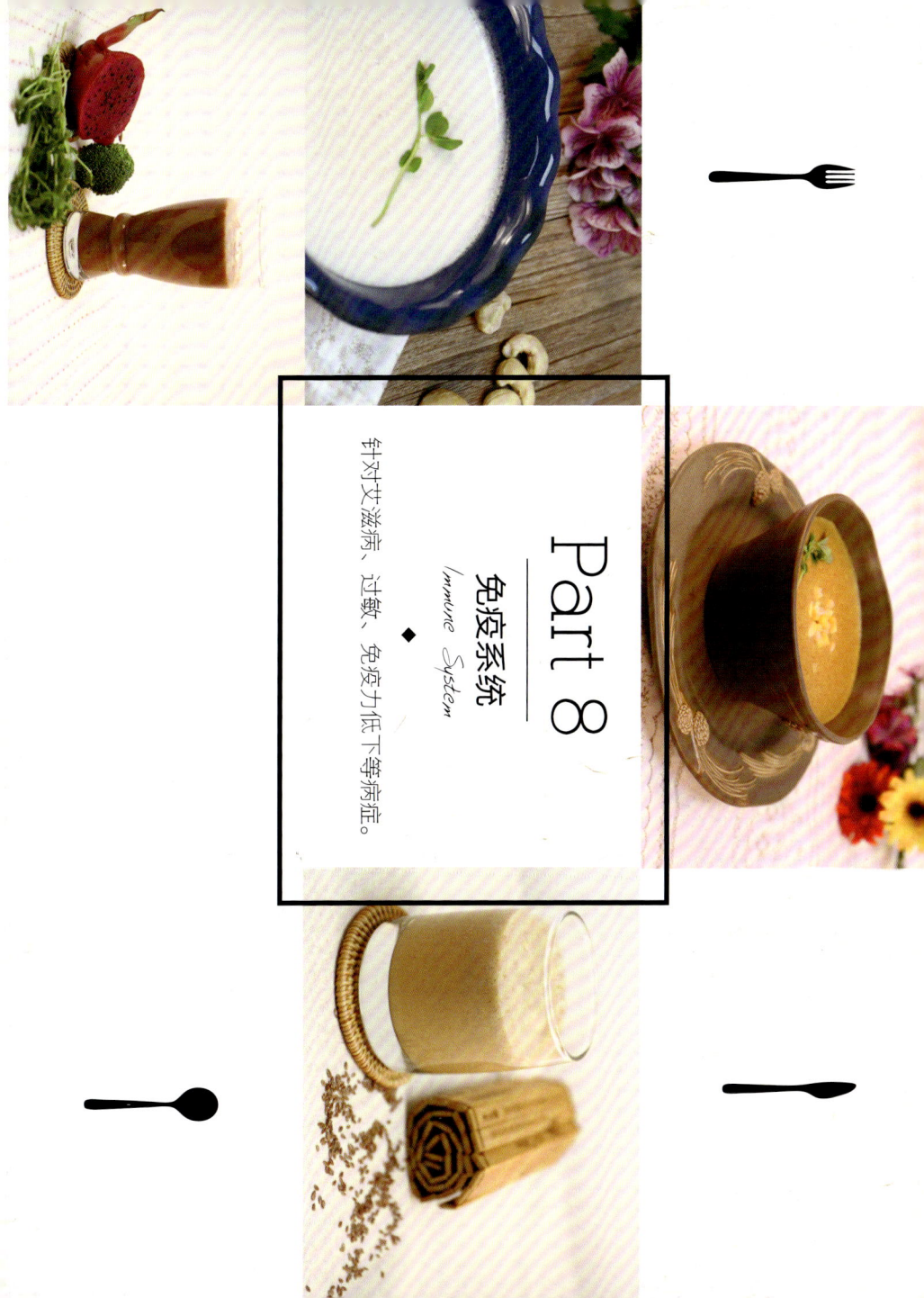

Part 8
免疫系统
Immune System

◆

针对艾滋病、过敏、免疫力低下等病症。

活力满满精力汤

材料 Ingredient

- 西兰花 35g
- 橙子 50g
- 菠萝 60g
- 蔓越莓干 20g
- 草莓 100g
- 带皮红心火龙果 17g
- 益生菌 1袋
- 综合坚果 10g
- 亚麻籽 5g
- 苜蓿芽 35g
- 水 350ml

做法 Recipe

1. 将除益生菌外的所有食材放到调理机的透明容杯中，加入350ml的好水打35秒。
2. 打开杯盖，将益生菌加入精力汤中，盖紧盖子，调速钮按回来回转2次，搅拌均匀即可。

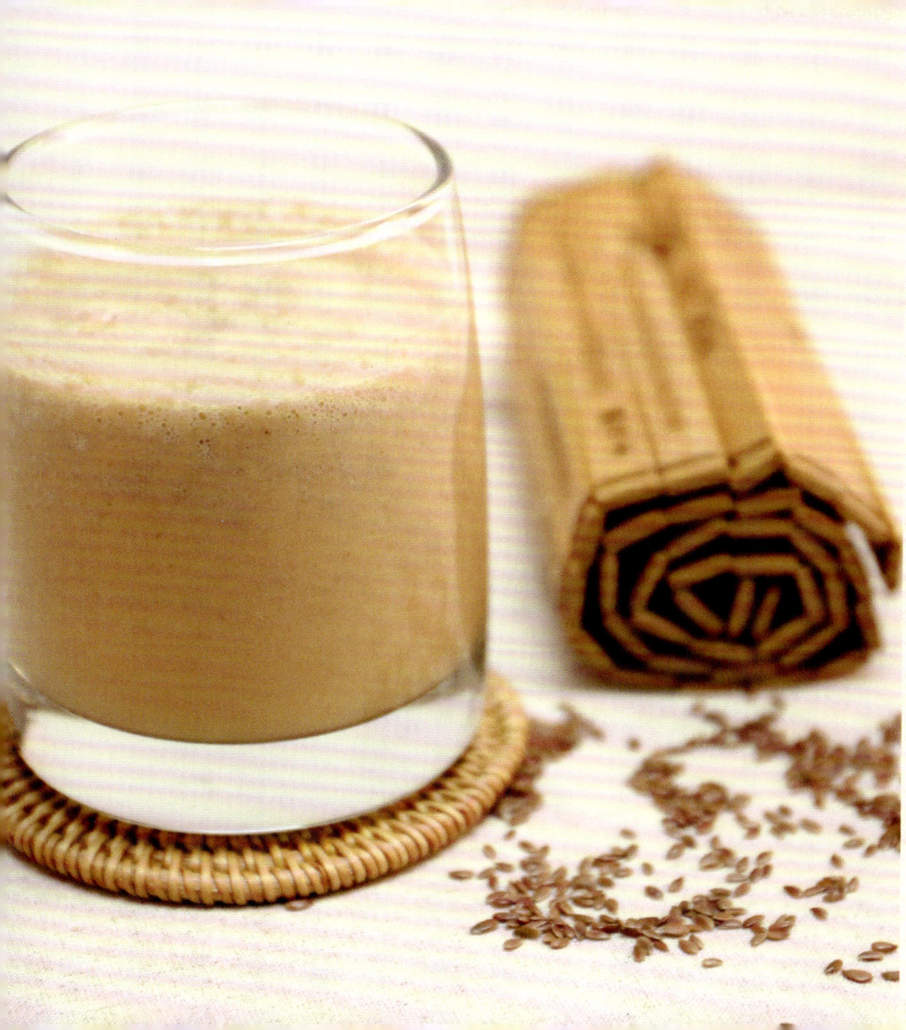

Part8 免疫系统

体内环保精力汤

材料 Ingredient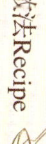

- 牛蒡 40g
- 西芹 20g
- 西红柿 70g
- 菠萝 100g
- 海藻 2g
- 亚麻籽 10g
- 蜂蜜 5g
- 综合坚果 10g
- 圆白菜 40g
- 香蕉 55g
- 水 450ml

做法 Recipe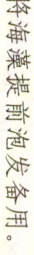

1. 将海藻提前泡发备用。
2. 将所有食材放到调理机的容杯中,加入450ml好水,打1分钟即可。

清晨唤醒全谷奶浆

材料 Ingredient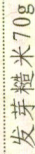
- 发芽糙米70g
- 杏仁40g
- 花生30g
- 核桃30g
- 蒸熟黄豆50g
- 开水1000ml

做法 Recipe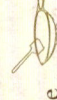
1. 糙米提前浸泡催芽、蒸熟，黄豆蒸熟。
2. 将所有食材放到调理机的钢杯中，加开水至1000ml，定时打2分钟即可。

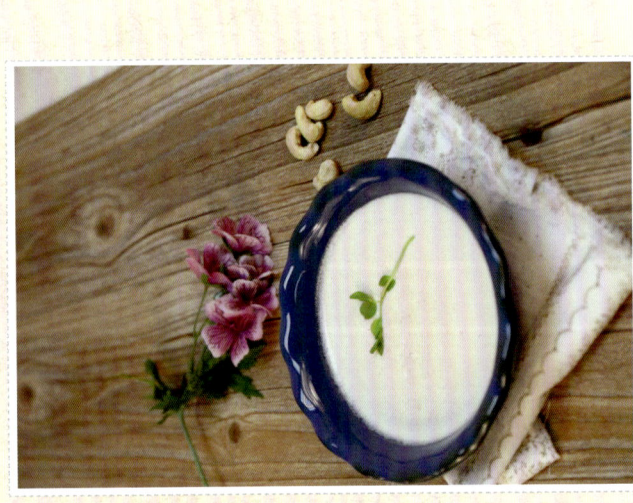

全酵素坚果浓汤

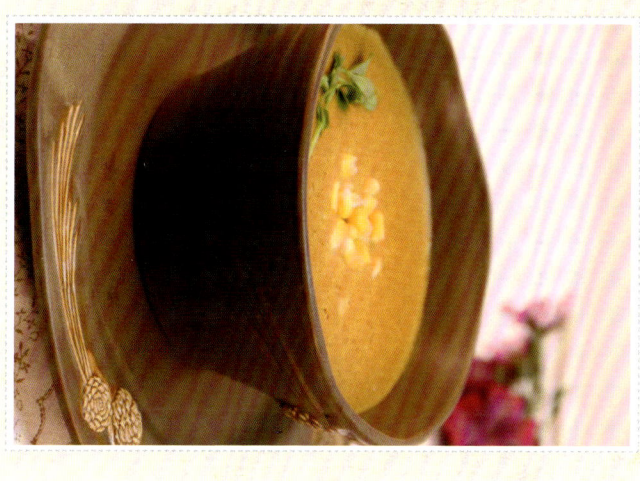

材料 Ingredient

- 发芽糙米150g
- 综合坚果20g
- 熟玉米粒150g
- 亚麻籽10g
- 白芝麻10g
- 枸杞10g
- 水600ml

做法 Recipe

1. 糙米提前浸泡催芽、蒸熟。
2. 一半的玉米粒和其他食材一起放到调理机的钢杯中,加入600ml好水,定时2分钟打成浆。
3. 将另一半玉米粒放到浓汤中,调速钮来回转1次,搅拌出颗粒感,最后在浓汤中撒些坚果碎即可。

海藻生机酱

材料 Ingredient

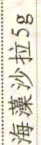
- 海藻沙拉 5g
- 大麦苗粉 5g
- 南瓜籽 100g
- 菠萝 100g
- 亚麻籽油 15ml
- 蜂蜜 10g
- 水 50ml

做法 Recipe

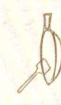
1. 海藻沙拉提前泡发备用。
2. 所有食材放到调理机的透明容杯中,加入50ml好水,配合搅拌棒,打成酱即可。

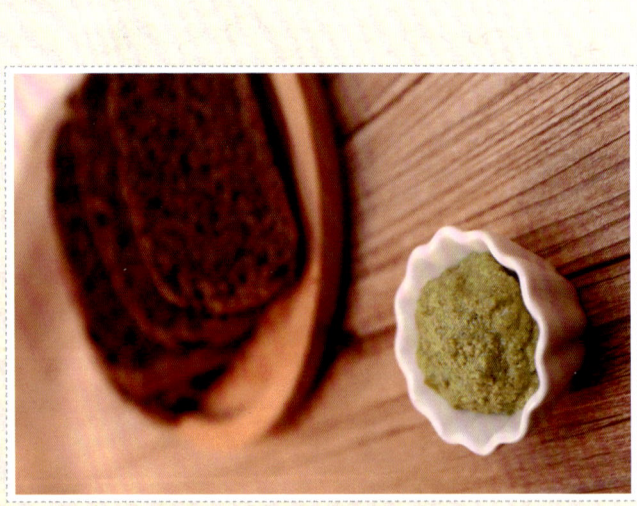

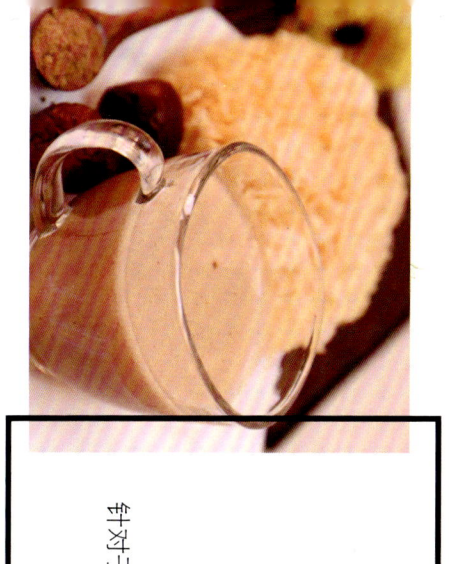

Part 9
妇科疾病
Gynecological Diseases

◆

针对子宫肌瘤、乳腺增生、阴道炎、痛经、不孕症等病症。

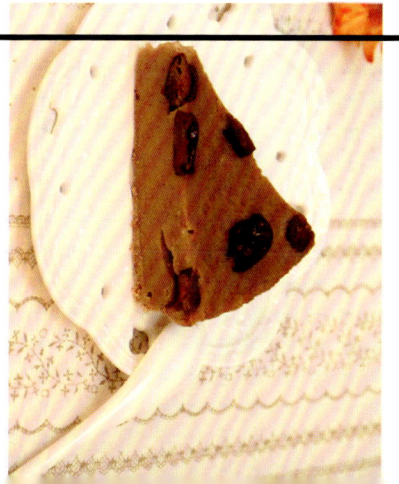

暖宫驱寒红豆银耳羹

材料 Ingredient

- 蒸熟银耳150g
- 蒸熟红豆50g
- 去核干红枣50g
- 手工黑糖10g
- 姜片2小片
- 枸杞10颗
- 热水1250ml

做法 Recipe

1. 银耳泡发蒸熟,红豆蒸熟。
2. 将所有食材放到调理机的钢杯中,加热水1250ml,盖紧杯盖,定时打1分钟。

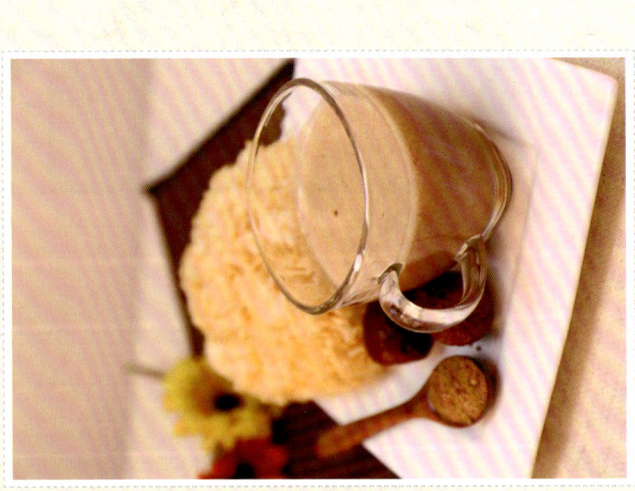

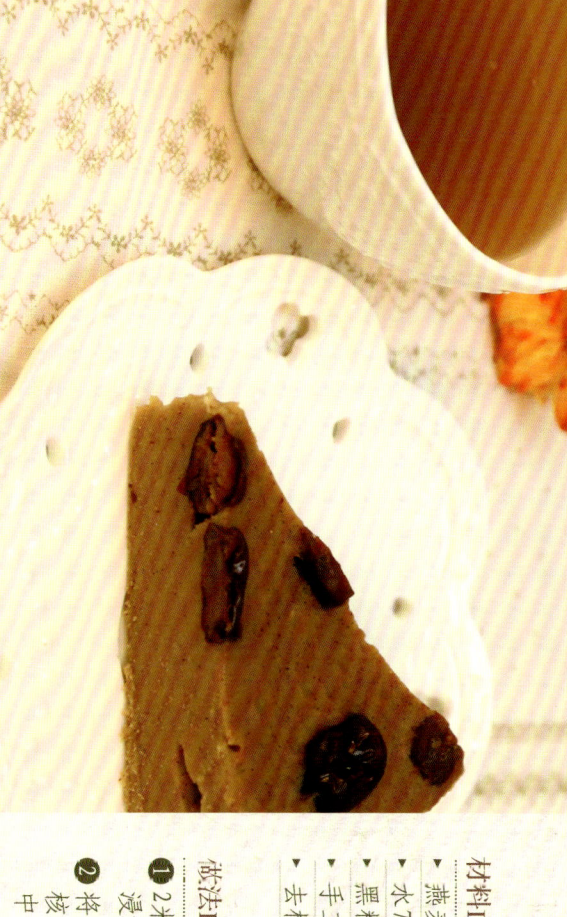

黑糖红枣糕

材料 Ingredient

- 燕麦米 300g
- 水 750ml
- 黑糖 105g
- 手工藕粉 100g
- 去核红枣 100g

蒸法 Recipe

1. 2米杯燕麦米洗净，用750ml的好水浸泡3小时。
2. 将泡水的燕麦米、黑糖藕粉和去核红枣一起放到调理机的钢杯中，定时打2分钟。
3. 将米糊倒在模具中，上锅蒸25分钟即可。

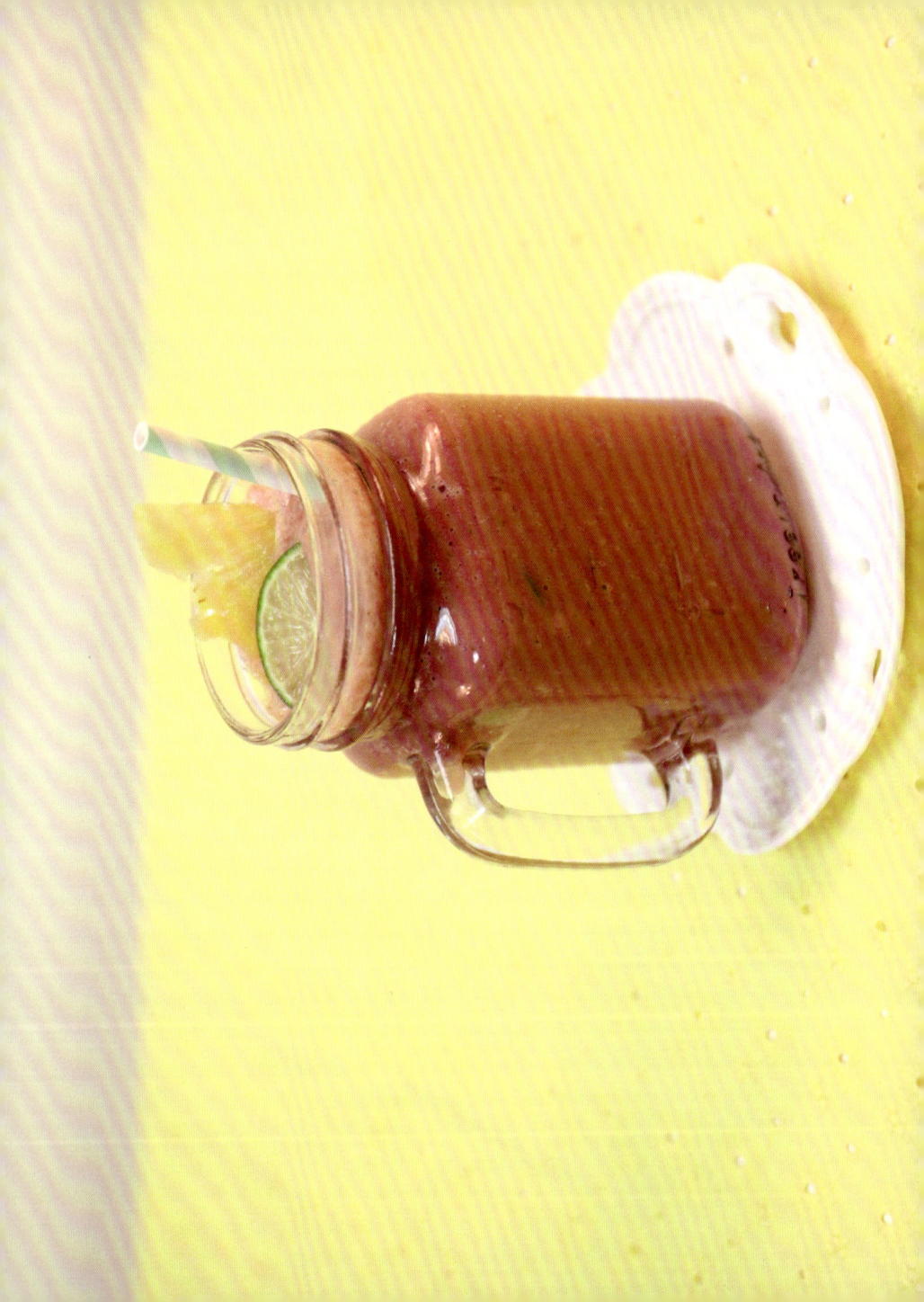

消炎美白精力汤

材料 Ingredient

- 薄荷1叶
- 青柠檬25g
- 菠萝60g
- 苹果50g
- 香蕉55g
- 综合坚果10g
- 综合三宝粉5g
- 蔓越莓干20g
- 甜菜根15g
- 苜蓿芽10g
- 水500ml
- 蜂蜜2大勺

做法 Recipe

1. 将所有食材放到调理机的透明杯中，加500ml的好水，定时打35秒即可。

综合坚果松露球

材料 Ingredient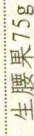

- 生腰果 75g
- 核桃仁 45g
- 去核红枣 50g
- 龙眼干 40g
- 葡萄干 120g
- 杏仁 60g
- 冷开水 180ml
- 甜菜根粉 10g
- 山楂 10g
- 椰蓉适量

做法 Recipe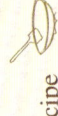

1. 将所有食材放到调理机的钢杯中,加入冷开水180ml,调至手动档,配合搅拌棒,将所有食材打成泥状,先冷冻2小时。
2. 在冻好的松露球外面裹上一层椰蓉即可。

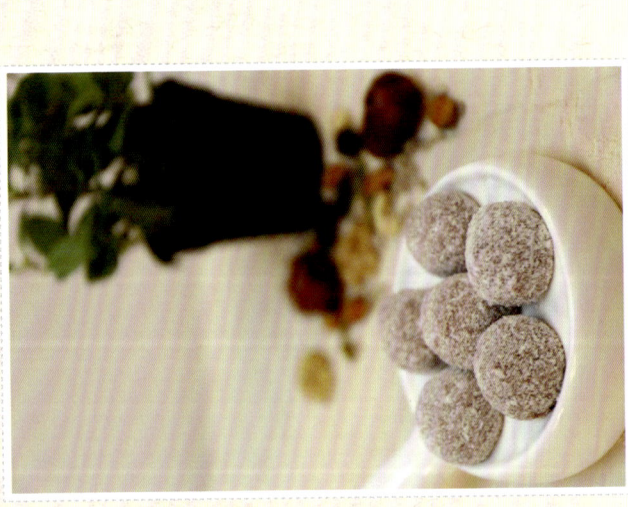

Part 10

肌肉、骨骼
Muscle and Bone

◆

针对佝偻病、关节炎、骨质疏松、骨折、骨刺等病症。

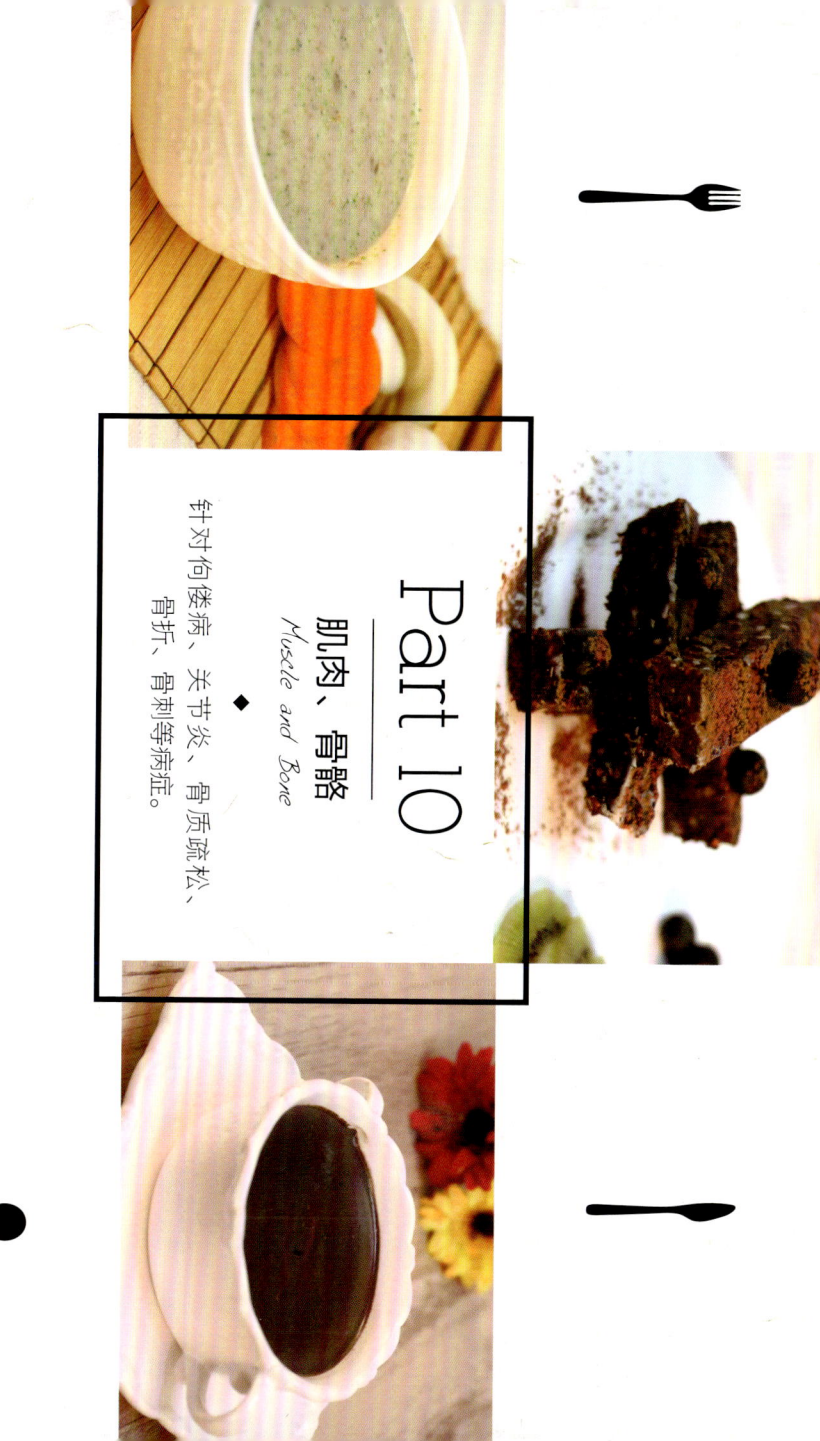

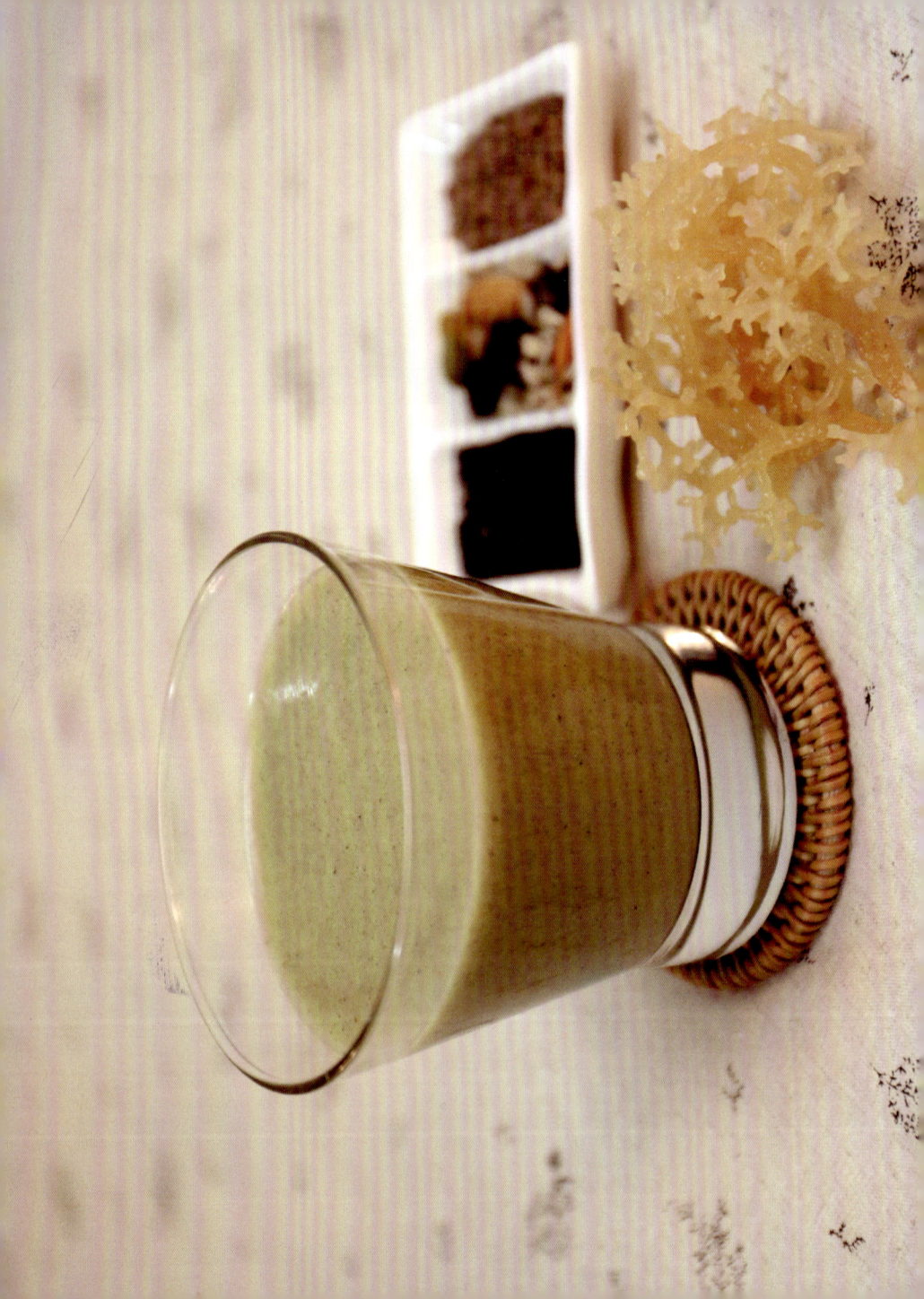

活筋壮骨精力汤

材料Ingredient

- 菠萝100g
- 苜蓿芽12g
- 珊瑚草30g
- 香蕉100g
- 黑芝麻5g
- 亚麻籽1大勺
- 综合坚果1大勺
- 蜂蜜1大勺
- 水400ml
- 芹菜20g

做法Recipe

1. 将珊瑚草提前泡发备用。
2. 将所有食材放到调理机的透明杯中,加入400ml好水,定时打1分钟。

黑芝麻糊

材料 Ingredient

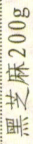

- 黑芝麻200g
- 综合坚果50g
- 糙米125g
- 原色冰糖15g
- 热水1000ml
- 低温烘焙黑五类1包

做法 Recipe

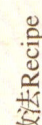

1. 将所有食材，放到调理机的钢杯中，加热水1000ml，定时打2分钟即可。

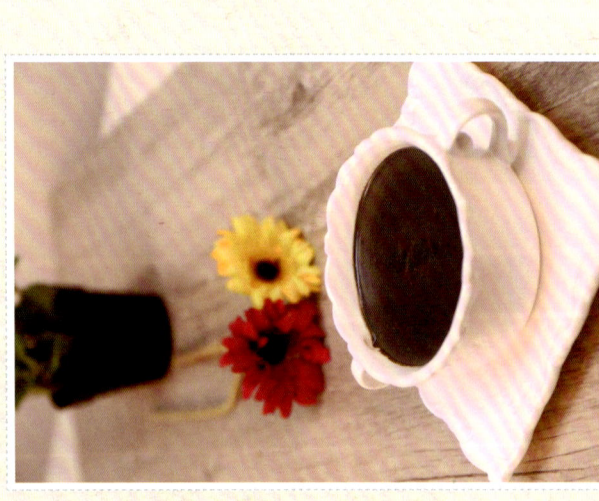

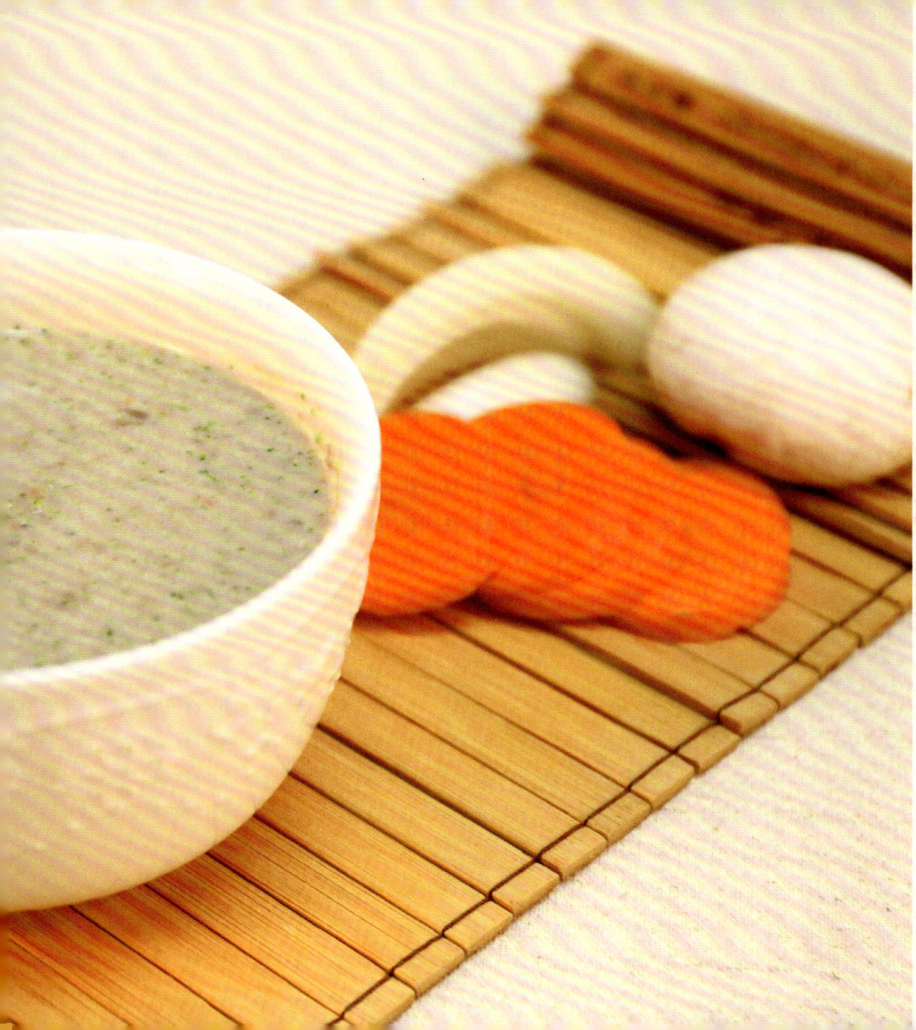

黄鱼糙米粥

材料Ingredient

- 糙米50g
- 小黄鱼1条
- 口蘑80g
- 豆腐100g
- 焯熟洋葱20g
- 胡萝卜25g
- 燕麦米40g
- 西兰花120g
- 葫芦巴粉1g
- 热水800ml

做法Recipe

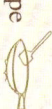

1. 小黄鱼提前用黄酒和姜片腌制去腥，蒸熟备用。糙米、燕麦米浸泡蒸熟，洋葱、西兰花焯熟。
2. 将小黄鱼放在调理机钢杯的集中网中，再加入糙米、燕麦米、口蘑、豆腐、洋葱、葫芦巴粉，加入800ml热水，定时打2分钟。
3. 将炒熟的胡萝卜、西兰花放在粥中，转速钮来回转2次，把西兰花、胡萝卜切碎即可。

生机能量棒

材料 Ingredient

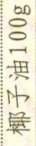

- 椰子油 100g
- 生腰果 130g
- 龙舌兰蜜 50ml
- 可可粉 200g
- 手工黑糖 70g
- 生大杏仁碎 60g
- 低温熟花生碎 100g
- 生葛根果碎 50g
- 玫瑰盐 2g
- 天然香草荚 1根
- 黑芝麻适量

做法 Recipe

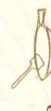

1. 生腰果用好水浸泡一晚后沥干水,加入龙舌兰蜜和天然香草荚,打成坚果泥。
2. 在坚果泥中加入剩余食材,均匀搅拌,放入合适的容器中,冷冻3个小时即可食用。

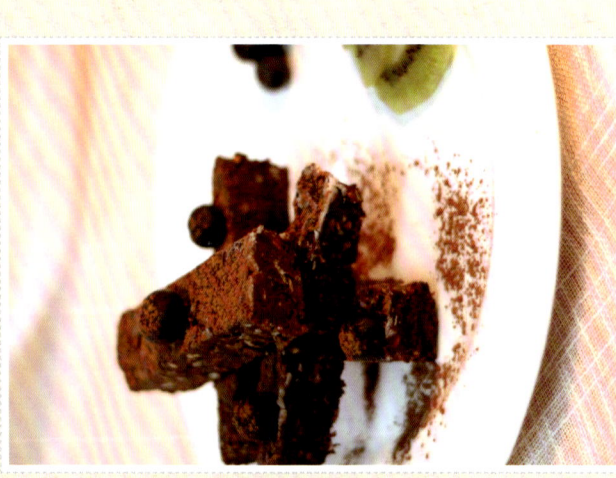

Part 11

Skin Diseases

◆

皮肤疾病

针对湿疹、带状疱疹、牛皮癣、脱发、粉刺等病症。

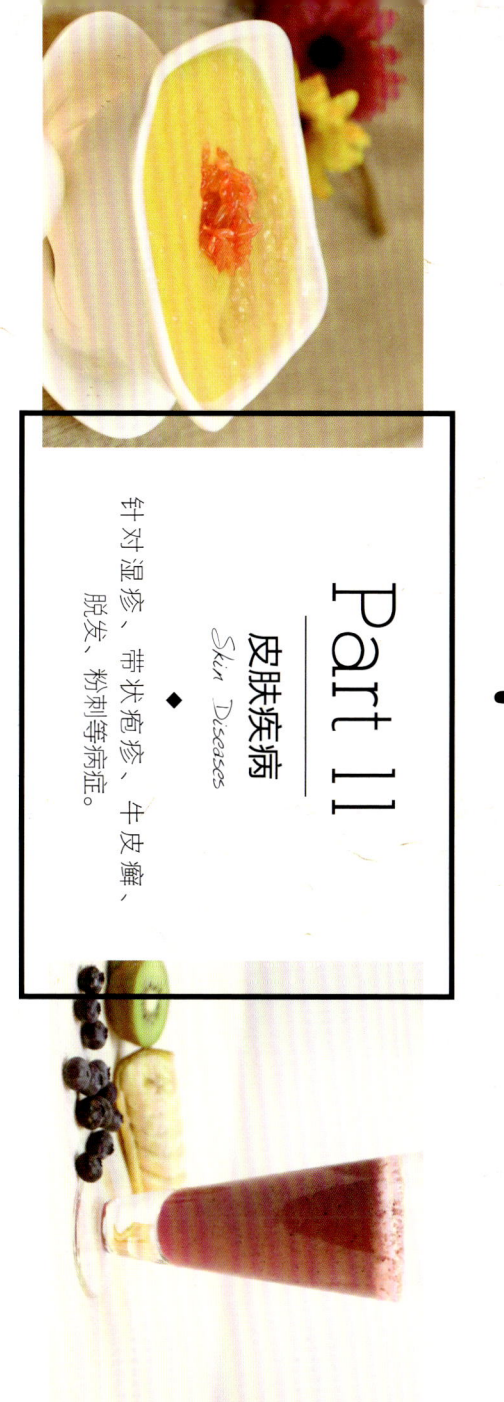

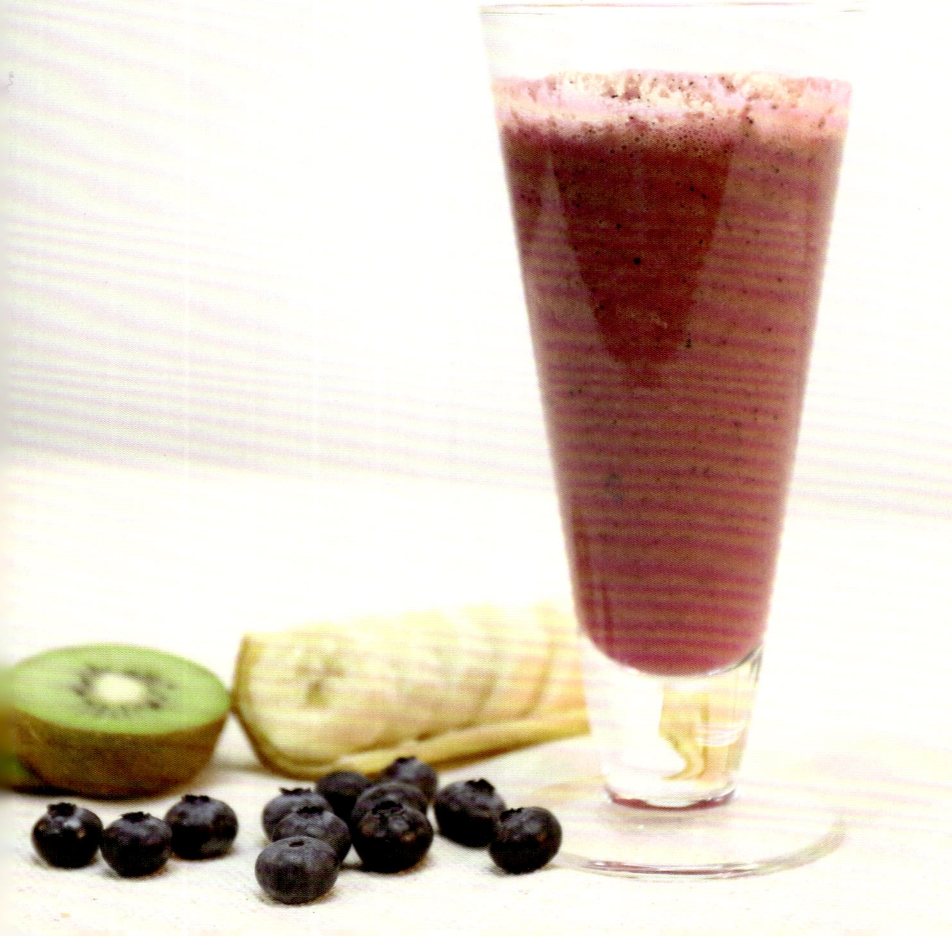

紫色美白精力汤

材料 Ingredient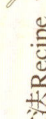

- 葡萄 50g
- 紫甘蓝 25g
- 蔓越莓干 17g
- 苹果 65g
- 蓝莓 20g
- 香蕉 55g
- 菠萝 140g
- 红心火龙果 110g
- 苜蓿芽 10g
- 圆生菜 25g
- 综合坚果 10g
- 小麦胚芽 5g
- 海藻沙拉 8g
- 奇异果 35g
- 水 370ml

做法 Recipe

1. 海藻沙拉提前泡发，将所有食材放到调理机的透明杯中，加入370ml好水，定时打35秒即可。

杨枝甘露

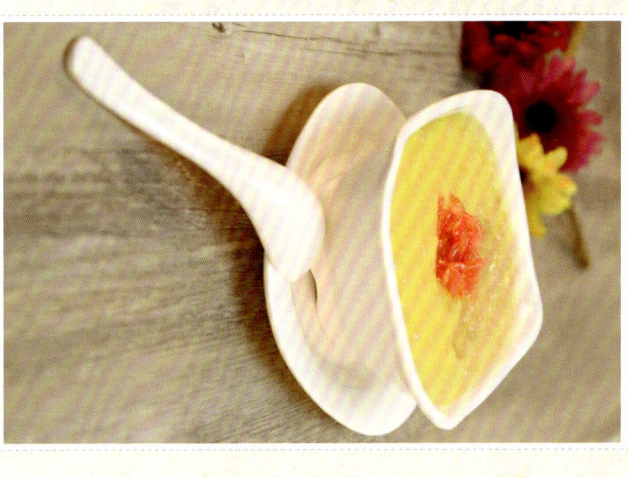

材料Ingredient
- 新鲜芒果300g
- 红心西柚适量
- 西米适量
- 椰浆200ml
- 原色冰糖10g

做法Recipe

1. 将西米泡20分钟,煮熟备用。
2. 将芒果、椰浆、原色冰糖放入调理机的透明杯中定时打35秒。
3. 将芒果丁、西柚、西米撒入果泥中,成品用小薄荷叶或者小法香在顶部装饰即可。

银耳百合南杏热饮

材料 Ingredient
- 蒸熟银耳300g
- 百合30g
- 南杏仁10g
- 原色冰糖15g
- 白花椰菜50g
- 亚麻籽5g
- 热水1500ml

做法 Recipe
1. 将银耳泡发蒸熟,白花椰菜炒熟。
2. 将所有食材放入调理机的钢杯中,加热水1500ml,定时打2分钟即可。

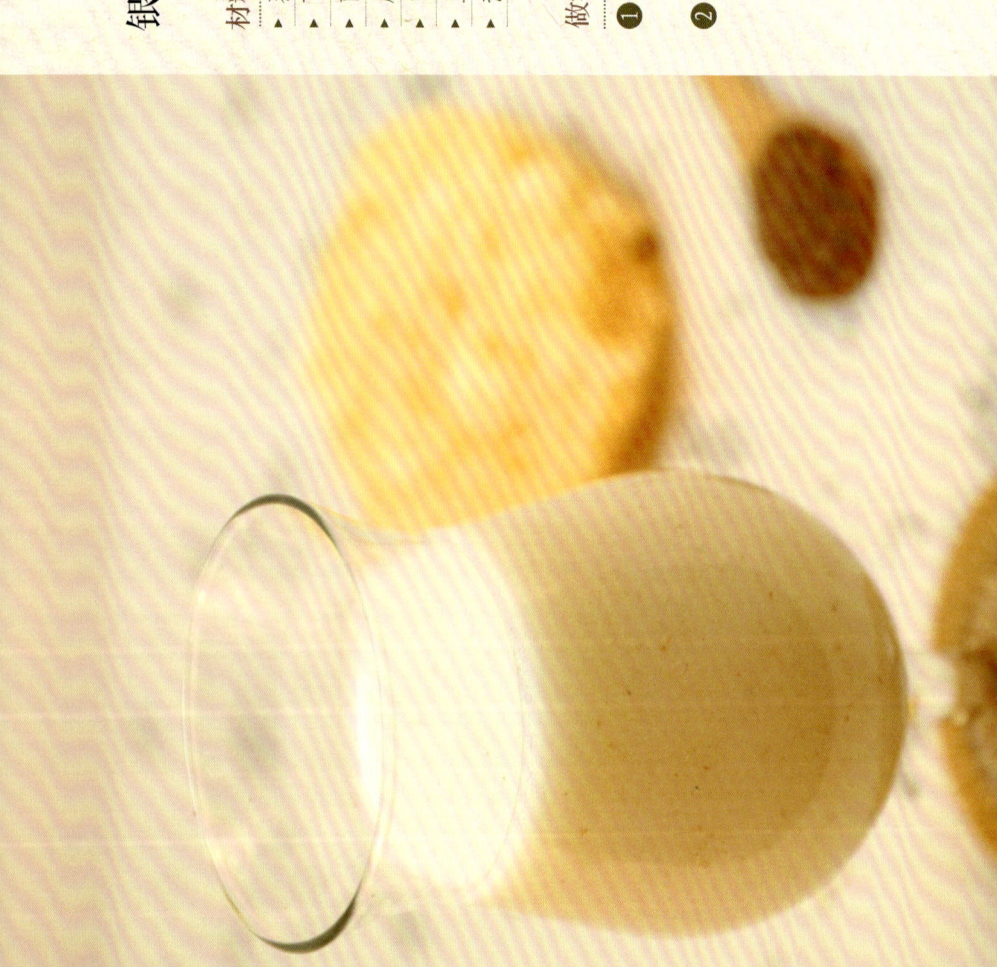

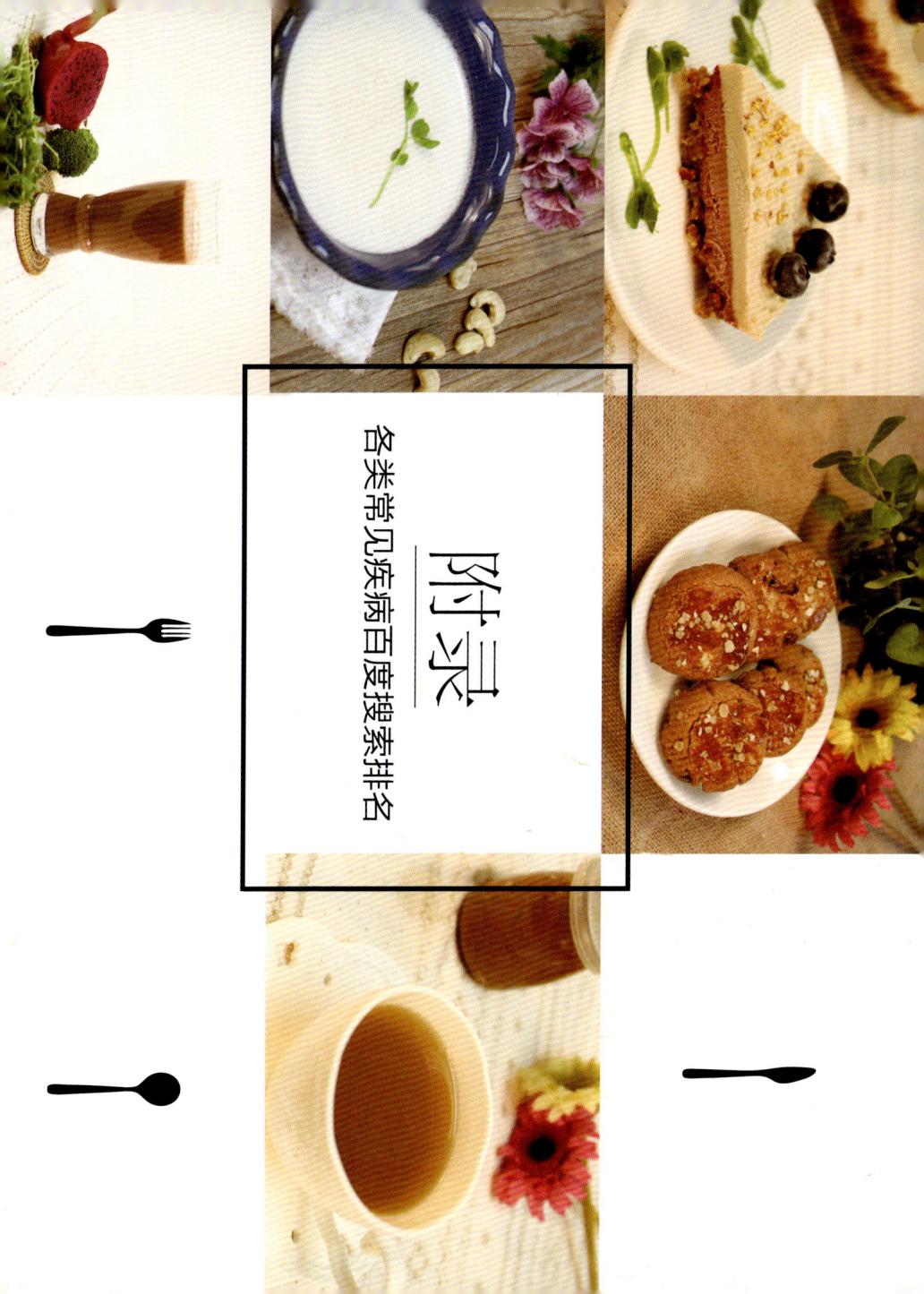

附录

各类常见疾病百度搜索排名

附录

各类常见疾病百度搜索排名

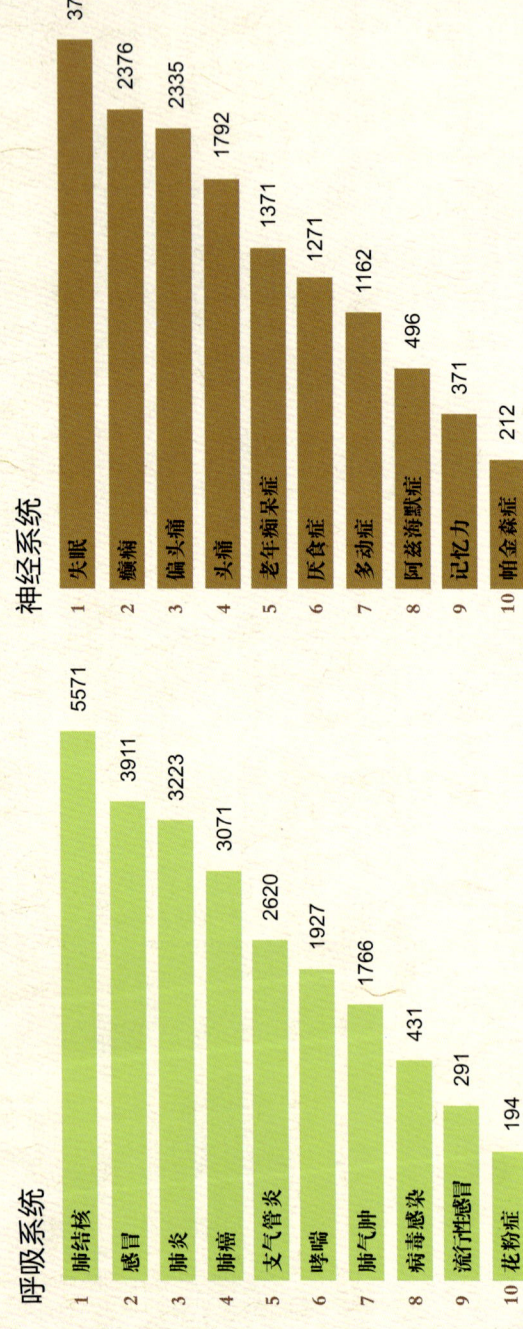

呼吸系统

排名	疾病	搜索量
1	肺结核	5571
2	感冒	3911
3	肺炎	3223
4	肺癌	3071
5	支气管炎	2620
6	哮喘	1927
7	肺气肿	1766
8	病毒感染	431
9	流행性感冒	291
10	花粉症	194

神经系统

排名	疾病	搜索量
1	失眠	3769
2	癫痫	2376
3	偏头痛	2335
4	头痛	1792
5	老年痴呆症	1371
6	厌食症	1271
7	多动症	1162
8	阿尔海默症	496
9	记忆力	371
10	帕金森症	212

眼鼻喉

1. 过敏性鼻炎 3196
2. 口臭 2534
3. 中耳炎 3223
4. 鼻窦炎 2529
5. 结膜炎 2294
6. 青光眼 2195
7. 白内障 1943
8. 喉咙痛 1358
9. 干眼症 1274
10. 扁桃体炎 957

血液循环系统

1. 高血压 5423
2. 白血病 4499
3. 静脉曲张 3464
4. 贫血 2592
5. 心肌梗塞 1855
6. 高血脂 1284
7. 动脉硬化 1012
8. 血液循环 463
9. 心血管疾病 430
10. 动脉粥样硬化 424

附录 | 067

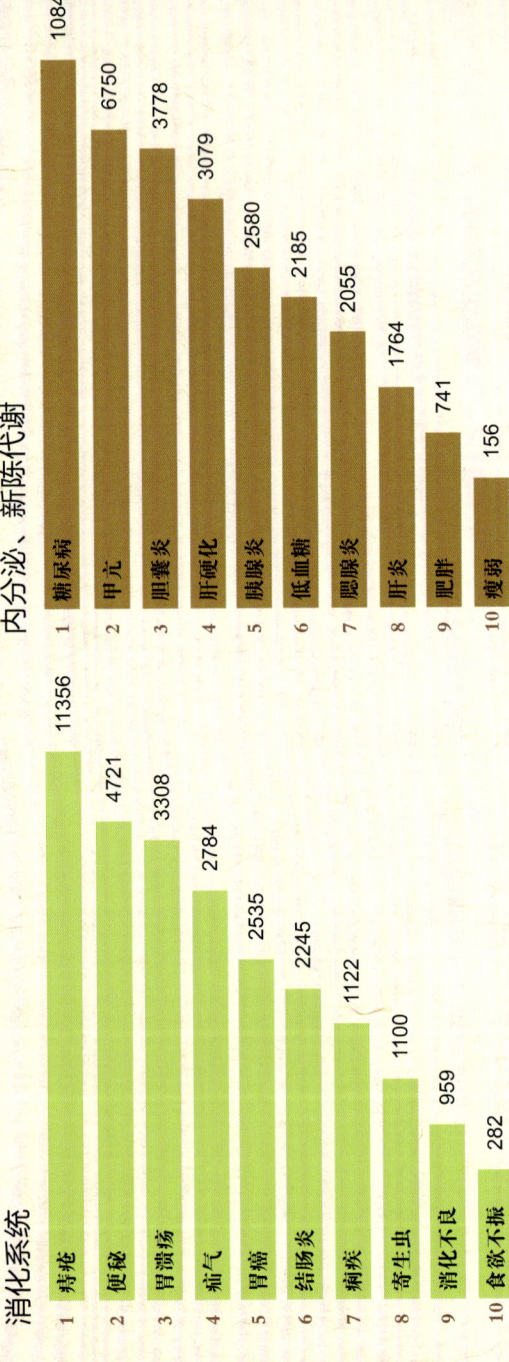

泌尿系统

1. 前列腺炎 38873
2. 肾结石 5353
3. 痛风 4924
4. 补肾 2684
5. 肾炎 2558
6. 尿道炎 2513
7. 膀胱炎 1414
8. 膀胱癌 1049
9. 水肿 844
10. 肾癌 620

免疫系统

1. 艾滋病 10529
2. 过敏 1569
3. 免疫力低下 256

附录 | 069

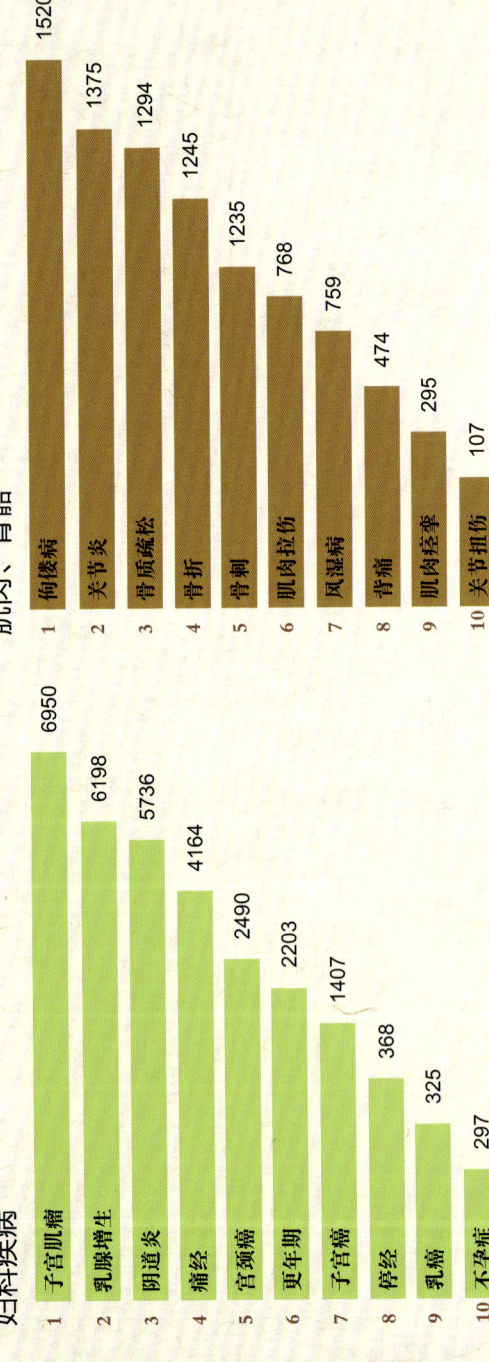

皮肤疾病

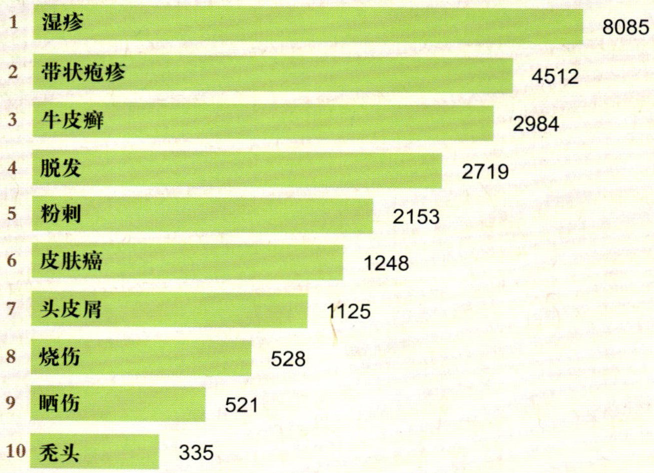

1 湿疹 8085
2 带状疱疹 4512
3 牛皮癣 2984
4 脱发 2719
5 粉刺 2153
6 皮肤瘤 1248
7 头皮屑 1125
8 烧伤 528
9 晒伤 521
10 秃头 335

数据来源：百度搜索

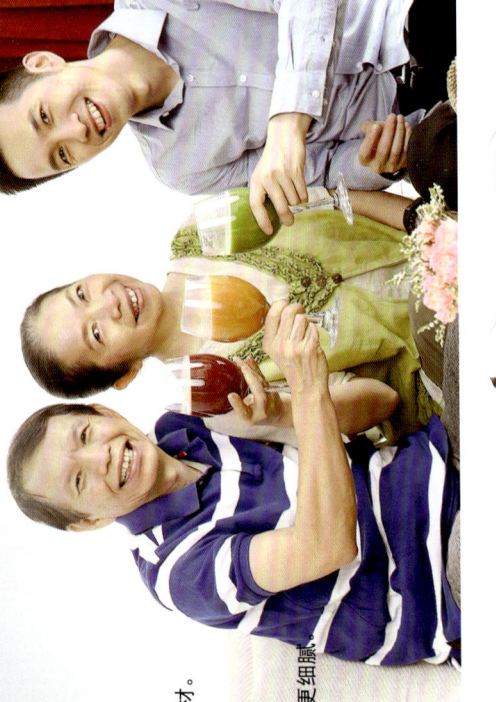

SuperMum全营养调理机
最适合中国家庭的破壁调理机

黄金五要素，实现"**破壁分子再细化**"

1. 专利3D锯齿牛角钝刀刀组，加厚刀片，耐磨性强，更适合中式食材。
2. 2匹马力，37000转/分黄金转速，实现完美破壁。
3. 双容杯配置，除透明杯外，还配置一体成型不锈钢扰流容杯。
4. 专利食物集中网涡流技术，使食材更集中，击打次数更多，口感更细腻。
5. 定时功能，解放双手，更加便捷。

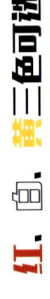
超强破壁

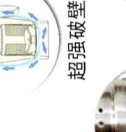
一分钟干道美食

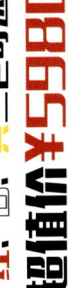
3D牛角钝刀

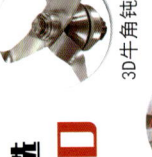
专利集中网

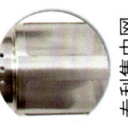
避免高温中塑料材质析出有毒物质，减少果汁分层，氧化，保留更多营养

破壁分子再细化

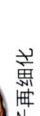

钢杯：适宜热饮，避免高温中塑料材质析出有毒物质
透明杯：适宜冷饮，减少果汁分层，氧化，保留更多营养

红、白、黄三色可选
超值价 ¥598D

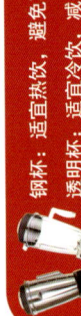

订购电话：400-9000-101

生机小贴士 老姜："体寒"的调理利器

老姜，俗称姜母，立秋之后收获的姜，即姜种，皮厚肉坚，味道辛辣，但香气不如黄姜。据古代医书记载："姜益脾开胃，止呕，温经散寒，解头疼、发热，调理痼冷沉寒、霍乱腹痛、吐泻之疾等。"现代研究也发现，老姜对降低血压梗塞有特殊的疗效。常食老姜，可预防和治疗胆囊炎、胆结石，促进消化，祛风散寒，促进血液循环，抑制人体对胆固醇的吸收，有助于人体抗癌保健。

人们常说"冬吃萝卜，夏吃姜"，但我建议大家从春天就开始就吃老姜，从春吃到冬，我相信坚持下来你会惊喜地发现自己手脚冰凉的情况得到了明显的改善。另外，我也建议大家在采用生机饮食的同时配一些老姜，它不仅可以平衡食物的寒热属性，还可以预防和缓解虚寒体质。

赶快进行100%生机饮食法，若只能做到80%的生机饮食，须再配合排毒法，相信很快就能看到身体的改变。

（7）国内很多人，采用原始点疾法调理身体。张创汉中医宣扬的按摩法效果很大。但许多人担心寒性体质，不敢喝具有活力的生食，这令人感到惋惜。我们可以用大量的热性食物，如把老姜加入蔬果菜汁中，调节其寒热属性。

怎样改变饮食习惯

（1）逐步减少加工食品如罐头、熏品、烧味、化学制品（如汽水、雪糕、棉花糖）。

（2）逐步减少动物食品。

（3）逐步减少使用调味料，如绝不使用白糖、精盐、味素。

（4）减少使用酱油、精制油、辣酱、甜酱、蚝油、沙拉酱、XO酱等。

（5）逐步减少含咖啡饮料，包括咖啡、茶、可可等。

（6）吃熟食时使用较健康的方法：多用烫、蒸、煮，少用炒（必要时加水炒），禁止煎、炸动作。

（7）自己培育芽菜。

（8）自己培育蔬菜。

（9）添置厨房用具，如破壁调理机、面包机、风干机、榨油机、发芽机等以方便制作精力汤、全麦面包等健康自制食物。

生机饮食的进食原则

（1）每天进食二至三餐。

（2）充分咀嚼（每口请咀嚼三十次以上）。也有专家说，成年人请按照自己的年龄决定咀嚼次数。

（3）睡前三小时避免吃东西，保持空腹睡觉，但可喝活性水或排毒水。

（4）保持愉快心情，内心真心充满感恩，感激皇天后土赐予如此丰盛的高能量食物。

（5）餐前一小时吃蔬果菜汁或水果。

（6）先吃芽菜（生食）。

（7）后喝浓汤，或多种根茎类、海产植物煮成的汤。

（8）以五谷杂粮饭（不可精致）为主食。

生机饮食正确的调理方法

利用生机饮食保健，调理方法必须正确，才能确保健康：

（1）不吃油炸食品：油炸食品经高温油炸后，对人体产生有害的自由基，并且破坏了天然食物中的抗氧化剂，日积月累容易罹患过敏性鼻炎、癌症。

（2）不吃发霉食物：发霉食物会释放黄曲霉素，它是极强烈的致癌物质，为了安全起见，凡是发霉食物，一律敬谢不敏。

（3）低脂有益健康：许多人炒菜，为了美味可口，多放了一些油，实际上，植物油和动物油一样，都是高热量食物，吃多了一样会让人发胖，造成心血管疾病的发生。要吃黄豆油，倒不如吃天然的黄豆，因为黄豆油在人工提炼的过程中经高温处理，已经面目全非。另外，由于坚果类食物，例如花生、腰果、松子、芝麻、核桃及开心果等，含丰富油脂，因此，建议烹调时减少用油。现代人在平时吃了太多反式脂肪酸的东西（如饼干、蛋糕、甜甜圈、洋芋片等）会伤害自己的身体。一般人都说低脂有益健康，然而必须脂肪酸的量还是要摄取足够。

（4）不要将蛋白质食物煎焦、烤焦：蛋白质食物，如肉、虾、豆、蛋等，烧焦后会形成致癌物，容易引发胃癌及大肠癌。

（5）缩短烹调时间，降低烹调温度：食物经高温，如烧烤、炸、烘，或长时间烹调后，其营养素、酵素及抗氧化剂会被破坏殆尽，唯有缩短时间、低温烹调，如采用炖、烫、煮、焖等方式，营养才不会流失。

（6）均衡营养不偏食：世界上没有任何食物是完美的，每一种食物有不同的营养，什么都吃、不偏食、且不过量，才有益于健康。

去三白、去味精、去人工制品

（1）去三白：三白即白米、白面和白糖，改以糙米、全麦、

 ## 细胞代换、体质改善的周期

排毒是一项长期持续性的工作,若要在体质上看到更明显的效果是需要时间的。因为我们的细胞在排出毒素后,还要进行营养的补充和自身的修复。细胞代换、体质改善的周期如下所示:

- 第一个三个月——增强代谢期

毒素从四肢、淋巴逐渐排出。

- 第二个三个月——全面细胞修复期

修复胸腹,到达脏器边缘,细胞开始蜕变。

- 第三个三个月——稳定期

修复脑、神经,内分泌腺体、脑神经中枢。

- 第四个三个月——能达到恒常态

到细胞核中心修复,一般人一年才稳定。

麦芽糖、黑糖、蜂蜜等取代。这些不含酵素、维生素及矿物质的食物，吃了不仅得不到足够的营养，还徒增肝脏负荷。

（2）去味精：味精是钠制品，易刺激味觉，而摄食过量会引起体内钾少钠多，形成水肿。另外，它含麸胺酸（Glutamate），会刺激神经，伤害视觉，引致疲倦，可改以海产植物调味。

（3）去人工制品：包括各式罐头、方便面、人造调味品、防腐剂、腌渍食品、烟熏食品、汽水、果汁、甜点、零食等，营养价值极低，又有害。此外，市面上已包装好的素肠、素火腿等，均富含盐及味精，且有各种化学添加物，最好少吃。市售腌渍食品多太咸，且不新鲜，被视为是致癌来源之一。"美国国家研究会"研究报告中表明，烟熏食品已被研究证实会致癌。

拥有健康，我们不仅要在生活和饮食上保持"自然舒食"，心态上也要如此。所以，在此为大家分享一则小故事，让心灵也跟着排排毒，希望能对大家有所帮助。

有一位青年，老是埋怨自己时运不济，发不了财，终日愁眉不展。

这一天，走过来一个须发皆白的老人，问：

"年轻人，为什么不快乐？"

"我不明白，为什么我总是这么穷。"

"穷？你很富有嘛！"老人由衷地说。

"这从何说起？"年轻人不解。

老人反问："斩掉你一个手指头，给你1千元，你干不干？"

"不干。"年轻人回答。

"假如砍掉你一只手，给你1万元，你干不干？"

"不干。"

"假如使你双眼都瞎掉，给你10万元，你干不干？"

"不干。"

"让你马上变成80岁的老人，给你100万，你干不干？"

"不干。"

"假如让你马上死掉，给你1000万，你干不干？"

"不干。"

"这就对了，你已经拥有超过1000万的财富，为什么还哀怨自己贫穷呢？"老人笑吟吟地问道。

青年愕然无言，突然什么都明白了。

亲爱的朋友，如果你早上醒来发现自己还能自由呼吸，你就比在这个星期中离开人世的人更有福气。

如果你从来没有经历过战争的危险、被囚禁的孤寂、受折磨的痛苦和忍饥挨饿的难受……你已经好过世界上五亿人了。

如果你的银行账户有存款，钱包里有现金，你已经身居于世界上最富有的8%之列！

如果你的双亲仍然在世，并且没有分居或离婚，你已属于稀少的一群。

如果你能抬起头，面容上带着笑容，并且内心充满感恩，你是真的幸福了。

因为世界上大部分人都可以这样做，但是他们却没有。

如果你能握着一个人的手，拥抱他，或者只在他肩膀上拍一下。你的确有福气了。

因为你所做的，等同于上帝才能做到的。

亲爱的，如果你能读到这段文字，那么你更是拥有了双份的福气，你比20亿不能阅读的人幸福很多。

看到这里，请你暂且放下书，然后非常认真地对自己说一句话："哇！原来我是这么富有的人！"

对自己好一点，珍惜现在，这是一个互相比较的世界，无所不比。

扫二维码，观看更多精彩内容

早餐要吃黄帝餐

早餐,在我们家里是尤为重要的一餐。我先生每天都会早早起来,为全家人准备营养丰富、全面的爱心早餐,它是我们全家人一天精力充沛的能量来源。在与很多朋友打交道的时候,发现很多人总是因为工作或减肥等原因而忽略了早餐,或者只是随便吃一点,对早餐不够重视,这让我很是替他们担心。因为早餐对于我们的精神状态和健康来说,真的是太重要了!

我从事有机事业及推广工作已经二十几年了,这一路走来,常常与注重健康、环保的朋友们沟通交流,并有机会频繁接触到寻医无数,最后走投无路的重病病患们,发现许多重病病患几乎不吃早餐,或是长期吃错了早餐。

我本人就非常注重吃早餐及吃对早餐,而为患者调整体质的过程中我也同样要求他们。早餐吃得好,重病患者容易稳定,并

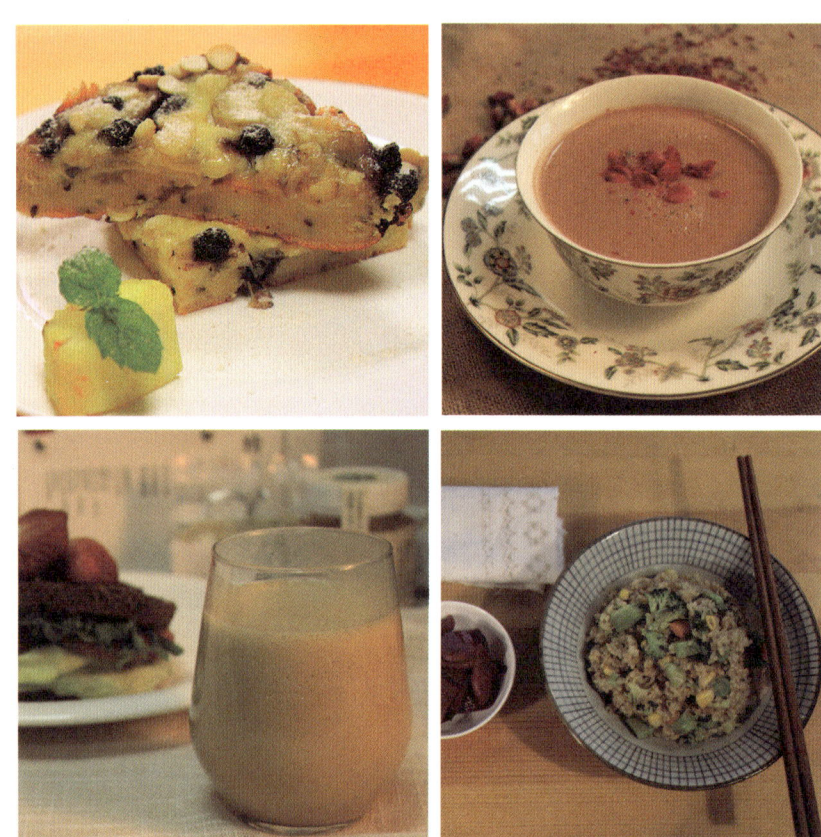

丈夫为我们准备营养丰富的爱心早餐,它是全家人一天精力充沛的能量来源。

且能燃起人类潜藏的"第三把火"。所谓"火",其实指的是生命潜藏的能量。第一把火:出生时就带来了;第二把火:成长的过程中会自动燃烧起来;第三把火:遇到危难时,救命用的,必需燃起来。早餐吃得好,吃得对,体内淋巴反应比平常快3倍;不吃早餐,就产生不了火(能量)。火从胃开始,随后肝脏被激活,免疫系统的能力也随之开始提升。就连重病患者吃好的早餐、对

生机小贴士 ORGANIC TIPS　不吃早餐危害大

不吃早餐造成的不良影响，既深且广，从对胃肠的伤害到罹患慢性病。

容易诱发肠胃炎：早餐不足，午餐必然会因饥饿而大量进食，消化吸收难以跟上，会增加消化系统的负担，还因打乱了消化系统的生理活动规律，易引起功能失调诱发肠胃疾病。如果隔天直到中午才进食，胃长期处于空荡荡的状态，容易造成胃炎、胃溃疡。排便也会异常。晨起进食时，身体通常会产生"胃结肠反射"的作用；当大脑将"胃结肠反射"的作用传到排泄系统后，大肠便开始反应，将先前留在大肠内的废弃物排出体外。如果经常不吃早餐，胃结肠反射的动作会逐渐减弱，最后引起便秘，长期可能导致更严重的病变。

导致营养不良：影响儿童的生长发育，引起成人抵抗力下降，诱发多种慢性疾病，如心血管病。

导致发胖：容易发胖要控制体重或减肥，就必须一日三次规律进餐，不要认为不吃早餐就可以少吸收热量而减肥，根据营养学家们的证实：早餐的食物是一天中最不容易转变成脂肪的食物。如果每天不吃早餐只会使中餐、晚餐吃得更多。日本的相扑选手，就是不吃早餐只吃午餐和晚餐而肥胖的。

促使胆囊结石：夜间空腹时间长的人，胆汁分泌就减少，胆汁的成分也发生了变化，其中胆酸含量减少，胆固醇就容易在胆囊中沉积。若长期不吃早餐，胆酸分泌减少，体内胆固醇过高时，更易在胆囊内潴留、沉淀而形成结石。

容易衰老：不吃早餐，人体只得动用体内贮存的糖类和蛋白质，久而久之，会导致皮肤干燥、起皱和贫血等，加速人体的衰老。

易患慢性病：长期不吃早餐就展开一天的工作，空着肚子的身体为了取得动力，就动用甲状腺、副甲状腺、脑下垂体之类的腺体，去燃烧组织，除了造成腺体亢进之外，更会使得体质变酸，长期容易罹患慢性病。至于目前的症状也不妙，整天哈欠连连，而且血液循环不良，容易出现黑眼圈。由于人体各项生理活动要靠多种酵素的作用，才能维持功能正常，而酵素的活动与体内酸碱度息息相关，因此酸碱值的平衡，主要是为了提供酵素作用的良好环境。所谓酸碱值通常以 PH 值代表，大于 7 是碱性，小于 7 是酸性，而人体正常的 PH 值是 7.4，略偏碱性，无论过低或过高，都会造成生理失调。

心神不宁：吃过早餐的孩子，情绪非常安定温和；反过来，不吃早餐的孩子，精神较不稳定，有歇斯底里的现象。60% 以上的学生反映，不吃早餐或早餐质量不好会影响课堂表现，如在上午第三四节课注意力不集中、记忆力下降甚至测验成绩不好。

其他：甲状腺亢进；体质变酸，进而酸中毒；低代谢，进而手脚冰冷，晚上睡不好，早上起不来；脑部缺氧等。

的早餐，再加上正确的营养补充品，获得转机的概率非常大。

在美国第43届心血管病流行病学及预防年会上，有关专家告诫人们，不吃早餐的人反而容易肥胖，且患糖尿病和心血管病的危险也显著增加。早餐对我们健康的作用，由此可见一斑。

"早餐"在英语中是"break-fast"，本意是"打断－禁食"，"fast"是禁食的意思，这就说明了早餐是一天中的第一次进餐，也是全天能量摄入的开始。俗话说：早吃好，午吃饱，晚吃少，这的确是有科学道理的。一夜睡眠后，体内储存的葡萄糖已被我们的生命活动消耗殆尽，这时急需补充能量与营养，并且身体的吸收率也比其他时间段更高。此时，我们的身体就像一块白色的干海绵，早餐中的营养就像水，不吃早餐海绵还是干的；吃的早餐营养不足、不全面，就相当于吸了一半纯净水的海绵；而吃错了早餐，就相当于海绵吸了满满的脏水，所以吃早餐重要，吃对的早餐更重要！

表 5-5　早餐的陷阱

种类	食物	陷阱
西式早餐	三明治、汉堡，搭配奶茶、咖啡	通常是肉松、火腿、奶酪、蛋、色拉酱、花生酱等的组合，几乎都是高蛋白质食物，会造成蛋白质摄食过高，增加肝脏、肾脏的负担。
		奶酪、动物性奶油，以及一些加入糖、奶精的奶茶、三合一咖啡，含高量饱和脂肪酸，会增加血液中的胆固醇，增加冠心病（心肌梗死）的发病率。
		火腿类食品中钠、增色剂、保色剂的含量较高。
	甜面包（菠萝面包、豆沙面包、奶油面包），搭配牛奶、咖啡	夹馅的面包不论咸或甜，反式脂肪酸都不少，且糖分太多，又精致加工，营养价值不高。

（续表）

种类	食物	陷阱
中式早餐	白米粥、白米饭、馒头、包子、面条	淀粉经过熬煮变为糊精，糊精可使血糖迅速升高，特别是老年人，更应该避免短时间内血糖上升太快。喝粥前最好吃一片面包或其他干燥主食。
	腐乳、肉松、酱菜	酱菜、豆腐乳营养值低，而且太咸，钠含量太高。另外，加工食品可能会添加防腐剂、色素等添加剂，常吃易伤害肝、肾。常见的早餐配菜，钠含量都不低，依高低排列如下：麻辣腐乳（含3675mg的钠）、鱼肉松、咸鸭蛋、腌渍黄瓜、腌渍萝卜、猪肉松。
	鸡蛋	早上一颗蛋是正确的选择。但市面上的白色选洗蛋中不但有荷尔蒙，还有微量砷，就是砒霜。为了促进鸡生蛋，必定采用加入微量砒霜的技术。建议吃鸡蛋一定要吃土鸡蛋。
	烧饼、油条、油饼、萝卜糕、煎饺	此类早餐过于油腻，还含有较多的铝，可损害脑神经。以一个50g的油条为例：含铝10mg，每天吃2根，1个月摄入铝600mg，而体重70kg的正常人体内，只含61mg。此外，油炸食品带进人体过多的脂肪，易导致肥胖、心血管疾病。
	甜豆浆	属于中脂性食品，含有一定量油脂。再加上过多的糖分，对血脂和血糖都有影响。

皇帝早餐给你好精神、好心情和好身体

以前我不爱吃青菜，是非常可怕的肉食主义者，一定要吃大块的肉，小肉丝是不算肉的。后来我发现，吃健康早餐真的能让我体力好、精神好，变得更有耐力。即使有时候为了工作必须晚睡早起，四处奔波，在睡眠不足的情况下，还是可以很有精神地完成工作，也比原来更不易生病。这也是大部分人改用健康早餐一两个月后的心得。

早餐是提供一天活动的重要能源，在新陈代谢中，早餐需要丰富酵素、催化剂、维生素、叶绿素以促进碳水化合物、脂肪、蛋白质的代谢。所以，早餐要吃多纤维、高酵素、高抗氧化剂、高酵素的多种类食物，所以早餐要吃皇帝餐。

皇帝的早餐搭配要点

• 早餐搭配要合理。所谓早餐搭配合理，是指通过早餐能够摄取到足够的水分和营养。

范老师寄语：

1. 中西式的早餐热量高、油脂高，不建议吃。若不得已选择了这样的食物，当天午餐、晚餐就必须尽量清淡。
2. 加盘青菜和水果。蔬菜中的钾，能帮助身体把多余的钠排出体外。每天还要吃一些水果，补充维生素和糖分，但不宜喝一般市售果汁，添加剂太多。
3. 买未加糖的白豆浆（当然自制最好），然后自己酌量放糖，或用蜂蜜替代。
4. 稀饭式早餐是很好的选择。但是现代人多吃白米稀饭，建议食用五谷稀饭，营养较完整。吃稀饭时可以搭配一颗荷包蛋，素食者则可选择吃豆类来摄取蛋白质，至于豆腐乳和酱菜要尽量少吃。

- 精力汤是非常好的选择。早餐先空腹先喝精力汤，不仅可以补充水溶性维生素和膳食纤维，还可以获得机体所需的钙、钾、镁等矿物质与微量元素。另外，蓝藻、啤酒酵母、小麦胚芽、松针粉、甜菜都是补血、养颜、高抗氧化剂的最好选择（尽量加在精力汤中）。人体所需营养素有40多种，这些营养素必须由多种食物提供，精力汤是最方便的提供多种食物的饮品。

- 谷类食品（谷粉除外）吸收后能很快分解成葡萄糖，纠正一夜睡眠后出现的低血糖现象，提高大脑和机体的活力。但谷类食品的缺点是消化比较快，2~3小时之后就会感到比较饥饿。将五谷糙米或全麦面包加上亚麻仁油，既可以当早餐，又可当营养品。

- 还要适量摄入一些富含蛋白质和脂肪的食品，如土鸡蛋、豆类等，以便使整个上午精力充沛。全豆浆都是生活中常见的食物，营养丰富，含丰富的蛋白质，可以任选一种作为饮品。

- 多摄取碱性食物。碱性食物多属植物类，如青菜、马铃薯、黄瓜、大豆、海带、草莓等。它们可以中和肉、蛋、谷类食品在体内氧化后生成的酸性物质，达到酸碱平衡的目的。因此，早餐不宜过多食用肉类或过于油腻的食物，这些食品会给胃肠增加太多的负担，并使人体摄入过多的脂肪。

早餐可以选择热粥、热燕麦片、热豆花、热豆浆、芝麻糊、山药粥、大枣粥等其中的一种，然后再适当搭配吃些蔬菜、水果、

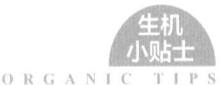 **这样吃对了，营养效果翻倍**

食物的营养被吸收的时间

吃早餐后,食物在胃中停留平均 3~7 小时;到小肠吸收约 4~6 小时;再到大肠约 7~18 小时。这样算下来，食物的营养要被身体吸收，总共需要 14~31 个小时。各种食物在胃里停留的时间如下：

食物	时间
水	10~15 分钟
水果	20~30 分钟
芽菜	50~60 分钟
小麦草汁	50~60 分钟
大部分蔬菜	1~2 小时
谷类	2~3 小时
豆类	2~4 小时
高蛋白质蔬菜	2~4 小时
煮熟的肉与鱼	3~5 小时
贝壳的肉、脂肪	7~8 小时

早餐是如何作用于身体的

食物的营养和精华经由肝门静脉进入，到达柱状肝小叶，借体内的酵素进行反应，留在肝细胞内（12 小时），把吃进去外来的营养变成自己的一部分。早餐的所有的营养，都会在傍晚刚好转化为能力并储存在肝脏，准备晚上熟睡时释放出来，对全身 274 种细胞进行修复。

但是，如果晚上吃太多，修复力会降低 50%，剩余 50% 的营养将用于分解晚餐和帮助新陈代谢。晚餐选择少量全谷类，少量果汁，要维持晚上用的血糖已经足够了。

三餐比例如何科学分配

有人说,早餐要吃得像皇帝,午餐要吃得像平民,晚餐要吃得像贫民。科学计算,每人每天早餐需要摄入250~400卡路里。正餐的分配方法是:早餐占全天饮食量的2/5,午餐占2/5,晚餐占1/5。而现实生活中,大家往往早、午餐较为简单、缺乏营养,而晚餐过于丰富,这样是不科学的。

点心等。这样的早餐既方便省事，又营养充分。

注意事项

• 早餐最好不要经常食用快餐食品，如方便面等。因为它们除了碳水化合物以外，其他营养成分如蛋白质、脂肪、维生素和矿物质等都不足。

• 牛奶是多数人认为最适合的早餐饮品。但是已经有太多的证据显示牛奶的大分子蛋白质是人类过敏、特异体质的元凶，许多的肿瘤也是长期喝牛奶累积造成的。

精力汤的秘密

说到精力汤,它真的是我的"救命良药"。当我同时被腰酸背痛和很多疾病困扰的时候,精力汤让我有办法把对身体有益的食物轻松地吃进去,帮我的身体补充足够的营养,让病痛得到缓解和治愈。所以,我和先生每天早上都会空腹喝一杯蔬果精力汤加一杯五谷精力汤,来补充一天所需的营养。

精力汤的搭配和制作方法其实一点都不复杂,营养又充分、全面,非常适合自己动手来做。那精力汤在食材选择、食材搭配、工具选择、水、操作方式、饮用时间等方面是怎样的呢?现在我就为大家一一解答。

食材怎样选择

由于精力汤属于生食,而且所有食材均连皮带籽地食用,所

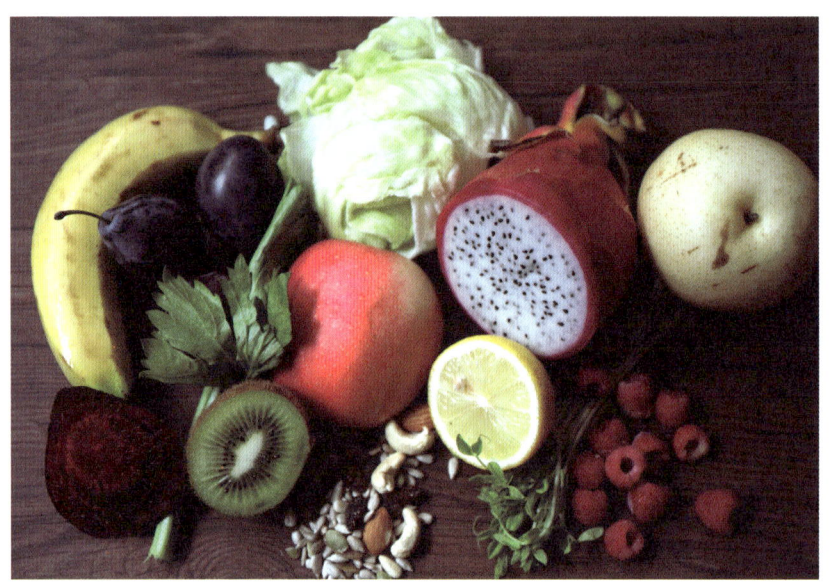

蔬果精力汤食材的比例。

以应尽量选择有机食材,特别是芽菜、蔬菜、水果,它们的食用部分很容易接触农药。如果买有机食材实在不方便,也可选择普通的食材,此时为了保证安全,要进行深度清洁,能去果皮的将果皮去除,不过其中的营养和能量也会大打折扣。

食材该怎么搭配

对于蔬果精力汤来说,蔬菜和水果的比例可依个人喜好来配比,但从健康和治疗角度考虑,最好的蔬果比例应该在 5∶2 左右。不过,考虑到初次接触精力汤的人对口感和味道的要求,蔬菜的比例可以逐渐加大,5∶4、5∶3 再到 5∶2,给自己充足的适应时间。这样,不仅让大家更容易接受,也更容易坚持喝。

而对于五谷精力汤,建议谷类和豆类相搭配,并同时选择多种谷豆,以保证营养更全面。谷豆选择时,要按照颜色划分(红色、黄色、绿色、白色、青色),同一种颜色的谷豆一起吃功效更好。而谷类和豆类的比例建议为3∶2。

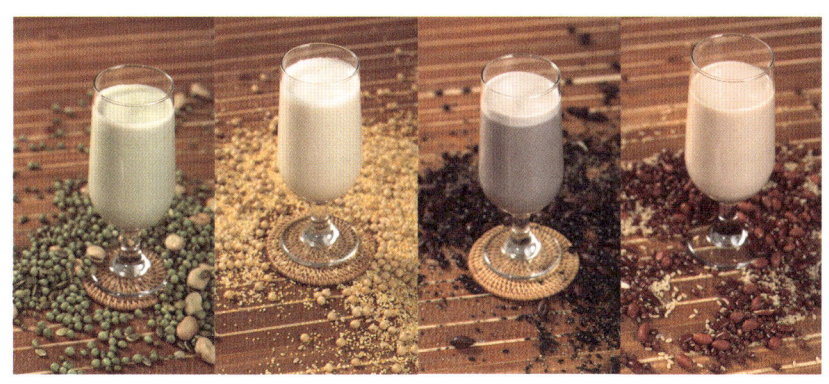

五谷精力汤食材的比例。

另外,要充分考虑食材的寒热性,寒热搭配中和,特别是寒性体质,一定要注意。比如,坚果属热性,部分蔬菜属寒性,两者搭配可中和成温性。如所选择的蔬果过寒,可加入热性较强的姜、葱、洋葱等进行中和。

选择哪些芽苗比较好

芽苗是精力汤中最不可缺少的"灵魂",而选择什么样的芽苗同样也很重要。要选择酵素、植物生化素更为丰富、种类更多的芽苗，才会使精力汤更具疗效。可以选择苜蓿芽、豌豆苗、油葵苗、小麦苗、大麦苗等，为了安全起见，建议自己在家种植。

采用什么样的水

水对于精力汤也十分重要，除了保证水源的安全、纯净外，还应选择比较有能量的"活水"。所谓"活水"，就是未经过煮沸的水。所以，打精力汤时选择未经煮沸过的矿泉水较好。

如何控制温度

由于精力汤中富含大量的维生素，而维生素十分怕高温，温度稍高都会将其中的维生素破坏掉。所以，夏季时，可将水果或者水放入冰箱冷藏后再用，不仅口感好，冰冰凉凉也很解暑；而冬季时若怕太凉，可选用常温水果，而水可略加温到40℃以下使用。

用什么工具制作

制作精力汤时，我们食用的都是连皮带籽的全食物，能够保证我们将蔬、果、谷、豆中的营养全部摄入体内。但是，由于许多食材的皮和籽比较坚硬，很难咀嚼。另外，由于人的牙齿天生的缺陷，即使咀嚼再久，也不能充分把食物磨碎，因此会阻碍食物营养的吸收。所以，制作精力汤选对工具很重要！

大功率的破壁调理机是比较不错的帮手，可以帮我们来充分"咀嚼"。它能将食物的细胞壁完全击破，释放出尽可能多的营养，不仅可以保证营养成分的活性，释放更多的植物生化素，还能最大限度地将其中的膳食纤维、维生素及其他营养元素融合在一起，使我们的身体更大限度、更容易地吸收。

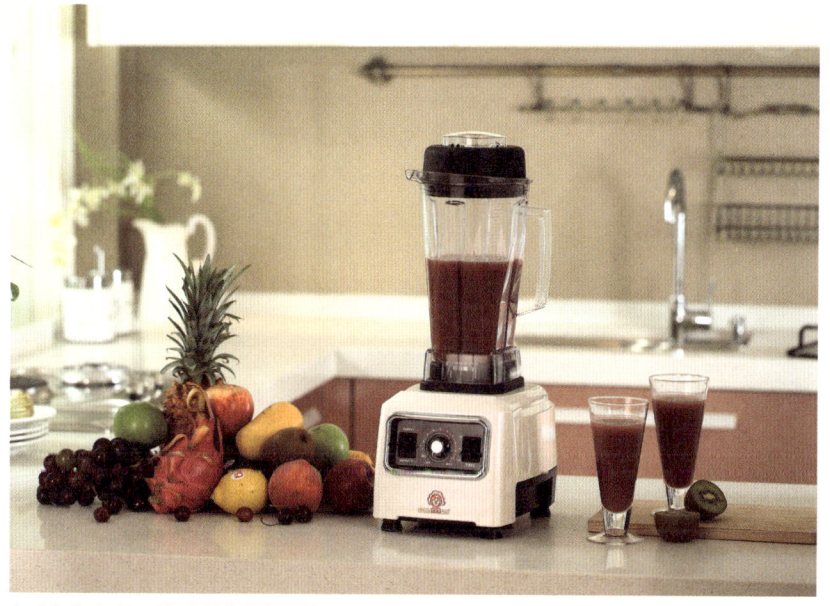

大功率的破壁调理机是制作精力汤的好帮手。

如何饮用及饮用时间

饮用时，要在口中轻轻咀嚼几下，以便与唾液充分融合，进行初步的消化。日常保健，早上两杯可作为早餐；中餐和晚餐前一小时各一杯，一天至少需要喝四杯。有疾病的患者，为提升自愈力,则每天需要饮用至少六杯才能喝到足够的植物生化素,来供给和强化自身的免疫和自愈系统。

扫二维码,观看更多精彩内容